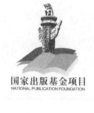

国家出版基金项目

NATIONAL PUBLICATION FOUNDATION

中华优秀传统文化大家谈·第二辑

温海明　赵薇　主编

中医文化与国学复兴

张其成　著

本书系国家社科基金重大项目「中医文化助推中华优秀传统文化复兴研究」成果之一

山东城市出版传媒集团·济南出版社

图书在版编目(CIP)数据

中医文化与国学复兴/张其成著. —济南:
济南出版社,2022.9
(中华优秀传统文化大家谈/温海明,赵薇主编.第二辑)
ISBN 978 - 7 - 5488 - 4910 - 0

Ⅰ.①中…　Ⅱ.①张…　Ⅲ.①中国医药学—文化研究
Ⅳ.①R2 - 05

中国版本图书馆 CIP 数据核字(2022)第 038306 号

中医文化与国学复兴
ZHONGYI WENHUA YU GUOXUE FUXING

出 版 人　田俊林
责任编辑　丁洪玉
封面设计　帛书文化

出版发行　济南出版社
地　　址　山东省济南市二环南路 1 号(250002)
编辑热线　0531 - 82890802
发行热线　0531 - 86922073　67817923
　　　　　　86131701　86131704
印　　刷　山东临沂新华印刷物流集团有限责任公司
版　　次　2022 年 9 月第 1 版
印　　次　2022 年 9 月第 1 次印刷
成品尺寸　170mm×240mm　16 开
印　　张　16.75
字　　数　254 千字
定　　价　79.00 元

(济南版图书,如有印装错误,请与出版社联系调换。联系电话:0531 - 86131736)

出 版 前 言

　　"文化是一个国家、一个民族的灵魂。文化兴国运兴，文化强民族强。"党的十九大报告强调，中国特色社会主义文化源自中华民族五千多年文明历史所孕育的中华优秀传统文化，要加强对中华优秀传统文化的研究阐释与普及教育。中共中央办公厅、国务院办公厅印发的《关于实施中华优秀传统文化传承发展工程的意见》，明确要求加强中华文化研究阐释工作，深入研究阐释中华文化的历史渊源、发展脉络、基本走向，着力构建有中国底蕴、中国特色的思想体系、学术体系和话语体系。深入研究和阐发中华优秀传统文化，彰显中华文化魅力，坚定文化自信，成为摆在每一个从事文化研究和出版传播者面前的重要课题。

　　当前，对中华优秀传统文化的研究阐释正形成一股全国热潮，涌现出一大批有影响力的专家学者。他们从不同视角深研中国传统文化，汲取精华，关照现实，展望未来，取得丰硕研究成果。系统地挖掘整理他们的研究成果，集中展示他们的学术观点，有助于推动中华优秀传统文化研究的纵深发展。

　　为此，我们精心策划了"中华优秀传统文化大家谈"项目，搭建中华优秀传统文化研究平台，集中介绍国内名家学者关于中华优秀传统文化研究的核心思想、观点，较为系统、全面地反映当前中国传统文化研究尤其是儒学研究的整体状况和发展趋势，以期推动学术交流，服务学术创新，同时使广大读者能够了解、感受、领略中华优秀传统文化的深邃内涵和精神魅力。名为"大家谈",意在汇聚名家、大家,选取的作品均为当代中华传统文化研究的名家名作;同时也有"众人谈"之意,意在百家争鸣,繁荣学术研究。

却顾所来径,苍苍横翠微。项目从策划到出版,皆赖专家学者们的学术热情与鼎力支持。对此,我们深为感佩,并衷心感谢!同时也希望更多学界大家加入我们的行列,使更多高水平、高质量的研究成果能够与广大读者见面。

《中华优秀传统文化大家谈》项目组

2019 年 12 月

目录

目录

下篇　国学复兴的中医引领

上篇 —— 中医文化的精神特质

天佑中华有中医

在科学的光环下，人们感觉不到它的存在；在人们的印象里，它远离人类的理性；100多年来，它在风风雨雨中默默却超然地凌驾于人间之上。在我们静静而深切地感受它时，发现我们在灵魂、血液的深处，更与它一脉相通。它，就是中医，一个也许行将从我们的手中失落的伟大文明。

拯救凋零的中医学，承继和弘扬道法自然，任重道远。日前，中医药申报世界文化遗产工作已正式启动，计划年内完成向联合国教科文组织的申报。

中国古代自然哲学认为，世界是由木、火、土、金、水五种元素组成的，它们既统一有序又相互联系。世间百草皆有属性：寒热温凉，辛酸甘苦咸。四气五味，各有所司。人也是自然之子，有五脏六腑、七情六欲。以自然之物、自然之法，医自然之身。古朴的哲学思想滋养了神奇的中国医学。于是，5000多年来，一根针、一把草，护佑了千千万万中华儿女。

但凡中国人，很少不是在中医药的浸泡下长大的：春温风寒，喝板蓝根；秋燥咳嗽，饮枇杷露；冬至，炖当归牛肉汤；夏临，熬绿豆汤清火。为此，一位日本留学生在向他的同胞介绍中国时说："中国人有许多生活智慧，中医，就是其中之一。"

一、 自然之物，治病良药

用自然之物养生或治病的生活智慧，是中国人亘古流传的宝贵遗产。这就是至今仍让一些外国人以为是迷信、妖术的中医学。追溯中医学的历史可知，"世间百草皆入药"，中医是人类逐步认识自然和总结实践经验的产物。这在《史记》中可以找到证明："神农氏尝百草，始有医药。"神农氏生活的时代大约是中国原始社会的农耕时代，虽然神农氏究竟是为了寻食还是寻药而尝百草这一点仍有疑问，但它都生动地说明中国传统医学是建立在对自然的认识基础上的。因此，神农氏与黄帝、伏羲被后世共尊为中华医药始祖。

植物（矿物、动物）实乃治病良药。如果我们用心留意，就会发现身边处处有药，而不必四处寻医、重金买药。春天野地里随风飘飞的蒲公英，也叫金簪草、黄花地丁，味甘、苦，性寒，具有消毒、解热的功效。用它煮水喝可以治疗乳腺增生，消肿块，解毒热，也可用来乌发。生于田间、路旁、荒地的野菜马齿苋，味酸，性寒，可以散血、解毒疮，捣烂以后敷在患处就能消肿。20世纪70年代，北京一家工厂不少人闹痢疾，该厂医务室就是让大家喝了用马齿苋熬的水止痢的。杜仲是我们常见的中药名，它是一种药树，又叫木棉。杜仲的用处是强筋骨、补肝肾，久服可以轻身耐老。如果腿脚酸疼、虚乏，就可以找它。1972年，随着美国总统尼克松访华，中医药学也打动了美国人，当他们将有补血、活血功效的当归提取液注入宇航员体内后，惊异地发现这种中药可以使宇航员的血液循环在太空中保持正常。

二、 君臣佐使，用药如用兵

神奇的自然赋予了中医神奇的疗效。史载唐慎微治病百不失一，医疗技术神奇惊人。一人曾患风毒之病，经唐慎微治疗后很快痊愈。但这种病却不易根治，唐慎微就写了一封信给他，并在信封上注明何时可以开封。日子到了，他果然再次犯病。按唐慎微的嘱咐，他打开了封存已久的书信，只见上面写有三个方子，他依方行事，半个月后病就根治。

这个听来仿如诸葛亮锦囊妙计的故事，神奇得大有不可信之感。但是翻阅一下医史，类似案例比比皆是，大抵是对中药材了如指掌，深谙药理药性、药法，方能用药如用兵。

在中药方中，最常见的是甘草，医家把它奉为"国老"。此乃甘草有君子品性之故：药生则泻火，炙则健脾胃而和中，解百毒而有效，协诸药而无争。此话怎解？原来，甘草有甘草节、甘草梢。甘草节是治关节痛的，甘草梢是利尿的；生甘草是解毒的，炙甘草是缓中的。一株小小的甘草就有四种用途，不知其理，焉能下药？因此，中医学才显得如此难以把握，

中医文化与国学复兴

神秘莫测。故庸医常见，明医难寻。

中药的特性与作用有性味、归经、升降浮沉及有毒无毒等，药物的四气五味——寒热温凉，酸苦甘辛咸，各有所司。根据疾病，将各味药按一定原则配成"方剂"，俗称"汤头"，才能真正治病。方剂学鼻祖是东汉的"医圣"张仲景。

方剂的组织原则在《神农本草经·序》里有生动形象的说明，即"君臣佐使"。"君臣佐使"是根据药物在方剂中所起的作用划分的。君药是方中的君王，臣药系方中的宰相，佐药是方中辅佐，使药乃方中毛发。在张仲景的《伤寒论》中有一个著名的方子，叫"麻黄汤"，由麻黄、桂枝、杏仁、甘草四味药组成。麻黄是君王，桂枝是宰相，杏仁是辅佐，甘草是使者。麻黄发表散寒，桂枝和营资汗，杏仁宣肺降气，甘草调和诸药。如此布阵，是对付风寒表实的良方。

三、 望闻问切，道法自然

"望而知之者，望见其五色，以知其病；闻而知之者，闻其五音，以别其病；问而知之者，问其所欲五味，以知其病所起所在也；切脉而知之者，诊其寸口，视其虚实，以知其病，病在何脏腑也。"

这段话出自战国时期神医扁鹊的《难经》，"望闻问切"是中医独特的诊断方法。在东方"天人合一"的思想影响下，中医学认为，人体是一个有机的整体，各个组织器官在生理上相互联系，在病理上相互影响。通过望、闻、问、切，可以全面系统地了解病情，准确"辨证"，然后治病，专业术语叫"辨证施治"。它体现了唯物辩证和系统论的思想。比利时著名学者普利高津曾说："中医传统的学术思想是着重研究整体和自发性，协调与协同，现代科学的发展更符合中医的哲学思想。"

辨证施治的原则，使中医不是头疼医头、脚疼医脚，而是根据病人的体质、体征，结合天时、地理、病史等诸多社会因素确定症结和治疗方案，所谓因地而行，因人而异，同病异治，异病同治。

望而知之谓之神，闻而知之谓之圣，问而知之谓之工，切而知之谓之巧。这"神圣工巧"是医家的真功夫。因人因时因地辨证，贵在知常达变。平凡的望闻问切里包含了深厚的人文科学与自然科学道理。

除药物外，中医学还有各种听来匪夷所思的疗法。在梁羽生、金庸的武侠小说中，常见其面，什么经络点穴、运气疗伤、柳枝接骨等，在这个成年人的童话世界里，我们不会怀疑这些医术的真假，可是一回到现实，又有多少人信以为真？其实不少医术在古代的权威性史书中都有记载，在当代现实生活中也还运用。

　　中国大哲人老子说过："道法自然。"中医有一句名言："有诸内必形诸外。"内在的疾病一定会反映到外表。中医正骨以及刮痧、推拿、按摩，等等，都体现了中医由外治内、内外相通的整体观思想。这种自然疗法，表面上看是"医术"，而深层次去理解却是"医道"——一种自然之道。

（原载于《西部时报》2006 年 2 月 24 日）

易经是中医思维的源头

一、 国学归宗于《易经》

国学四部经史子集，核心是经，经当中最重要的是六经，而六经又归宗于大易——《易经》。这是当代圣人马一浮、熊十力说的，是他们用一辈子的时间体悟出来的话。马一浮说："国学者，六艺之学也。"他说的六艺是大六艺，也就是六经。古文经学派将《易经》排在六经的第一位，这是按时间先后排序的。

《易经》这本书，是世界四大元典之一。世界上有四大元典，元者，首也。世界四大元典分别代表了四大文化：《圣经》是西方文化第一经典，《吠陀经》是印度文化第一经典，《古兰经》是阿拉伯文化第一经典，而《易经》作为东方文化第一经典，不仅仅是中华民族，同时也是日本、韩国等这些东方民族所尊崇的。韩国国旗就是太极八卦；日本民族叫大和民族，大和就是取自《周易》："保和大和，乃利贞"，日本的国教叫神道教，取自《周易》"神道设教"。如果将世界文化分为东西方文化的话，那么西方文化就是以《圣经》为代表，东方文化就是以《易经》为代表。

然而其他三部经典都分别成为亚伯拉罕诸教（包括基督新教、天主教、东正教、犹太教等）、印度教、伊斯兰教的最根本经典，成为各自民族的最基本信仰，而《易经》却被我们中国人当成算命的书，当成批判和嘲讽的对象，悲夫！难怪近期有专家说我们中华民族是有崇拜无信仰，有敬畏无宗教。

二、 中华文化一源三流

当代中国最大的危机是信仰危机，信仰危机的最大表现是没有敬畏心。"我是流氓我怕谁"，这是最可怕的。我们中国人的信仰是什么？我们的民族之魂是什么？一个民族如果没有魂，是立不起来的。这个魂可以从我们传统文化的基本结构中去寻找。我们中华传统文化的基本结构就是一源三流。这和我们中华大地的地理结构是完全相同的。另外，我们人体的生命结构也是一源三流。中华大地的一源三流，源在青藏高原，具体说就是玉树；三流是黄河、长江、澜沧江，澜沧江流到东南亚就叫湄公河。那么我们中华文化的源头在哪里？按照马一浮的说法，"国学者，六艺（六经）之学也"。显然源在六经，这是最早的一批经典，比诸子百家要早。按照熊十力的说法，这六经又归宗于《易经》。因此，中华文化的源就是《易》。

三个流是哪三个流？一个是儒家，一个是道家，还有一个就是中国化的佛家。西汉末年，也就是公元前后，从古印度传来了佛教，它是从三条道路传来的——南传、藏传、汉传。东汉之后，佛教就在中国生根、开花、结果。佛教刚传入的时候，我们中国人是排斥的，当时有一个说法叫"老子化胡说"。是说老子过函谷关留下了《道德经》之后继续向西走，《史记》记载"不知所终"，不知到哪里去了。过了几十年，后来一投胎变成释迦牟尼了。当然这种说法肯定是不对的，这种说法反映了当时中国人对佛教的排斥。为什么后来佛教在中国一下子普及开来？就是因为与中国的本土文化相结合。《易经·坤卦·文言传》有这样两句话："积善之家，必有余庆；积不善之家，必有余殃。"佛教的传教士看到这两句话，一下子就恍然大悟，马上就说我们佛教就是讲因果的，"善有善报，恶有恶报。不是不报，时候未到。时候一到，一切即报"。于是，佛教就在中国大地迅速普及开来。到唐朝的时候，中国化的佛教形成了八个宗派，其中最具有中国特色的就是禅宗。

所以，"一源三流"可分解为八个字：易为主干，三教互补。具体说就是"易贯儒道禅、道统天地人"。这个对子是我写的。其中"儒道禅"这个"道"是道家、道教；而"道统天地人"这个"道"是"易之道"。这个"易道"不仅深深影响了儒家、道家和中国化佛家，而且影响到了中医理论体系的形成。如果加上中医，这副对联就是"易贯儒道禅医，道统天地人心"。所以说，中华文化表面上分出这么多家，实际上是互补的。而中医就是当代中国唯一还活着的一种科技与人文相结合的文化形态。中医具有自然科学与人文科学双重属性，每一个中国人一辈子里总会用到它。

三、 东方三圣出生于"轴心期"

德国哲学家卡尔·雅斯贝尔斯发现，在公元前 500 年左右，世界几乎各民族的文化都形成了一个"轴心期"，后来的文化都没有偏离这个轴心，我把它叫作高峰期。也就是说，世界的文化在公元前 500 年左右形成一个高峰，直到今天还没有形成第二个高峰。这里大家容易犯一个基本错误，认为文化总是越来越进步的。准确地说，科技文化、法制文化是越来越进步，但是宗教文化、哲学文化、伦理文化不是这样的。东方三圣——儒家、道家、佛家三位创始人孔子、老子、释迦牟尼就出生在这个高峰期。孔子生于公元前 551 年阳历 9 月 28 日，阴历八月二十七。老子生于公元前 585 年阴历二月十五。释迦牟尼生于公元前 565 年阴历四月初八。孔子活到 73 岁，释迦牟尼活到 80 岁，老子活到多少岁不知道。而公元前 500 年左右，西方处于古希腊时代。古希腊文明是西方文明的摇篮，古希腊时代出了古希腊神话，而西方的文化可以用两个神来代表，一个是太阳神阿波罗，一个是酒神狄俄尼索斯；古希腊有三大悲剧家，埃斯库罗斯、索福克勒斯、欧里庇得斯；还有古希腊《荷马史诗》，而最重要的是古希腊哲学，三代哲学家，苏格拉底、柏拉图、亚里士多德。现在我们依然在用亚氏逻辑，这个我们没有超过，也不可能超过。那么为什么就在这个时期形成轴心期呢？这个问题很值得思考。

四、 《易》与儒、释、道

为什么《易》是中华文化的源头？因为历史上记载，伏羲作八卦，司马迁在《太史公自序》中讲过："余闻之先人曰：'伏羲至纯厚，作《易》八卦'。"但是他没有把它写到《史记》的 130 篇正文里去。后来第二部正史班固的《汉书》在其《艺文志》中记载《周易》经过了 3 个作者，用 8 个字来描述："人更三圣，世历三古。"《周易》的作者经过了 3 个圣人，时间经过了 3 个古代，也就是上古的伏羲氏、中古的周文王和下古的孔夫子。那么伏羲距今天有多少年呢？一般认为是七千年。中华文明五千年是从黄帝算起，如果说中华文明的历史有七千年，那就是从伏羲算起。伏羲出生在现在的甘肃天水，后来甘肃天水出土了大地湾文化，大地湾文化刚好距今就是七千年左右。但遗憾的是，到目前为止，出土文物上还没有发现七千年以前的八卦，目前最早的八卦是2006年5月在河南淮阳发现的，是刻在一个黑陶纺轮上的离卦，距今四千五百年，连黄帝那个时代都没到。那么伏羲作八卦这件事究竟有还是没有？不知道！但千万不要轻易否定，因为说不定哪一天在什么地方就挖出了七千年前的八卦。八卦是什么？八卦是中华文化的基因，是中华文化的源头。

《易经》的精髓可以用一张图来表示。这张图叫太极图，也叫阴阳图，还叫八卦图，或者阴阳鱼图。太极图是《易经》或者说中华文化最完美、最典型、最形象的表达方式。不懂这张图，肯定不懂中国文化，不懂中国哲学。关于这张图我做了一个考证，写了一本书，叫作《易图探秘》。我认为我这张图是唯一正确的太极图。因为最早的太极图就是对伏羲八卦次序图的形象描述，所以它是可以量化的，它的八条半径就是对应八个卦：乾一，兑二，离三，震四，巽五，坎六，艮七，坤八，两个鱼眼就是两个卦。

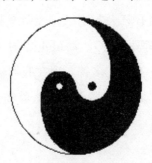

这张图讲的其实就是"易"的另外一种形象表达。"易"有两种写法，其中第一种写法像蜥蜴，表明"易"是讲变化的；第二种写法上面是日、下面是月，日是太阳，月是太阴。《周易》讲"一阴一阳之谓道"，讲的就是阴阳，就是变化。这张图的含义我用三句话来概括：宇宙周期变化的大规律，人类知变应变的大法则，人生为人谋事的大智慧。这张图里有儒家，有道家，有佛家，儒家、道家、佛家都可以在这张图里找到各自的位置。

儒家在哪里？白的。道家呢？黑的。因为儒家崇尚阳，道家崇尚阴，但是这两家中间不是截然分开、绝对对立的，他们是互相包容的。佛家就是在外围的那个圈，因为佛家用一个字来概括就是"空"。有人看出儒、释、道三家都在两只眼睛或者 S 曲线。也对！两只眼睛和 S 曲线代表什么？一个字"中"。黑眼睛是阳中含阴，白眼睛是阴中含阳，S 曲线处在中间。三家都讲"中"。儒家是站在阳刚的立场上讲中，叫中庸；道家是站在阴柔的立场上讲中，叫中道；佛家呢，是站在空性的立场上来讲中，叫中观。

简单总结一下，儒家讲中庸，道家讲中道，佛家讲中观，医家讲中和，所以我们叫中国。习近平主席在今年（2013 年）3 月 17 日全国人民代表大会闭幕会上系统阐释要实现中华民族伟大复兴的中国梦，第一要走中国道路，第二要弘扬中国精神，第三要凝聚中国力量。其中我认为最重要的就是中国精神，中国精神由两部分构成，一是爱国主义为核心的民族精神，一是改革创新为核心的时代精神。爱国，不仅爱我们的国土，更重要的是爱我们优秀的文化。一个民族的复兴最终肯定是文化的复兴。21 世纪的世界文化一定是以中华文化为主导，因为我们的文化是阴阳中和的文化，只有这样才能带来世界的和平与发展。如果世界文化继续以西方二元对立的文化为主导，那么只能带来世界的战争与毁灭。马一浮说："世界未来一切文化最后之归宿，必归于六艺。"我将它延伸一下，必归于中国传统文化。

五、《易》与中医

从太极图上看，我们中医在哪里呢？在中间的 S 曲线。有人攻击我们中医太简单了：一个人生病了，就是阴阳失调。怎么治病？调和阴阳。那病治好了呢？阴阳调和了。他们说这也太简单了，我说这就对了，因为越简单的东西越接近事物的本质，越复杂的东西越是偏离了事物的本质。我有一个命题，把复杂的问题简单化，这叫智慧。而反过来把简单的问题复杂化，那叫知识。学国学、学中医不是学知识，而是开智慧。

明代张介宾引用孙思邈的话说："不知《易》，不足以言太医。"大医是我们做医生的最高境界和最终追求。虽然从现存孙思邈文献中并没有找到这一句原话，但他在《大医习业》中表达了这样的想法。他提出学医者必须学习两类知识体系，一类是以医学为本体的知识，另外一类就是以《易》为代表的象数之学。张介宾说："天地之道，以阴阳二气而造化万物；人生之理，以阴阳二气而长养百骸……虽阴阳已备于《内经》，而变化莫大乎

《周易》。故曰：天人一理者，一此阴阳也；医易同源者，同此变化也。岂非医易相同，理无二致？可以医不知《易》乎？"我将它概括为《易》为体，医为用。在张介宾看来，《易经》讲的是天地之理，中医讲的是身心之理；《易经》讲的是天地变化的大规律，而《内经》讲的是身心变化的大规律。《易经》和中医是内外关系。医具《易》之理，《易》得医之用。因此，学中医的人不懂易，很难成为大医。

中医哲学有两个关键问题。第一个问题是生命本体论，第二个问题是思维方式。生命观可以说很多，但从本体来讲就是气一元论，也叫气本论。中医最重要的思维方式是象数思维方式。这种思维方式是说明气本论的，方法论和本体论是一体不二的。中医当中最重要的"象"就是气。气虽看不见，但真实存在。我把中医象数思维模型概括为"气—阴阳—五行模型"。不仅仅是中医，中国古代的科技文化，包括天文、历法、方术都是一个象数模型，是按照这个象数模型建构起来的。阴阳就是二气，五行就是五种气，气是最大一个象。气是什么？有人说气是物质，有人说气是能量，有人说气是功能，有人说气是信息，等等。气究竟是什么呢？其实气叫什么不重要，重要的是你能不能在自己身体上体察到气、感觉到气。

现在很多人把中医的原创思维叫象思维，我觉得更准确地说应该是象数思维。中医与西医从本体论上来说，我们讲元气，他们讲原子；从思维方式来说，我们叫象思维，他们是形思维。象可以为两类，一种是有形的物象，一种是无形的意象。那么有形的可以是"象"，无形的也可以是"象"，请问什么不是"象"，这样说有什么意义呢？当一个事物的外延无限大的时候，它的内涵就无限小。因此，这个无形的"象"是要有一个限定的，不是所有无形的都是"象"。我们来思考一下，哪些无形的东西才是"象"？有形的"象"可以用现代的科学实验去验证，但是那些无形的"象"怎么去实验，什么才是无形的象呢？举一个例子，说"《易经》是中华文化的第一经典"，这是无形的，但这不是"象"，是"理"。风是无形的，是不是"象"？是，因为它是可以感知的。

来看看中医的藏象、脉象、舌象、证象、药象、经络之象……这些当然都是"象"，而且是有形和无形相结合的"象"，这是中医的特点。这是第三种"象"。中医藏象肝、心、脾、肺、肾是有形和无形的结合，如果仅仅是有形的，那就是纯粹的解剖器官，而实际上中医五脏是五大功能系统，所以还有无形的功能。我认为五脏就是五种"气"的系统、"象"的系统。所以，"象"必须和"数"连在一起才有意义，就是说"象"是可分的，也必须分开的。

中医讲五脏的结构是：左肝右肺，心上肾下，脾居中央。这显然不可能是解剖部位，而是象数结构模式，就是气的功能结构模型，这是做实验做不出来的，是按照后天八卦模型而来的。后天八卦模型源于《周易·说卦传》，是上为离卦、为火，下为坎卦、为水，左为震卦、为木，右为兑卦、为金，是气的升降运动规律模型。左边是阳气上升到一半，右边是阴气下降到一半。《黄帝内经》没有受到先天八卦的影响，但是受到了后天八卦的影响。左肝右肺，是指肝气要上升，肺气要下降，而不是指肝在左边，肺在右边。

经络，当然也是"象"。经络是气的通道。经络是血管、是神经、是肌肉？如果是，那就是"形"。但也不能说经络和血管、神经、肌肉一点关系都没有。其实经络就是有形和无形结合的"象"。那么究竟怎么把握这个象呢？关键就是感知。对那些无形的、看不见的东西，如果可以感觉得到，那就是"象"。

李时珍早就说过，经络就是"内景隧道，唯反观者能照察之"。把握"象"的方法叫"止观"。儒、道、释三家都讲止，止就是艮卦，静止。儒家有"大学之道，在明明德，在亲民，在止于至善。知止而后有定，定而后能静，静而后能安，安而后能虑，虑而后能得"之说。道家讲"致虚极，守静笃"，佛家则讲"戒定慧"，定就是禅定。在静止之后内观、反观才能体察到经络。气是中医最基本、最重要的一个"象"，这个"象"必须要细分，分出两个就是阴阳，分出五个就是五行，分出八个就是八卦，还可以继续分。二、五、八就是"数"。"象"如果没有"数"的规定性就没有应用价值了。现在有人说要废除五行，保留阴阳。我认为这是有问题的，因为五行就是阴阳，阴阳就是五行。阴阳是五行的整合，五行是阴阳的细分。废了五行也就是废了阴阳。

六、 中医现代化悖论

最后我来讲一下"中医现代化悖论",这个悖论我已经提了 10 多年。这个悖论是:中医能实现不改变自己非现代科学特色的现代科学化吗?中医现代化遇到一个绕不过去的难题:中医本身不是现代科学,却要现代科学化,那就得改变自己的特色;而要改变自己的特色,就不是中医了,又违背了中医现代化的初衷。这就陷入了一个"悖论"。当然我说的这种中医现代化不是说中医语言的现代翻译,或在临床上借用现代科学的仪器设备手段,而是指中医整个学科体系的现代科学化,即中医学科既要保留中医学科固有的特色,又要将它现代科学化。这能不能实现?

最近我看到一篇文章叫《对象科学与现象科学》,是北京大学哲学系一位博士写的。其中有一个章节,讲到中医现代化悖论与李约瑟难题。李约瑟难题是什么?就是中国古代科技世界领先,但为什么现代的科学没有产生在中国,而是产生在西方?这篇文章区分了两种不同科学范式:对象科学与现象科学,认为欧洲近代科学属于对象科学,它用"对象"模型来解释自然世界,用奠基于对象存在论的客观概念与客观逻辑来表达事物的客观知识;中国古代科学包括中医学属于现象科学,它用"现象"模型来解释自然世界,用奠基于现象存在论的现象概念与现象逻辑来表达事物的现象知识。通过对元气论、天人合一观、阴阳学说、五行学说给出统一的科学阐释,中国古代科学是一种具有独特理论形态的现象科学。

文章认为李约瑟未能意识到,中国古代科学理论形态有着内在的必然关联,它们蕴含着一种不同于欧洲近代科学的独特统一性。除"李约瑟难题"之外,"中医现代化悖论"也以极端的方式揭示了区分两种科学的必要性与紧迫性。在近百年来的中医发展史中,中医的科学性问题一直是争论的焦点。只要学界仍然无法明确区分中医与西医所属的不同科学范式,中医的教学、科研、实践、管理就不可避免地继续朝着"中医现代科学化"或"中医西医化"方向发展。只有就两种科学的区分达成共识,中医才能一劳永逸地辩护学科范式的自主性与特殊性,才有可能在保持自身特色的同时按照学科发展的内在逻辑走向现代化。

这位博士的分析角度新颖，值得我们中医界人士思考。搞清这个问题有助于中医将来的发展。那么中医要不要与现代科技相结合？当然需要。中医绝不能自绝于现代科技、绝不能故步自封。中医西医两者各有优劣，一定要相互学习、取长补短。但吸收现代科技的前提，不是西化中医、取消中医。我们一定要"知白守黑"，也就是说一定要好好学习、吸收现代科学技术，但要守住我们中国中医优势与特色。

（根据作者在北京中医药大学岐黄讲坛的讲座整理，原载于《中国中医药报》2013 年 6 月 17 日）

援易入医 以易训医

——中医理论体系探源

　　《内经》《伤寒论》《金匮要略》等经典著作构建了中医理论体系，这些经典著作中，至今仍有一些问题无法解释，比如：为什么将人体进行阴阳两仪分类？为什么人体又分为五个系统？"二"和"五"之间有没有深层次联系？"左肝右肺"应该怎样解释？十二经络的定型和三阴三阳的命名是在什么背景下完成的？"经络"到底能不能通过实证、实验的办法去求证？五运六气中天干化五运、地支配六气有什么依据？寸口脉、尺肤诊、面诊有无结构规律可循？六经传变、病愈日决病有什么理论基础？诸如此类，等等。这些问题是历代医家探讨的重点。

　　笔者认为，要深层次地、客观地解释这些问题，必须从形成这种学说理论的思维方式的视角进行考察。唯有援易入医、以易训医，才能揭示中医理论的实质。

一、 脏象学说与易象类分

　　《黄帝内经》以阴阳五行类分人体脏腑，直接受到《周易》象数思维的影响。其主要表现为：对"象"的分析注重功能，轻视实体，即以功能为"象"，采用易象分类原则，以阴阳五行整体划分世界，即以阴阳、五行为"象"。

　　为什么以阴阳分类？这是《周易》阴阳太极象数思维的体现。《周易》经文虽未直接提到"阴、阳"二字，但其符号系统中"—"（阳爻）和"--"（阴爻）是其基本组成要素，八卦、六十四卦则由两两相对的四组对卦、三十二组对卦构成，充分体现了阴阳对立统一之理。《易经》卦爻辞则蕴含以阴阳不同功能判断吉凶的思维特征。《易传》明确提出："一阴一阳之谓道。"正如《庄子》所言："《易》以道阴阳。"《周易》的阴阳两仪分类具有强烈的功能动态属性，换言之，"阴、阳"正是对世界万物的功能、行为的分类概括。《周易》中阴阳的代表符号——卦爻，既来源于事物动态之"象"，又类推、整合事物动态之"象"，正如《系辞》所说："圣人有以见天下之动……是故谓之爻。""爻也者，效天下动者也"。卦象"变动不居，周流六虚"，"极天下之赜者存乎卦，鼓天下之动者存乎辞"。可见《周易》将阴阳作为功能、动态之大"象"。

中医学吸收并发展了《周易》哲学的"阴阳"概念。在《素问·阴阳应象大论》中，以"阴阳"应象为依据，构筑藏象学说："积阳为天，积阴为地。阴静阳躁，阳生阴长，阳杀阴藏。阳化气，阴成形。""故清阳出上窍，浊阴出下窍；清阳发腠理，浊阴走五脏；清阳实四肢，浊阴归六腑。水为阴，火为阳。阳为气，阴为味。""阳胜则身热，腠理闭，喘粗为之俯仰……阴胜则身寒，汗出，身常清，数慄而寒。""味厚者为阴，薄为阴之阳；气厚者为阳，薄为阳之阴。"中医认为天地自然及人体生理、病理，万千形象皆与阴、阳应象。以动态、功能之象构筑藏象，成了中医学对人体进行观察的根本方法，具体地说就是以表示事物行为功能的动态形象为本位，以形体器官和物质构成为辅从的方法。

为什么《内经》又以五行分类？阴阳（太极八卦）与五行有没有关系？它们是否为两个不同的体系？

先让我们来看一看《内经》的有关论述。《素问·金匮真言论》："东方青色，入通于肝，开窍于目……其味酸，其类草木，其畜鸡，其谷麦，其应四时，上为岁星……其音角，其数八……其臭臊。"这段文字，以五行论述五脏所属，其中"鸡、羊、牛、马、兔"乃源于《周易·说卦传》，"八、七、五、九、六"乃是河图五行之成数，是直接受《周易》象数思维影响的产物。

《灵枢·九宫八风篇》："风从南方来，名曰大弱风，其伤人也，内舍于心，外在于脉，其气主为热……"首次提出八卦八方八风与人体脏腑、病变部位相对应，与五行归类原理相同。

有人认为，阴阳八卦分类始于《周易》，五行分类始于《尚书》，两者形成时间大体相近，属于两种不同体系；阴阳八卦基数为"二"，五行基数为"三"，两者之间存在明显差异。我们认为这种看法是片面的，因为阴阳八卦和五行形成的思路是基本相同的，在《易传》中已有融合趋势，《内经》则沿着这一思维模式进一步发展。五行可看成是两对阴阳（金与木，水与火）加上中土，中土起到调节、平衡阴阳的作用。

《素问·六节脏象论》："心者，生之本，神之变也，其华在面，其充在血脉，为阳中之太阳，通于夏气……"这一段文字通过生、神、华、充、通等概念揭示和界定五脏，依据五行的动态功能及属性类分组器官及相关自然事物。其中五脏（五行）又分别与阳中之太阳、阳中之太阴，阴中之少阴、阳中之少阳相配属，太阳、太阴、少阳、少阴为"四象"，是"阴阳"的高一层次（$2^2=4$）划分。《灵枢·阴阳系日月》阐述了同样的道理："心为阳中之太阳，肺为阴中之少阴，肝为阴中之少阳，脾为阴中之至阴，肾为阴中之太阴。"其均体现了四象与五行的相通性。阳中之太阳为火，阴中之太阴为水（依"两仪生四象"原则，"阳中之太阴"非是），阳中之少阴为金（"阴中之少阴"非是），阴中之少阳为木（"阳中之少阳"非是），至阴为土。两对阴阳加上中土（至阴）构成五行的稳态结构。

至阴中土的作用是十分重要的。《素问·太阴阳明论》："脾者，土也，治中央常以四时长四藏，各十八日寄治，不得独主于时也。脾藏者常著胃土之精也，土者生万物而法天地。"中土具有统领、调节水火、木金这两对阴阳的功能，反映了河洛八卦象数动态模式。以脾居中土，亦符合这个模式。河图中央"五""十"，其中"五"是四方生数（一、二、三、四）变为四方成数（六、七、八、九）的中介，生数加"五"即为成数。"十"为"五"加"五"，如"五"为生数之极，则"十"为成数之极。洛书配属八卦，独中五无卦可配，称为"中五立极"，中五不占四方而统领四方。脾藏不独主于四时而统治四时，与之相符。"土"即河洛数之"五"。从以上例子可见，《素问》中已大量引用河洛之数，阴阳两仪与五行、河洛之间可互换、互通，均属于易学象数统一模式。

"左肝右肺"问题是中医脏象学说中一个不易被人理解的问题。《素问·刺禁论》："肝生于左，肺藏于右。"《素问·金匮真言论》："东方……入通于肝。""西方……入通于肺。"《内经》的这种认识与人类早期观点不同。古文《尚书》《吕氏春秋》等均认为肝属金、肺属火、脾属木、心属土、肾属水，依五行配方位原则，肝在西边（右边）、肺在南边（上边）、脾在东边（左边）、心在中央，肾在北边（下边），这是从五脏解剖位置立论的，与五脏实际位置大体吻合。但是《内经》作者受《周易》重功能、轻实体的象数思维影响，发现这种配应与五脏的生理功能不符，于是改变了五脏的五行配属。"左肝右肺"反映了人体脏腑功能的动态特性，而不是形体上右肝左肺的解剖位置。

五脏配应五行反映生理功能，这一点历代已有认识，然而却很少甚至没有人真正认识到这种配应方位其实是后天八卦的方位。后天八卦方位中，离卦居南（上）配心，坎卦居北（下）配肾，震卦居东（左）配肝，兑卦居西（右）配肺，巽卦居东南（左上）配胆，艮卦居东北（左下）配脾，坤卦居西南（右上）配胃，乾卦居西北（右下）配肠。其中坤艮（左下与右上）的连线居中亦配脾胃。后天八卦方位的最早记载是《周易·说卦》（"后天八卦"一词北宋才出现），可见中医生理部位学说受到《易》的启迪。

综上所述，五行学说与阴阳学说、河洛学说、太极学说不仅不矛盾，而且互为补充，共同构成易学象数思维模式，表现出重功能、重整体的思维特征，中医脏象学说正是这种思维模式作用下的产物。

二、 经络学说与六爻模式

《内经》十二经络的定型和三阴三阳的命名同样是在易学象数模式的深层次作用下确立的。

《灵枢·经脉》十二经脉与早期医家对经络的认识有所不同。1973年出土的湖南长沙马王堆帛书《阴阳十一脉灸经》作十一脉，甲本名称依次为：（足）钜阳脉、（足）少阳脉、（足）阳明脉、肩脉、耳脉、齿脉、（足）太阴脉、（足）厥阴脉、（足）少阴脉、（手）钜阴脉、（手）少阴脉。乙本名称相同，次序上（足）少阴脉在前、（足）厥阴脉在后，其余相同。马王堆帛书《阴阳十一脉灸经》早于《灵枢·经脉》，两相比较，前者无"手""足"冠词，足三阳三阴完备而手三阳三阴不完备（缺"手厥阴"经），手三阳名称不以"钜阳、少阳、阳明"命名；后者多了一条手厥阴脉，并将肩脉、耳脉、齿脉分别改名为手太阳、手少阳、手阳明，从而确立了手足三阴三阳的十二经脉学说。

由十一脉发展为十二脉，由不完全的阴阳命名发展为三阴三阳对称的命名，《周易》六爻模式起了一定作用。

《周易》六十四卦由六爻自下而上排列而成，即阴爻、阳爻排列组合六次成六十四卦（$2^6 = 64$），六爻依次排列是一个由低到高、由下至上、阴阳迭用的逐级递进过程，下位为始点，上位为终点，至上位则折返而下，再从初位（下位）开始一个新的演变过程，如此周而复始，反复无终。手、足六经与六爻不仅数量相合，而且阴阳结构相似，功能相同。六经各分为三（即阳经与阴经各为三），可能受六爻分三阴位、三阳位的影响。六经三阳经与三阴经的次序表示人体由表及里、由浅入深的不同层次。六爻的排列与六经的流注均是交错跌宕进行，其演进过程又均表现为由外及里、由少到多的规律，呈现出循环往复的周期性。

《内经》还提出了三阴三阳的位置及"开、阖、枢"问题。《素问·阴阳离合论》："圣人南面而立，前曰广明，后曰太冲，太冲之地，名曰少阴；少阴之上，名曰太阳……广明之下，名曰太阴；太阴之前，名曰阳明……厥阴之表，名曰少阳……其冲在下，名曰太阴……太阴之后，名曰少阴……少阴之前，名曰厥阴"。"太阳为开，阳明为阖，少阳为枢。""太阴为开，厥阴为阖，少阴为枢。"说明三阴三阳的方位是阴阳交错的，如同六爻阴位阳位交错排列。所谓"开、阖、枢"，医易学家张介宾认为："太阳为开，谓阳气发于外，为三阳之表也；阳明为阖，谓阳气蓄于内，为三阳之里也；少阳为枢，谓阳气在表里之间，可出可入，如枢机也。"同样太阴为三阴之表，厥阴为三阴之里，少阴为表里之间，亦是遵循六爻三阳爻与三阴爻下、上、中位模式。六爻又分下三爻（内卦）与上三爻（外卦），下三爻之一爻与上三爻之一爻（第四爻）为下位，下三爻之三爻与上三爻之三爻（第六爻）为上位，下三爻之二爻与上三爻之二爻（第五爻）为中位，下位为表，上位为里，中位为表里之间。《周易》非常强调中位，凡得中位往往为吉，可视为事物吉凶、成败之枢机。

有人认为，六经方位是河图四生数交会组合的结果。河图四生数为一、二、三、四（即五行四生数），其中一、三为阳数，两阳交会为太阳（一加三为四，合中五方九，九为太阳之数），一在北，三在东，故太阳位于东北艮位；二、四为阴数，两阴交合为太阴（二加四为六，六为太阴之数），二在南，四在西，故太阴位于西南坤位。一四、二三均相邻交会于外，外为阳，一、四合化于西北乾位，乾主阳明；二、三合化于东南巽位，巽应少阳。一二、三四均相向对合于内，内为阴，一、二相合为少阴，三、四相合为厥阴。阴从于阳，故少阴在北坎位，厥阴在东震位。六经方位与河图四生数交变化生三阴三阳的方位契合。

马王堆帛书十一脉中除足六脉是以三阴三阳命名外，手六脉只有钜阴、少阴是以"阴"命名的，为什么只此二脉以"阴"命名？也是为了配应九宫八卦之需要，足六脉配八方，缺的是正南、正西，正南离心、正西兑肺，所补正巧是手少阴心脉、手太阴肺脉。虽然这种推算方法还有待进一步商榷，但六经受河洛易卦象数模式的启迪这种基本观点是毋庸置疑的。

至于六经传变，六经与藏府的配应，也是一个发展过程。《素问·热论》仅提到足六经及"少阳主胆""太阴脉布胃中""少阴脉贯肾络于肺""厥阴脉循阴器而络于肝"四条，在《灵枢·经脉》等篇中则有了十二经脉及配应藏府的完整记载。六经与六脏之间的配属、流注、阴阳结构也是在六爻模型影响下建立起来的，六经中手厥阴心包经的概念，对于生理、病理与临床诊治都没有什么特殊的意义和独立的价值，它与心实为一体关系。《内经》增加这条经脉，只是为了填充阴阳理论框架的空缺，从而集中体现阴阳对立统一的象数之道。

十二经脉在发展过程中，又进一步与时间因素相结合。《灵枢·阴阳系日月》："寅者，正月之生阳也，主左足之少阳；未者，六月，主右足之少阳；卯者，二月，主左足之太阳；午者，五月，主右足之太阳；辰者，三月，主左足之阳明；巳者，四月，主右足之阳明……申者，七月之生阴也，主右足之少阴；丑者，十二月，主左足之少阴；酉者，八月，主右足之太阴；子者，十一月，主左足之太阴；戌者，九月，主右足之厥阴；亥者，十月，主左足之厥阴。"《素问·阴阳别论》："人有四经十二顺（从），四经应四时，十二顺（从）应十二月，十二月应十二脉。"杨上善解释："四经，谓四时经脉也。十二顺，谓六阴爻、六阳爻相顺者也。""肝、心、肺、肾四脉应四时之气，十二爻应十二月。"（《黄帝内经太素·阴阳杂说》）将十二经脉与东汉郑玄"爻辰说"相对应。郑氏爻辰说认为，乾卦初九至上九分别配应：子（十一月）、寅（正月）、辰（三月）、午（五月）、申（七月)、戌（九月）；坤卦初六至上六分别配应：未（六月）、巳（四月）、卯（二月）、丑（十二月）、亥（十月）、酉（八月）。虽然十二月配十二爻、十二经脉配十二爻是后人的发挥（《周易》有卦爻配应时令的思想，但没有具体论述，《内经》也没有论及），但十二经配十二月在《内经》中则已提及。

笔者认为，十二经络是在中国传统文化以《周易》为代表的整体思维、象数思维背景下产生的，是一个文化学概念，体现重功能（循经感传）、轻实体（实有结构）的特点，从十一脉至十二脉这种满足理论框架需要的做法即是有力证明。因而，有必要对目前这种片面强调并采用的实证方法进行反思，如不结合传统的整体思维方法去寻求经络的来源，虽花费大量人力、物力，最后却不能得到满意收获。

三、运气学说

《黄帝内经》七篇大论（《天气纪大论》《五运行大论》《六微旨大论》《气交变大论》《五常政大论》《六元正纪大论》《至真要大论》）比较集中、全面地介绍了中医学理论基础——气化学说，即运气学说。从篇幅字数看，其约占《素问》全书的三分之一；从内容上看，十分丰富，主要是详细归纳和说明气候变化与物候、病候及诊断、治疗之间的关系。

运气学说是我国古代研究天时气候变化，以及气候变化对生物（包括人）影响的一种学说。实质上它是易学象数的具体运用。在易学整体思想指导下，运气学说将自然气候现象和生物的生命现象统一起来，将自然气候变化和人体发病规律统一起来，从宇宙的节律上来探讨天人关系、气候变化与人体发病的关系。

运气学说以《易》的"天人合一"观为指导思想，以五行、六气、三阴三阳为理论基础，以天干、地支为演绎工具。具体地说就是以五运配天干推算年岁运，以六气配地支推算年岁气，以二者结合说明天时、地理、历法、音律等与人体、生物生长化育、疾病流行的关系。其步骤分为：推算大运、主运、客运、主气、客气、客主加临等。

《周易说卦传》以八卦模式将一年的运气流变分为八个季节，每卦配季，主45日。汉易卦气说以四正卦配四时，其爻主二十四节气，其余六十卦，主六日七分，其爻主 $365\frac{1}{4}$ 日。《易纬》进一步以八卦分属五色五气，以黄道二十四节气定量标定岁气流变，提出八卦气验说。

《黄帝内经》遵循易学思维方式，继承并发展象数学说。在汉易卦气说、爻展说基础上，根据我国黄河中下游常年平均实际气候状况和"天六地五"的格局，提出"六气"季节划分从黄道大寒点开始，每隔 $\frac{365.26}{6}$ 天为一季，定量标定岁气的流变。

运气学说采用以干支格局推演的六十甲子年气运周期。《素问·天元纪大论》："天以六为节，地以五为制。周天气者，六朝为一备，终地纪者，五岁为一周。……五六相合而七百二十气，为一纪，凡三十岁；千四百四十气，凡六十岁，而为一周。"其指出天气变化以六个 10 年为调制周期，地气变化以五个 12 年为调制周期，二者会合周期为 30 年，完整周期为 60 年。今有人研究认为，六十年气运周期来源于朔、近月 413.32 天相似周期与回归年会合周期，即 $365\frac{1}{4}$ 天 $\times 60 = 12\frac{7}{19}$ 朔望月 $\times 60$，它表明以冬至点为参考系的日地月三体运动的最小相似周期为六十年（天文周期）。周天气六岁一周来源于对点月与回归年的会合周期，即 41.33 天 $\times 53 \approx 365\frac{1}{4}$ 天 $\times 6$，它表明每隔六年周期对点月 A—B 或 B—A 周与冬至会合。终地纪五岁一周来源于邻点月与回归年的会合周期，即 $34.44 \times 53 \approx 365\frac{1}{4} \times 5$，它表明每隔五年，邻点月 A—B 周、C—B 周、B—D 周、D—A 周与冬至会合。

运气学说客运与客气分步的依据亦有天体运动背景，客运以中运为初运，循五运相生次序，逐年初运推迟一运，每年运行五步。客气则以司天为三之气，依三阴三阳次序，初之气逐年推迟一气，每年运行六步。客运一步七十三日五刻，客气一步六十日八十七刻半。客气客运逐年终始不同，是年度气候差异的成因，它的天文背景是极线钱德勒周期。客气客运每年推迟一步，反映了回归年与钱德勒周期的比差关系。

以上这种以现代科学解释运气学说的观点尚有待进一步论证，不过，五运六气的六十年周期及五年、六年、三十年周期与太极易卦原理是相符的。

运气学说中干支被重新赋予阴阳五行属性。《素问·五运行大论》："丹天之气，经于牛女戊分；黅天之气，经于心尾己分；苍天之气，经于危室柳鬼；素天之气，经于亢氐昂毕；玄天之气，经于张翼娄胃。所谓戊己分者，奎壁角轸，则天地之门户也。"这种天干化五运的规定与一般所指天干五行属性（甲乙属木，丙丁属火，戊己属土，庚辛属金，壬癸属水）不同，其原因是根据天象变化而来。天干方位与二十八宿方位配合所得的天干化运为：甲己土运、乙庚金运、丙辛水运、丁壬木运、戊癸火运。对于丹、黅、苍、素、玄五色天气，今人有不同理解，有人认为五色天气的出没没有恒定不变的规律，只是古人不足为据的传说，十干化五运亦是臆想；也有人认为五色天气可从日体上、中、下三位与日运的升降来观察。笔者认为，十干化五运、五色天气同样是八卦模式推衍的产物。明代医易大家张介宾《类经图翼》载有"五天五运图"，以十天干、十二地支、四卦表示方位，其中乾、坤、巽、艮表示四隅方法，十天干两两相合表示四正方位（戊己居中不用），即震（东）、兑（西）、坎（北）、离（南）四正位，又依次代表春分、秋分、冬至、夏至。所谓天门、地户指春分、秋分为气候变化转折点，由阴转阳的节气为天门，由阳转阴的节气为地户。天门居乾位，由正面兑卦（阴卦）转到西南乾卦（纯阳卦），由阴转阳；地户居巽位，由正东震卦（阳卦）转到东南巽卦（阴卦），由阳转阴。至于为何以五天配五色，笔者认为，未必实有其事，但也不是主观臆断，而是古人根据易理象数所做的合理推想。

其实《素问》七篇大论中已经直接引用了象数概念，干支五行自不待言，河图生成数、洛书九宫数等亦有引用。如《六元正纪大论》："（甲子、甲午岁）热化二，雨化五，燥化四。""（乙丑、乙未岁）灾七宫，湿化五，清化四，寒化六。"文中列出六十年司天、中运、在泉之数，其中"化×"之数为五行生成数，即河图生成数，"灾×宫"之数为洛书九宫数。这段文字不仅涉及天干地支的推衍，而且关系到河洛数理的应用。由此，根据每年的干支推测出天时气候对人体的影响。

四、 诊断辨证学说

中医诊断辨证学说同样受到《周易》思维模式的影响。《内经》对面部诊、尺肤诊、寸口脉诊等均有论述，体现了"有诸内必形诸外"的整体观念，即人体内外环境信息对立统一的思想。面部、尺肤、寸口正是相对独立的全息元，它们反映着内脏及整个人体健康或疾病的信息。笔者研究证明，中医诊断（全息元诊断）充分体现了后天八卦全息结构规律。

《灵枢·五色》提出面部与人体脏腑肢节的全息诊断法："庭者，首面也；阙上者，咽喉也；阙中者，肺也；下极者，心也；直下者，肝也，肝左者，胆也；下者，脾也，上者，胃也，中央者，大肠也……此五藏六腑肢节之部也，各有部分。"这种面部不同部位与藏腑肢节的对应，是遵循后天八卦模式而形成的。到了《素问·刺热论》"肝热病者，左颊先赤；心热病者，颜先赤，脾热病者，鼻先赤，肺热病者，右颊先赤，肾热病者，颐先赤"，进一步完善了八卦全息诊法。其配属关系基本符合后天八卦方位：左颊为震卦，主肝；颜（额）为离卦，主心，鼻为坤卦，主脾胃；右颊为兑卦，主肺；颐为坎卦，主肾。后世医家对面诊做了一些调整，完全依据后天八卦方位将面分为八部位，分别与脏腑相配应。

尺肤诊是切按尺肤的诊病方法。《素问·脉要精微论》有所论述："尺内两傍，则季胁也，尺外以候肾，尺里以候腹。中附上，左外以候肝，内以候鬲；右外以候胃，内以候脾。上附下，右外以候肺，内以候胸中；左外以候心，内以候膻中。前以候前，后以候后。上竟上者，胸腹中事也；下竟下者，少腹腰股膝胫足中事也。"将尺肤分成内外、左右、中附上、上附下、上竟上、下竟下等不同部位，依八卦原理分别与人体脏腑肢节相对应。

《内经》还记载了寸口脉诊法，《难经》进一步发展，迨王叔和《脉经》则蔚为大观，寸口脉突为尺肤诊的缩影，以左手寸、关、尺分候心、肝、肾，右手寸、关、尺分候肺、脾、肾（命门）。李时珍将脉象、脉位、五脏、六腑统一起来，联系卦象，建立脉象整体系统。可见中医脉诊是在《周易》宇宙统一全息观及象数功能结构模式的指导下逐步发展起来的。

中医诊断方法日益丰富，舌诊、鼻诊、耳诊、肢诊、手诊、足诊、腹诊、第二掌骨侧诊等相继出现，这些诊断方法的理论基础都是《周易》整体观、全息观，其具体部位与脏腑、肢体的对应关系均符合文王八卦结构规律。

笔者研究发现，手、足、腹、舌等二维（面性）全息元依据二维后天八卦的结构规律反映了人体信息，脉、第二、第五掌骨侧等一维（线性）全息元则依据一维后天八卦结构规律反映人体信息（见拙作《人体全息结构律》）。据此，笔者认为，后天八卦模型正是人体全息结构模型，换言之，人体全息结构规律正符合后天八卦方位规律。

　　在中医辨证学说中，《内经》提出八纲辨证、《伤寒论》提出六经辨证。八纲辨证以表里辨别疾病之部位、寒热辨别疾病之性质、虚实辨别疾病之量数，而所有疾病则只有阴阳两大类，表里定位、寒热定性、虚实定量，均是阴阳总纲的反映，均包括在"阴阳"之中。可见，八纲是易学阴阳八卦学说的具体应用。

　　六经辨证中太阳、阳明、少阳、太阴、少阴、厥阴六经排列次序源于《内经》，两者比较，《内经》以六经阐明自然界和人体之间气化活动规律，《伤寒》则以六经阐明伤寒传变的气化活动规律。

　　如同《内经》一样，《伤寒论》六经的确立及所赋予的内涵同样受《周易》六位的影响。张仲景在总结病例时发现，疾病的发生发展和其他事物一样，经历着始生、渐长、盛极、渐消、始衰、渐复的循环过程，呈现卦爻六位模式规律。在六位启发下，对《素问·热论》的六经分证加以发挥，将疾病发展各阶段以六经归纳，发现麻黄汤证与桂枝汤证总是出现在疾病初期，白虎汤证和承气汤证大多出现在疾病极盛期，小柴胡汤证往往出现在邪正进退对峙期，从而将各方证归结为六经证，并总结出各经病的特点及传变规律。

　　总之，中医理论体系是在以《周易》为代表的中华文化独特思维方式指导下，以象数为模型构筑起来的，因而只有从思维模式出发才能把握中医理论的本质和深层内涵。

（原载于《医古文知识》1994 年第 2 期、第 3 期）

"象"模型：易医会通的交点

——兼论中医学的本质及其未来发展

综观 20 世纪的易学与医学研究，可以说走过了一条"之"字形的道路。20 世纪初，唐宗海写成了医易学专著《医易通说》（1915 年上海千顷堂印本），目的在于"为医学探源，为易学引绪"，唐氏是最早提出"中西医汇通"的医学家，该书从一个特定层面论证了中医并非不科学，在医易相关方面着重论述了人身八卦理论及其生理、病理、诊断、治疗原理，既是对前代医易研究的总结，又开创了 20 世纪医易研究的新路。近代大医恽铁樵是反对"废医存药"、捍卫中医的主将，主张以中医本身学说为主加以改革，他在《群经见智录》中论述了医与易的关系，认为"《易》理不明，《内经》总不了了"，"《内经》与《易经》则其源同也"。可以说，20 世纪前半叶，"医易同源""医易会通"是医家的共识。

然而 20 世纪 50 年代以后，"医易"研究趋于低潮，尤其是"文革"时期，《易经》和中医"阴阳五行"都被打入封建迷信的行列，医易研究成为禁区。

20 世纪 80 年代以来，医易研究逐渐趋热，到 20 世纪 90 年代初达到高潮。在短短的十几年中，研究"医易"的著作出版了十几本（如邹伟俊主编《医易新探》①，邹学熹著《中国医易学》②，杨力著《周易与中医学》③，黄自元著《中国医学与周易原理》④，麻福昌著《易经与传统医学》⑤，李浚川、萧汉明主编《医易会通精义》⑥，何少初著《古代名医解周易》⑦，孟庆

---

① 邹伟俊. 医易新探 [M]. 内部版，1986.
② 邹学熹. 中国医易学 [M]. 成都：四川科技出版社，1989.
③ 杨力. 周易与中医学 [M]，北京：北京科技出版社，1989.
④ 黄自元. 中国医学与周易原理 [M]. 北京：中国医药科技出版社，1989.
⑤ 麻福昌. 易经与传统医学 [M]. 贵阳：贵州人民出版社，1989.
⑥ 李浚川，萧汉明. 医易会通精义 [M]. 北京：人民卫生出版社，1991.
⑦ 何少初. 古代名医解周易 [M]. 北京：中国医药科技出版社，1991.

云著《周易文化与中医学》①，张其成主编《易医文化与应用》②，张其成著《易学与中医》③ 等），有关"医易"的专门学术会议开了八九次④，论文竟达数百篇之多。在医与易关系如"医易同源""医源于易"上，大部分研究者是持肯定态度的，也有一些研究者提出相反的意见，认为"医学理论与《易》无关。"⑤ "《易经》《易传》都不是中医学的直接理论渊源，自《易经》产生后直到隋唐以前，在此长达一千六百多年的时间内，它对医学几无影响。"⑥ "将医理放入《周易》之中，认为医生必须通晓《周易》，是从明末才开始的思潮，是一部分医家的认识和主张。"⑦ 由上述可见，两派在对待隋唐以后"医易会通"这一点上是一致的，分歧的焦点是在隋唐以前，尤其是《黄帝内经》与《周易》有没有关系的问题上，肯定派承认两者有密切关系，《周易》对《内经》有影响；否定派不承认两者之间有关系。本人是持肯定态度的，并从实践操作层面、文字载体层面、思维方式层面对《周易》和《内经》作了详尽的探讨⑧⑨，此不重复。近20年的医易研究应该说取得了不少成绩，但也不能不看到不少研究还处在低层面的比附、无根据的猜想、想当然的拔高和低水平的重复之中，对深层面的理论本质、思维方式的研究还远远不够。

本文旨在探讨易与医共同的思维方式、思维模型，并从中探讨中医学的理论本质及其未来发展方向。

一、 "象"思维方法与"象"思维模型

考察《内经》与《周易》在思维方式上是否一致，不但是判断易学与

---

① 孟庆云. 周易文化与中医学 [M]. 福州：福建科技出版社，1995.

② 张其成. 易医文化与应用 [M]. 北京：华夏出版社，1995.

③ 张其成. 易学与中医 [M]. 北京：中国书店出版社，1999

④ 1986年12月南京"医易研讨会"，1989年10月贵阳"医易相关研究国际学术讨论会"，1990年11月泰安"国际周易与中医学思想研讨会"，1991年12月福州"海峡两岸医易学术研讨会"，1993年11月贵阳"国际周易与传统医学文化研讨会"，1995年3月南京"国际易医学术研讨会"，1996年10月"国际中医与周易学术研讨会"，1998年10月北京"国际传统医学与传统文化（周易）研讨会"等。

⑤ 廖育群. 岐黄医道 [M]. 沈阳：辽宁教育出版社，1991.

⑥ 薛公忱. 略评"医易同源"及"医源于易" [J]. 南京中医药大学学报，1995，(2).

⑦ 李申. 周易与中医关系略论 [A]. 易医文化与应用 [C]. 北京：华夏出版社. 1995.

⑧ 张其成. 易学与中医 [M]. 北京：中国书店出版社，2001.

⑨ 张其成. 论《周易》与《内经》的关系 [A]. 国际易学研究：第六集 [C]. 北京：华夏出版社，2000. 291 — 308.

中医学有无关系的重要依据，而且是探讨易学与中医学理论本质的必由之路。笔者认为《内经》与《周易》都采用了"象数思维方式"，因"象数"的"数"实质上也是一种特殊的"象"，所以"象数思维方式"实质上就是"象"思维方式。

"象"思维方式的特点是：以取象（包括运数）为思维方法，以阴阳"卦象"为思维出发点和思维模型，以具有转换性能的"象数""义理"两种信息系统为思维的形式和内涵，以外延界限模糊的"象"（或称"类"）概念对指谓对象及其发展趋势作动态的、整体的把握和综合的、多值的判断。

（一）"象"思维方法

所谓"象"思维方法即取象（包括运数）的方法，是《周易》的基本方法。从本质上说，"象"思维方法是一种模型思维方法。中医采用据"象"归类、取"象"比类的整体、动态思维方法。所谓"象"指直观可察的形象，即客观事物的外在表现。以《周易》为代表的取象思维方法，就是在思维过程中以"象"为工具，以认识、领悟、模拟客体为目的的方法。取"象"是为了归类或类比，它的理论基础是视世界万物为有机的整体。取象比类即将动态属性、功能关系、行为方式相同相近或相互感应的"象"归为同类，按照这个原则可以类推世界万事万物。

中医即采用这种方法，有学者称之为"唯象"的方法。中医在分析人的生理功能结构时，将人体脏腑、器官、生理部位和情志活动与外界的声音、颜色、季节、气候、方位、味道等按功能属性分门别类地归属在一起。《素问·五脏生成篇》："五脏之象，可以类推。"如心脏，其基本功能是主神明，主血脉，宇宙万物中的赤色、徵音、火、夏、热、南方、苦味、七数、羊、黍、荧惑星等均可归属于心。五脏均以此类推。这种取象的范围可不断扩展，只要功能关系、动态属性相同，就可无限地类推、类比。如果客体实体与之发生矛盾，那么也只能让位于功能属性。中医有一个"左肝右肺"的命题，历来争议很大。肝在人体实体中的位置应该是右边，为什么说"左肝"呢？其实这是从功能、动态属性上说的，肝有上升、条达的功能，故与春天、东方等归为一类，东方即左边。同时这个方位又是

"象"模型的方位。

中医在对疾病的认识上，也是据象类比的。中医重"证"不重"病"。将各种病症表现归结为"证"，如眩晕欲扑、手足抽搐、震颤等病症，都具有动摇的特征，与善动的风相同，故可归为"风证"。中医"同病异治，异病同治"的原则，就是根据动态功能之"象"类比为"证"而制定的。因此，有些病的病因症状相同，却分属不同的"证"；有些病的病因症状不同，却归为同一"证"。关键在于是否有相同的病机，而不是取决于症状或病因。例如慢性腹腔炎、脱肛、子宫下垂这三种不同的疾病，其症状（象）不尽相同，发病的原因也不同，但它们的病机（动态功能）都有可能属于"中气下陷"，故可归为同一"证"，都可采用补中益气汤治疗。

中医以"象"建构了天人相合相应、人的各部分之间相合相应的理论体系，取象可以不断扩展，没有范围限制。这种"象"已超出了具体的物象、事象，已经从客观事物的形象中超越出来而成为功能、关系、动态之"象"。由静态之"象"到动态之"象"，使得无序的世界有序化，使得人体与宇宙的关系有序化。

所谓运数思维，就是以"数"为思维工具来把握客观世界。值得一提的是，运数之"数"实质上就是"象"，它并不偏向于定量，而是偏向于定性。《素问·金匮真言论》将五脏中肝、心、脾、肺、肾与八、七、五、九、六相配，这是依五行生成数图（即后世所谓的"河图"）中的成数配五脏，木的成数为八，火的成数为七，土的成数为十，金的成数为九，水的成数为六。中医理论中"五"脏、"六"腑、"十二"经脉、奇经"八"脉、"十二"经别、"三"阴"三"阳、"五"运"六"气、"五"轮"八"廓、"六"淫"七"情、"三"部"九"候、"八"纲辨证、"八"法、"四"气"五"味、"五"腧穴、"八"会穴、灵龟"八"法、飞腾"八"法，等等，均是运数思维的体现，其数字虽带有量的规定，但主要是为了表性，"数"与其说成"数"，不如说成"象"，同时也是为了满足象数思维模式的需要。在后世的发展中，中医理论大量吸收了天文、历法、卦爻的知识和框架，扩大取象范围。《灵枢·阴阳系日月》将十二经脉与十二月相配，《素问·阴阳别论》："人有四经十二顺（从），四经应四时，十二顺（从）应十二月，十二月应十二脉。"杨上善进一步解释："四经，谓四时经脉也十二顺，谓六阴爻、六阳爻相顺也。肝心肺肾四脉应四时之气，十二爻应十二月。"《黄帝内经太素·阴阳杂说》在诊断辨证学说中，无论是脉诊、舌诊还是眼诊、尺肤诊，都遵循全息的八卦结构规律，依此规律可取象比类。《伤寒论·伤寒例》提出外感病决病法，直接以四时、八节、二十四气、七十二候观测外感病，以乾坤阴阳爻的消长取象比类说明一年四时阴阳变化规律及外感病发病规律。而运气学说、子午流注则是将天文历法之"象"与人体生理、病理综合研究的代表，是"天人合一"思想的具体体现。

（二）"象"思维模型

　　"象"思维方法是和"象"思维模型分不开的。"象"实际上就是一种思维"模型"。所谓"模型"，是人们按照某种特定的目的而对认识对象所做的一种简化的描述，用物质或思维的形式对原型进行模拟所形成的特定样态，模型可以分为物质模型与思维模型两大类。《周易》"象"模型是一种思维模型，而不是物质模型。"象"模型导源于《周易》经传及其他先秦经典，由汉代"易学"总其成。"象"模型是中医思维所采用的理论模型。作为一种思维范式，"象"模型具有程式化、固定化、符号化的特点。"象"模型主要有卦爻模型、阴阳模型、易数模型、五行模型、干支模型等。

　　1. 卦爻模型：《周易》用卦爻作为思维模型，卦爻最基本的符号是阳爻"—"和阴爻"--"，阴阳爻的三次组合构成八卦（$2^3 = 8$），阴阳爻的六次组合构成六十四卦（$2^6 = 64$），六十四卦也可看成八卦的两两相重构成（$8^2 = 64$）。六十四卦是《周易》的基础模型，这个模型不仅包含六十四卦的卦象符号，而且包括其排列次序。卦爻辞及《易传》则可看成对这个模型的文字解说或内涵阐发。阴阳卦爻既有生成论意义，也有结构论意义，是象数思维的基点。其余六十二卦可看成乾坤二卦的交合与展开。六十四卦是关于宇宙生命变化规律的完整符号系统，也是理想的"象"（符号）模型。

　　中医有关生命的藏象模型有多种，其中就有一种是八卦藏象。如《灵枢·九宫八风篇》直接将九宫八卦与脏腑配合，以九宫八卦占盘作为观察天象、地象及人体、医学的工具，将八卦、八方虚风与病变部位有机对应，以文王八卦作为代表符号，表示方位（空间），显示季节物候（时间）变化特征。后世基本依据这种配属关系。不过《黄帝内经》中这种藏象模型并不占主要地位，除此篇以外，《黄帝内经》几乎没有直接运用卦爻模型的记载。

2. 阴阳模型："阴阳"模型从实质上看正是卦爻模型的文字形式。虽然"阴阳"的概念《周易》经文中并没有出现，而是首见于《国语·周语上》，时为西周末年，然而阴阳的观念则至迟在殷、周时期已相当成熟，当时成书的《易经》（《周易》经文）卦爻符号、卦名等已说明这一点。而《易传》则毫无疑问是先秦"阴阳"哲学的集大成者。

《黄帝内经》虽然不是主要采用卦爻模型，但却采用阴阳思维模型。在《内经》中，无论是作为生理学、病理学基础的藏象学说、经络学说，还是作为诊断学、治疗学基础的四诊、八纲、证候、本标、正邪等学说，均是阴阳思维模型的运用。中医说到底就是"法于阴阳，和于术数"（《黄帝内经素问·上古天真论》）。中医以"阴阳"模型阐释人天关系与人体生命结构功能。中医认为人体和宇宙万物一样充满"阴阳"对立统一关系，"阴阳者，天地之道也，万物之纲纪，变化之父母，生杀之本始，神明之府也。"（《素问·阴阳应象大论》）中医认为人体组织结构符合"阴阳"模型：上部、头面、体表、背部、四肢外侧为阳，下部、腰腹、体内、腹部、四肢内侧为阴；六腑为阳，五脏为阴；手足三阳为阳，手足三阴为阴；气为阳，血、津为阴。五脏按部位、功能又可分阴分阳，每一脏腑又分阴分阳，可层层划分。中医运用"阴阳"以阐释人体生理功能，人体病理变化，疾病的诊断辨证、治疗原则以及药物的性能，等等。阴阳的对立制约、互根互用、消长平衡及相互转化用以阐释人体生命现象的基本矛盾和生命活动的客观规律以及人体与自然相应的整体联系。阴阳模型是中医的最基本模型。在此基础上，进一步发展为三阴三阳。三阴三阳用以阐释经络，手足分别配以太阴、阳明、少阴、太阳、厥阴、少阳，共十二经脉，三阴三阳有开合枢的序次和功能。三阴三阳还指伤寒热病邪侵入经络以后的传变次第、地球公转形成的气候周期（主气）和月星等天体运动变化形成的气候周期（客气）。《内经》中还有四阴阳说，《灵枢·阴阳系日月》将心、肺、肝、肾分别称为"阳中之太阴""阳中之少阴""阴中之少阳""阴中之太阳"，加上脾为"阴中之至阴"，该模型又与五行模型相通。

3. 易数模型：《周易》以及后世易学还构建"易数"模型，如爻数、天地数、大衍数、河图数、洛书数、五行生成数等。笔者认为这些数并不是表示数量的，而是表示功能属性的，实际上就是一种特殊的"象"，属于"象"模型范畴。

《内经》已开始用易数模型解释人体生理、病理现象。《内经》依据易"数"模型建构了中医生理、病理、诊疗理论体系。如以"八""七"为周期论述男女生长的节律，以五行生成数与九宫数论证五脏学说，以天地之至数论述三部九候、九窍、九脏、九针，以六位数论述三阴三阳……如上文所言《素问·金匮真言论》中"八、七、五、九、六"配属五脏，乃是河图中五行之成数。"左肝右肺"除上文所述是取动态、功能之"象"，同时还是遵循后天八卦模式中的方位规律，并不是指形体上的解剖位置。十二经络的形成也与卦爻模型有关。马王堆汉墓帛书记载的经脉还只有十一条（见《阴阳十一脉灸经》《足臂十一脉灸经》），并且还没有完整的"手足""阴阳"的名称。从马王堆帛书到《内经》，从十一脉发展到十二脉，《周易》六爻模型起了一定作用。运气学说更是遵循河洛卦爻模型，《素问·五常政大论》除"五运平气之纪所应"之数为河图生成数外，还将五脏病变与洛书九宫数相联系。

4. 五行模型："五行"模型虽然在通行本《周易》中没有出现，而是最早出现于《尚书》中的《甘誓》篇与《洪范》篇，但帛书本《周易》已言"五行"，更重要的是汉以后讲"五行"的主要是易学家，"五行"成为汉以后易学的基本内容。

中医把五行作为人体与事物的归类及相互联系的模型，体现人体的功能分类及生克乘侮、亢害承制的变化规律，并用以解释人体生理、病理现象，用以说明诊断、辨证和治疗原则。《黄帝内经》将"五行"模型与"阴阳"模型相结合，共同构成阐释生命现象和规律的理想模型。在五行模型中，五行与五脏的配属为中心，五行是个纽带，将器官（五官）、形体（五体）、情志（五志）、声音（五声）以及方位（五方）、季节（五时）、颜色（五色）、味道（五味）、生化（五化）等纳入其中，以此说明人与自然的统一性、人本身的整体性。五行的生克乘侮是事物联系、人体功能活动联系的法则。五行相生、相克说明脏腑之间资生与制约的联系，五脏中每一脏都具有生我、我生、克我、我克的生理联系，这种联系把五脏构成一个有机的整体。病理上相生代表母病及子、子病犯母的传变过程，相克代表相乘（相克太过为病）与相侮（反克为害）的传变过程。五行模型还广泛地用于诊断、治疗等方面。五行模型是中医最基本模型，它与阴阳模型互为补充、互为印证。

5. 干支模型：天干、地支同样也不是最早出现于《周易》，而是甲骨文，但汉以后易学家将干支纳入易学，从而成为象数易学的重要内容。

中医学特别重视时间，从某种意义上说，中医学就是时间医学。因此作为表示时间、历法的天干、地支，在中医学中得到了广泛的运用，从藏象、经络、脉象、证象等生理病理学说，到运气、针灸、处方、用药等诊断治疗学说，无不有对干支的运用。

总之，卦爻、阴阳、易数、五行、干支是"象"思维的子模型，从属于"象"模型的大范畴。各级"象"模型其实是同源、同质而且同构的关系，只是有的偏于表示数理（如易数河洛模型），有的偏于表示关系（如五行模型），有的偏于表示方位和时间（如八卦模型），有的偏于表示分类（如阴阳模型），把它们综合起来可称为"象"统一模型。

"象"模型是中华传统思维方式的基本模型，决定了中华文化的面貌和走向，也深深影响着中国传统医学科学的理论建构，成为中国传统科学文化的本质要素。象数模型是与象数方法紧密联系在一起的，象数方法也是《黄帝内经》建构中医理论体系的基本方法。《黄帝内经》采用取象运数的方法，创立了藏象、脉象、证象以及治则治法学说。后世如《伤寒论》《千金方》《素问》王冰注、金元四大家、孙一奎《医易绪余》、张介宾《类经图翼》、邵同珍《医易一理》、何梦瑶《医碥》、唐宗海《医易通说》等都直接或间接运用或发展了这个模型，尤其是隋唐以后，医学家自觉地引易入医，最明显的表现则是采用了卦爻、阴阳、易数、五行、干支等"象"思维模型。

二、 从"象"思维的特征看中医学的本质及其走向

(一)"象"思维的特征

"象"思维方式的特征主要表现在以下方面[1]：

1. 重整体、类比，轻个体、分析。中医不但将人本身各部分之间看成一个整体，而且将人与自然看成一个整体。这就是所谓的"人身小宇宙，宇宙大人身"。在这个理论基础上采用类比、类推的方法，将人体各部分与外界各事物融为一体。对人体各部分不做个体的、深入的分析，对人与外界事物为什么"合一"、怎样"合一"不进行具体的分析，只重视在模型范式上的归类"合一"。中医对疾病的认识也体现了这一特点。如"龋齿"，甲骨文中已有文字记载，说明"虫"是病原、病因，后来从整体上考察，认为胃热、虚火是其病因。

2. 重动态、功能，轻实体、结构。中医类比之"象"是动态、功能之"象"。中医很多概念只代表功能，不一定非有实体结构。《灵枢·阴阳系日月》说："阴阳者，有名而无形。""阴阳"已从"日月"的实体意义抽象为动态范畴，是泛指，指事物的共性，而不是指具体事物的形体。中医"脏腑"概念绝非指生理解剖意义上的实体结构，而是指功能相同、时空节律形态具有同步性、全息性的一组动态结构。"左肝右肺"绝非指肝在左边，肺在右边，而是指"左"与"肝"具有上升的阳性功能，"右"与"肺"具有下降的阴性功能。"左"与"右"的动态功能由太极象数模型的规定性所决定。

3. 重直觉、体悟，轻实证、量化。直觉体悟是中国传统的认知方法，中医对人体生理、病理的认识体现了这一特点。脏象、经络学说主要是通过直觉体悟感知的。脏腑的生理结构与人体实际解剖部位并不相同，说明不是由实证方法得出的。经络主要是循经感传的认知固化的产物。中医在诊断、辨证上更体现了这一特点。望闻问切四诊是一套由表知里的诊断方法，通过对脏器经络的功能性变化的感知，把握疾病发生病因、病变机理，

① 张其成．论中医思维及其走向［J］．中国中医基础医学杂志，1996，(4)．

与西医运用仪器直接从病变部位摄取体质方面的信息来把握病变机理的实证、量化方法有所不同。中医诊断辨证有高明与低劣、正确与错误的差异，主要取决于认知主体——医生认知、感悟能力的高低，中医尚缺乏一套具有量化规定性的诊断标准。

4. 重程式、循环，轻创造、求异。中医理论体系从本质上说是一种程式化的体系。从生理学说看，早期是从解剖实体形态出发认识脏腑的，如古文《尚书》《吕氏春秋·十二纪》《礼记·月令》均认为脾属木、肺属火、心属土、肝属金、肾属水（参见孔颖达《礼记正义疏》），而今文《尚书》和《内经》则从功能出发，确定了肝木、脾土、心火、肺金、肾水的模式，并一直沿用下来，成为中医生理的最基本框架。经络的定型同样也是程式化的产物。中医诊断、辨证也可以说是程式化的，如面部诊、寸口脉诊、尺肤诊、舌诊等，其与内脏相对应的部位排布均是依准后天八卦结构规律，笔者曾提出一维和二维的八卦全息结构模式。再如八纲辨证、六经辨证，主要是遵循阴阳模式。注重程式、模型，注重循环往复，必将导致创造性、求异性的缺乏，几千年来中医的理论基本没有突破。

总之，以象数为思维模型，以取象运数为思维方法，注重天人的整体性、全息性，注重生命的功能性、关系性、超形态性、时序性，注重认知方法的直觉、体悟、程式、循环，是中医学理论的本质。[1]

（二）中西医学思维方式的差别与优劣比较

1. 中医学与西医学思维方式的差别。关于中西医学思维方式的差别，学术界有"元气论"与"原子论"、"整体论"与"还原论"、"系统论"与"分析论"、"功能论"与"结构论"等观点，笔者认为中医学与西医学思维方式的本质差别是"模型论"与"原型论"的差别。[2] 中医学和中国传统生命科学采用的是"模型论"思维方式，即从功能模型、关系虚体出发，建构人体生命系统；西医和现代生命科学是"原型论"思维方式，即从解剖原型、物质实体出发建构人体生命系统。

---

① 张其成. 中医理论模型的特征、意义与不足 [J]. 医学与哲学，2000，(2).
② 张其成. 模型与原型：中西医的本质差别 [J]. 医学与哲学，1999，(12).

西医学采用"原型论"的思维方式，遵从"原子论"和"二元对立"的哲学传统，采用分析、实验还原的方法认识人体生命。西方传统认为原子是世界本原，有限、有形的原子构成物质及其运动，运动的根源在原子的外部，原子与原子之间是间断的、虚空的，要认识"原子"，必须采用分析、还原的方法，由此发展出17世纪以机械自然观为背景的西方近代实证科学。在对生命的认识上，由古希腊四体液学说，到19世纪30年代德国科学家发现细胞，并逐渐发展为以细胞学说为基础的近代生理学、病理学、诊断学和治疗法，直到进入当代分子生物学，医学从细胞水平进入分子水平。统观这个过程，其实都是在运用分析、实验、还原的方法，探求构成物质、生命的最基本元素、基本结构功能，这就是"原型"。西医解剖学、生理学、病理学、治疗学等均从人体"原型"出发，以阐明人体的形态结构、生理功能、病理变化、疾病治疗为目的，解剖学、生理学是西医的理论基础。西医学和现代生命科学从物质结构层面将人体生命还原成分子生物结构，并可望在近几年内提前完成人类基因组计划。可以说西医学和现代生命科学在人体生命"原型"的研究方面所取得的成就是无可替代的。

　　中医学采用的是"模型论"思维方式，遵从"元气论"和"天人合一"的哲学传统，在"象"模型支配下，采用横向、有机整合的方法认知生命。中国则形成并遵从"元气论"的传统。从《周易》、道家到中医无不讲"气"。"气"是世界本源，"气化"运动是事物发展变化的源泉，这种运动是"气"内部的相互作用。"气"是连续不断、流动有序的，是介于有形有状的粒子与无形无状的虚空的中间状态，可双向转换。中医在对待人的生命时，即从"气"入手，"气"既是生命的最小物质又是生理动态能。"气"的生命体现必然导致整体性、功能性、直觉性、程式化的方法论。"气"是中医学的最基本模型，"气"也是一种"象"。如上所述，气—阴阳—五行—象数模型是中医学的思维模型。《黄帝内经》遵循这个思维模型，一开始就没有走向机械、分析之路。《黄帝内经》将人看成一个有机的、开放的系统，而不看成一个不断分割的机体。在人体这个系统中，人体小时空对应天地大时空，对应天时、物候、方位及万事万物，这种对应是由象数模型决定的。因此人体和整个宇宙在中医看来都是很容易把握的，只要用这个模型去推测、比拟就可以了。中医所谓的"模型"与科学所谓的"模型"内涵不尽相同，科学"模型"分为思维模型与物质模型，对此笔者已另文论述。就中医学"模型"与现代科学"模型"的区别而言，主要表现在以下三方面：一是现代科学的"模型"是定量化的，包括了数学模型，能从一定的基本概念和数量关系出发进行推理和演算，对有关问题和现象作出定量的回答和解释；而中医学的"模型"是定性化的，五行并不表量而是表性，不是作为数量的依据，而是提供定性的参考性推论。二是现代科学的模型是一种纯科学模型，不包含社会政治、哲学文化等非科学因素；中医学模型则带有浓厚的人文色彩，中医模型方法包含哲学的、主观的、体悟式的方法。三是目的不同，现代科学的模型方法是以自然或人的"原型"为目的，最终是要揭示自然或人体的实体本质、物质结构及其功能、规律，关注的是"原型"；而中医学关注的是"模型"，"原型"往往服从于"模型"，"藏象"即是一种典型的模型，对藏象模型的构建成为中医人体生命科学的目的。"模型"只是现代科学、现代医学的研究手段，并不是研究的目的和思维方式，而"原型"才是其研究目的和思维方式。

2. 中西医思维方式的优劣。中医和西医在思维方式上各有优劣，主要体现在以下方面：

在生命观上，中医的优势主要体现在生命的精神层面、功能层面、整体层面、动态层面，体现在对生命复杂现象的直觉观测、灵性感悟、整体把握上。与之相比，西医则在生命的物质层面、结构层面、个体层面、静态层面，以及对生命现象的知性观测、数理分析、微观把握上占有优势。

在疾病观上，中医的优势体现在未病养生的预防观念、辨"证"求"本"的诊断方法、发掘正气潜能、自稳自组自调节的治疗原则上。西医的优势在于对病因病理病位的物质性指标的精确把握，对疾病病灶的定位、定量的准确消除上。

在医学模式上，西医主要采用生物医学模式，而中医则是一种综合性的大生态、大生命的医学模式，以五行—五脏模型而言，它既包含有文化社会的因素，又包含有自然科学的因素；既反映了人体五脏之间不可分割的复杂关系，又反映了人体内"藏"与自然万物外"象"的对应关系。自从 1977 年恩格尔（G. L. Engel）提出超越生物医学模式的生物—心理—社会医学模式，中西医都面临着如何实现医学模式转变的任务，而在这点上中医学因其比较重视整体和综合，在这个转变中有一定的优势和机遇。

在思维方法上，西医采用纵向的、机械的、还原分析的方法，导致对人的认识从器官、组织、细胞到 DNA、RNA，注重生命微观的纵深探讨，在形态、结构、细节上达到相当的高度，占有相当的优势。中医采用横向的、有机的、整合的方法，从整体、宏观、动态、联系上认知生命，这是中医的强项。

（三）中医学的未来发展

在中医的未来发展战略问题上，目前有"传统派"与"现代派"之争。笔者属于"传统派"。笔者认为，"现代派"提出的最响亮的口号"中医现代化"实际上已构成一个悖论，我称之为"中医现代化悖论"①，这个"悖论"可描述为"中医要实现不改变其非现代科学形态的现代科学化"。也就是说所谓的"现代化"在相当多的人看来就是要"现代科学化"（其实"现代化"的含义远非这么简单），而中医学是一种传统科学，不是现代科学，要"现代科学化"就是丢弃自己的特色；而不现代化，在现代科学技术面前又难以保持自己的特色。如何既保持自己的特色（传统科学形态）又实现"现代科学化"，无疑构成了一个"悖论"。自从笔者提出这一"悖论"以来，已引起业内、业外人士的较大注意，并引发了一场中医存亡世纪大论争。如何走出这个"悖论"的怪圈，的确需要我们好好研究，而首先应当解决的当然就是中医理论模型问题。

就"象"思维模型而言，我是持"修补"观点的。医易"象"模型是古人仰观天文、俯察地理、中通人事逐步摸索出来的，是对天地人（三才）运动规律的一种形象、模糊的图示，它是建立在以天道推及人道、天道即是人道（天人合一）的认识基础上的，它原本关注的是天道的动态功能。这个模型对天地包括人的运动大规律是基本适合的，它揭示了在对立面的相互作用下呈现盛衰消长、周而复始的运动变化的根本规律。中医即用它来建构五脏生命模型，应该说通过两千多年的医疗实践，五行—五脏模型

---

① 张其成．中医现代化悖论［J］．中国医药学报，1999，（1）．

还是基本能够反映人体的功能特征和生命运行规律的。《黄帝内经》采用"象"思维方式，以横向、有机、整合的方法认知生命，这无疑是生命科学的大方向，但也不能不看到中医"象"思维模型并不能完全精确地、数量化地反映人体各个脏器实体的所有生理结构功能、病理变化，不能不看到中医不重量化、不重分析的思维取向导致对生理病理的细节认识不清，诊断辨证的较大"艺术性""模糊性"，理论框架的万能化甚至僵化，造成了中医发展的缓慢，造成了中医与现代科学的隔阂。可见象数的思维方式给中医带来的正负面影响都是巨大的。

一切模型都来源于实践，随着实践的发展，模型也在流动、变化、更新之中。医易"象"模型也不例外。由于生命世界的高度复杂性，借助于一种或几种模型往往不能详尽地、精确地反映原型的结构、属性和行为。以阴阳—五行为代表的"象"模型是一个先验的、不能变更（"不易"）的模型，它好比一个一开始就设计得过于完美的大框子，后来的东西只能分门别类、按部就班去填入这个大框子。以这个模型去限定活生生的、变化莫测的人体生命原型，无疑是不完备的，也是不可能的。正确的态度应该是对这一思维模型与人体生命原型进行双向研究，抛弃错误，修正不足，逐步寻找到一种合理的、逼近原型的模型，当然这就不能不借助于多学科尤其是现代科学的新成果、新手段，这种借鉴的目的不是去验证中医、衡量中医，更不是去否定中医、改造中医，而是在更高层面上修正、补充、发展中医。

现代中医所面临的关键问题，应该是在真正认清"象"思维的前提下，继续把握宏观、整体、动态认知生命的大方向前提下，致力于研究怎样弥补微观、分析、形态方面先天不足的问题。具体地说就是继承整体性，强化分析性；继承动态功能性，强化形态结构性；继承主观性、直观性，强化客观性、逻辑性；继承求同性，强化求异性。中医的重点应放在后者，相对地说，西医的重点应放在前者。在思维方式的层面使中西医达到一种最佳配置，实现形而上意义上的中西医结合，这无疑是中医发展的走向，也是实现中医现代化的前提。

（原载于《周易研究》2002 年第 2 期）

生命的"二体三用"模型

　　"生命"，是人类普遍关注的永恒主题。一般人都认为东西方对生命的认知走的是"综合"与"分析"两条截然不同的路径。其实这只是一种浅层的、概略的看法。我认为就认知方法论而言，中国人偏向于"思维模型"的方法，西方人偏向于"物质模型"的方法。正确领悟以中医为代表的中国传统生命科学的认知方法、思维模型，对于藏象、经络、气血等理论实质的揭示，对于当今中医研究方法的理性反思以及中医发展方向的把握无疑是必要的。

一、 模型方法是生命科学的核心方法

　　起源于拉丁文 Modulus 的"模型"一词原意是样本、尺度、标准。科学意义上的"模型"是人们按照某种特定的目的而对认识对象所作的一种简化的描述，用物质或思维的形式对原型进行模拟所形成的特定样态。模型可分为物质模型与思维模型两大类。通过模型来揭示原型的形态、特征和本质的方法称为模型法。

　　物质模型是以某种程度、形式相似的模型实体去再现原型，它既可以是人工构造的（如地球仪、船模），也可以是从自然界获取的（如动物、植物标本）。物质模型是模拟实验赖以进行的物质手段。思维模型不是认识的物质手段，而是客体在人们思想中理想化、纯化的映象、摹写。思维模型是人们在头脑中创造出来的，并且运用它在思维中进行逻辑推理、数学演算和"思想实验"，可分为形象的（唯象的）模型和符号的（标志性的）模型，前者是以理想的或想象的形态去近似地反映客体的一种思想形式，后者是借助于专门的符号、线条等，并按一定的形式组合起来去描述客体。如经典力学中的质点模型、经典物理学中的以太模型、由元素符号和线条

组成的化学结构式等都属于思维模型①。

模型方法是现代科学的核心方法②，当然也是生命科学的核心方法。

现代西方生命科学主要采用物质形式的模型，如动物模型以模型（动物）和原型（人）之间的生理过程、病理过程、心理过程的某些相似为基础进行模拟。因为对人的实验研究往往受到主客观条件的限制，不能在精神和肉体上给人带来痛苦，不能在伦理道德上给人带来任何损害，所以需要用动物作为模型。动物模型采用实验的方法。

中国传统生命科学从《内经》开始就采用思维形式的模型法（而不采用物质模型法），其思维模型主要有：阴阳模型、五行模型、河洛卦象数理模型，我曾将它们统称为"太极象数模型"③，如从思维特征上考虑，也可称之为"二三模型"。

当然，不可否认现代生命科学也大量采用思维模型法。如 DNA 的双螺旋结构由两条脱氧核糖链以及连接它的、使之处于双螺旋功能的稳定结构的碱基键组成。不过现代生命科学与中国传统生命科学采用的思维模型有较大区别，主要表现在：现代生命科学思维模型是定量化的，包括了数学模型，能从一定的基本概念和数量关系出发进行推理和演算，对有关问题和现象作出定量的回答和解释；而传统生命科学思维模型是定性化的，"二三"象数并不表量，而是表性，虽然也能进行简单的运算，但不是作为严格的量的依据，而是提供定性的参考性推论。

二、 作为思维模型意义上的"二"与"三"

当前学术界有一场关于"一分为二"还是"一分为三"的论争。主张前者举出黑白、上下、正负、好坏、明暗、左右、大小、敌我等例证，主张后者举出黑灰白、上中下、正零负、好中坏、明灰暗、左中右、大中小、敌我友等例证，似乎双方都有道理。也有学者认为，一分为二是事物性质（特别是最终性质）层次的哲学分析，一分为三是事物存在状态层次的哲学

---

① 高达声. 略论模型法 [J]. 哲学研究, 1981, (7): 38~45.
② 孙小礼. 模型——现代科学的核心方法 [J]. 哲学研究, 1993, (2): 20~26.
③ 张其成. 论中医思维及其走向 [J]. 中国中医基础医学杂志, 1996, (4): 10~12.

分析①。这只是从结构分类学层面上理解"二"与"三",其意义并不大。因为对自然万物尤其是人体生命这样十分复杂的现象,既可作"二""三"的分类,又可作"四""五"等多种多样的分类,只要观察对象不同、角度不同,那么分出的类数自然也不同。当然从事物性质和存在方式看,"一分为二"和"一分为三"都有其合理性,也都有其不足之处。

"二"与"三"的真正意义并不体现在结构分类学上,而是凸现在思维模型层面。我认为可做以下分析:

(1)"二"表述的是一种二元对立的思维模型,是西方科学文化的主流;"三"表述的是一种三元圆通的思维模型,是中国科学文化的主流。

(2)"二"是两极、两面、对立、冲突,"三"是中介、关系、和合、圆融。

(3)"二"为体,"三"为用。

(4)"五"的基数是"三","五"是"二三"相合的最理想模型。

三、"二体三用"的中医生命模型

以阴阳五行为代表的二体三用模型是我国传统建构人体生命结构、运动的基本模型。中医藏象、经络、气血等从本质上说就是对"二体三用"模型的运用,因而它们本身就是一种思维模型。

(一)藏象模型

考察藏象模型形成以前古人对人体生命的论述可以发现,在《内经》以前的古文《尚书》《吕氏春秋·十二纪》中对五脏配属五行的方法与《内经》完全不同,具体配法是:脾为木、肺为火、心为土、肝为金、肾为水(孔颖达《礼记正义疏》),依五行方位原则,脾在左(东)、肺在上(南)、心在中央、肝在右(西)、肾在下(北),可见这是从五脏解剖的实际位置出发的,也就是说,最早对生命的认识采用的是"原型",而不是"思维模型"。这一点在《内经》的一些早期篇章中也有反映,如《灵枢·经水》记

---

① 艾丰. 中介论 [M]. 昆明:云南人民出版社, 1996.2.

载："若夫八尺之士，皮肉在此，外可度量切循而得之，其死可解剖而视之。"为什么后来要改用"二体三用"的藏象模型呢？从根本上说，建构模型是出于认识生命复杂现象的需要。对从外部度量和从内部解剖所了解到的躯干、头、四肢、五官以及肝、心、脾、肺、肾、胆、胃、肠、膀胱等脏器实体，首先是因为其复杂而觉得迷惑，随着实践和认识的深入，需要将那些本质上相似的脏器实体合为一类，需要化繁为简、化难为易，使复杂的现象有可能通过比较简单的模型来认知。

有人认为脏器实体是原型，藏府是模型，是脏器的模拟物。古代医家不自觉地、无意识地、自发地、身不由己地通向一个思维模型①。认为脏腑是模型，这是很有见地的（按中医习惯说法，称"藏象"为模型更合理），但认为这种模型的建构是无意识的自发行为则值得商榷。我认为从"原型"转化为思维模型，是中国人的思维偏向与早熟的"二三思维模型"共同作用的必然结果。

中国人早期就有一种注重动态功能、轻视实体结构的思维偏向②。在医疗实践中，发现有的脏器虽然形状不同、结构上没有联系，但却有相同的功能或性质，于是就将它们归为一类。如心脏跳动，脉搏也跳动，而从舌头和面色上又可反映心的情况，故将它们归为一类。

因为阴阳、五行、八卦这类"二三模型"至迟在西周末年就已大体形成，所以对脏器的归类就可以借助这类模型，这是一种自觉的而不是自发的行为。首先按功能将脏器分为两类，一类为阳，共有六腑；一类为阴，共有五脏。然后又将脏器分为五类，以木火土金水五行的功能为标准，称为五脏，又包含了六腑及其他组织器官甚至宇宙各类事物。最终建构起"五脏"模型。原来的脏器"原型"如果与这个功能模型不相符，那么宁愿改变"原型"也要适合这个思维模型。如"左肝右肺"，从实体脏器看应该是右肝，但从功能上看，肝主升、肺主降，更重要的是在后天八卦的模型中，木在左、金在右，所以为了适应这个模型则提出"左肝右肺"说③。

① 杨学鹏. 藏府辨析［J］. 中国中医基础医学杂志，1995，（1）：22.
② 张其成. 易学象数思维与中华文化走向［J］. 哲学研究，1996，（3）：65～73.
③ 张其成. 从易学象数模式看中医理论实质［J］. 南京中医学院学报，1994，（6）：1～3.

中医文化与国学复兴

（二）经络模型

从经络学说形成发展的过程中可以明显地看出，"二三模型"起到了决定性作用。

在汉代初年，经脉还只是十一条，这十一条经脉并不是以"阴阳"的对称概念命名，而到了《内经》成书之时，经脉就发展为十二条，而且是以对称的"三阴三阳"命名。这一点从 1973 年长沙马王堆出土的汉墓帛书《阴阳十一脉灸经》《足臂十一脉灸经》中可以找到佐证。这上面记载的十一脉是：钜阳脉、少阳脉、阳明脉、肩脉、耳脉、齿脉、钜阴脉、厥阴脉、少阴脉、臂钜阴脉、臂少阴脉。无"手""足"冠词，足三阴三阳完备，而手三阴三阳缺一，命名没有采用"三阳"名称，手三阴中缺"厥阴"脉，手三阳不以钜阳、少阳、阳明命名。到了《素问·热论》，提到三阴三阳六经，而在《灵枢·经脉》等篇中才有了十二经脉及其与脏腑配合的完整记载。

从汉墓帛书到《素问·热论》《灵枢·经脉》，不过一二百年的历史（甚至更短），是不是其间在医疗实践中发现了一条"手厥阴"脉？我认为不然。"手厥阴"脉的增加以及手三阳脉的命名完全是遵循这种阴阳对称的"二三模型"，而且很可能是受到易卦六爻的启发[1]。

此外，中医诊断辨证、治则治法均与"二三模型"有密切关系[2]。

"二三模型"从形状上看是一种圆形结构。圆形结构不仅是藏象、经络的形态模型，而且也是气血津液的运行模型、丹道气功的炼养模型。它是传统生命科学的精髓所在，也是中国哲学的智慧结晶，我将它称为"开放的圆形"理论[3]。

四、 对"二三"生命模型的反思

"二三"生命模型是中国两千年以前建构而成的，几乎与此同时，古希腊亚里士多德发现了物理力学思维模型，但并没有成功，最终为伽利略、

① 张其成. 从易学象数模式看中医理论实质 [J]. 南京中医学院学报，1994，(6)：1～3.
② 张其成. 从易学象数模式看中医理论实质 [J]. 南京中医学院学报，1994，(6)：1～3.
③ 张其成. 开放的圆. 亚洲医药，1996，(增刊)：1～4

牛顿的经典力学模型所代替。而中国的"二三模型"至今仍在中医的医疗实践中广泛应用,这不能不说是一个奇迹。当然对此也需要进行一番冷静的反思。

1. 实验实证的方法是否适合于研究中医生命模型?

综上所述,中医对生命的认知经过了从实体解剖到理论构架、从"原型"到"思维模型"的发展过程,最终采用"思维模型"的方法建立了藏象模型、经络模型、气血模型。

模型不等于原型,模型是建立在事物之间的统一性、相似性基础之上的,是人类思维的科学抽象和理论概括的反映。模型要求真实性与简单性相统一,因而不能企求模型毫无遗漏地完全去反映客体,而只能是在某种近似程度上去反映客体。如藏象模型不可能反映出脏器的所有属性。又因为"二三模型"更偏向于强调动能属性的统一性、相似性(这一点与西方思维模型有所不同),因而藏象、经络在形体结构方面必有它的不足之处。

现代中医研究大力提倡采用现代科学的研究方法,这本来无可厚非。可是如果以西医的标准来衡量中医,以现代科学实验、实证的方法来验证、比照藏象、经络理论,那么不言而喻是行不通的。道理很简单,藏象、经络理论本来就不是以实验实证的方法建立起来的。如果认为中医的藏象与西医的内脏不符合就认为中医不科学或是伪科学,那么这种态度本身就不是科学态度,因为它混淆了中西医认知脏器的不同方法论基础。事实上西医解剖学的内脏只不过是一种物质原型,并不能从中反映出功能和属性;而中医的五脏作为一种思维模型却能形象地、大致地反映脏器的功能特征,不能拿研究"原型"的办法来研究"思维模型"。

我们再来看一看被列入国家"攀登计划"的"经络研究"项目。如果此项研究立足于采用现代科技手段去求证、寻找十二经络的物质基础,那么可能已步入了一个误区。十二经络的建构只是一种思维模型,如果认定这种思维模型就是原型,那么又何异于按图索骥?照此下去,金凤汉式的悲剧难免不再重演。

2. "二三"生命模型能不能完全替代人体生理病理模型?

我们说藏象、经络的"二三模型"可以基本反映脏器实体的功能特征,并不是说它就完全等同于人体的生理病理模型。

一切模型都来源于实践，随着实践的发展，模型也在流动、变化、更新之中。由于生命世界的高度复杂性，借助于一种或几种模型往往不能详尽地、精确地反映原型的结构、属性和行为。

　　"二三"象数模型是古人仰观天文、俯察地理、中通人事逐步摸索出来的，是对天地人运动规律的形象、模糊的模拟。它揭示天地人在对立面（"二"）的相互作用下（"三"）呈现盛衰消长、周而复始的运动变化的基本规律。但如果以为这个模型就是万能的，就可以阐释人体的生理结构、病理变化，只要研究这个"二三模型"就可以推测甚至替代研究人体结构功能模型，则同样步入了另一个危险的误区。

　　"二三模型"是一个先验的、不能变更（"不易"）的模型，它好比一个一开始就设计得过于完美的大框子，后来的东西只能分门别类、按部就班去填补这个大框子。以这个模型去限定活生生的、变化莫测的人体生命，无异于缘木求鱼。正确的态度应该是对"二三"思维模型与人体生命模型进行双向研究，抛弃错误，修正不足，逐步寻找到一种合理的、使两者趋于一致的模型。当然，这就不能不借助于多学科的尤其是现代科学的新成果、新手段，这种借鉴的目的不是去验证、衡量、否定中医，而是在更高层面上修正、补充、发展中医。

（原载于《北京中医药大学学报》1997 年第 1 期）

"气—阴阳—五行"模型的科学阐释

　　中医学理论的本质问题之一应该是中医学理论的建构方法问题，而理论方法的核心又集中在方法模型的选择上。笔者认为中医采用虚性的"思维模型"的方法，西医采用实性的"物质模型"（亦称"原理"）的方法，这正是中西医的本质差别之所在①，关于中医的理论模型，笔者称之为"二体三用模型"或"太极象数模型"②，并认为中医理论模型具有超形态性、功能性、整体全息性、模糊性等特征③。上述观点提出后，曾引起过争论。本文拟从系统科学、科学、复杂性科学角度对这一模型做进一步的阐释。

一、"气—阴阳—五行"模型是超形态的功能模型

　　"气—阴阳—五行"不仅是中医学重要的概念范畴，而且是中医学最基本的思维模式。中医采用这一模型建构了自己的生理—病理—诊断—治疗的理论体系，从本质上说，"气—阴阳—五行"模型是一种非实体的虚性思维模型。如"气"字甲骨文已经出现，原指气体状态的存在物，如云气、水蒸气、烟气以及风等。"气"有两种状态：一种是凝聚的、有形的形态，分散、细小的气凝聚为看得见摸得着的实体；一种是弥散的、无形的状态，分散、细小的气由于不停地运动弥散而看不见摸不着。到西周时期，"气"已从表示有形可感的实物转变为无形的抽象概念。有形的气习惯上称为"形"，无形的气习惯上称为"气"。"气"具有超形态性，气非形体但却是形体之本。"阴阳"原本是指阳光照射不到的地方与照射得到的地方，后指相互对待的两个实体，如日月、天地、水火、血气、魂魄、男女等。到西

　　① 张其成. 模型与原型：中西医的本质区别 [J]. 医学与哲学，1999, 20 (12)：25—27.
　　② 张其成. 生命的"二体三用"模型 [J]. 北京中医药大学学报，1997, 20 (1)：24—27.
　　③ 张其成. 中医理论模型的特征、意义与不足 [J]. 医学与哲学，2000, 21 (2)：45—47.

周时期，"阴阳"指无形的二"气"，初步具有了哲学意味，是抽象的，无形的。"五行"早期指"五材"，即木、火、土、金、水五种基本物质、材料，后指与这五种质料有关的五种属性，已超越了实体形态。按照这一模型，中医建立的五脏并不是人体解剖形态上的肝、心、脾、肺、肾五个形态脏器，而是具有五种相关功能的多个脏器的组合，这样组合起来的"五脏"显然是超形态的。

　　"气—阴阳—五行"作为一种虚性思维模型，已从物质实体转变为功能实在。虽然"气""阴阳""五行"最早都表示特定的物质实体，但当其一旦成为一种思维模型，一旦成为一个哲学范畴，并被中医广泛运用时，就不再是指有形态结构的物质、实体，而是指超越形体的功能和属性。如在先秦哲学典籍和《内经》医学中，"气"的主要功能是：气是天地万物的本原，是生命的基本条件，是天地万物感应的中介。"阴阳"从单纯指背阴、向阳的实体转变为两种相反、相对的功能属性：凡具有推动、温煦、兴奋、发散、上升的功能，则属于"阳"；凡具有静止、寒冷、抑制、凝聚、下降的功能，则属于"阴"。"五行"从五种实体的元素材料转变为五种基本功能属性，即润下（水）、炎上（火）、曲直（木）、从革（金）、稼穑（土）"五性"，这是《尚书·洪范》首次规定的。后世对五行的解释基本上没有偏离《洪范》的这种属性规定。"五性"又演变为"五类"，即木、火、土、金、水五种分类原则。《吕氏春秋·十二纪》《礼记·月令》等开始以五行为原则类分时令、祭祀、藏象、音律、方位等万事万物，这样一来，原本十分复杂、难以计量的事物一下子简单明晰了。《内经》建立的五藏系统，是五行模型作用的结果，表示人体生命五类功能体系。

（一）"气—阴阳—五行"模型是关系性模型

　　"气—阴阳—五行"表示的是关系实在，属于关系性思维，其特征为注重事物与事物之间的关系、注重事物内部部分与部分的关系超过了注重事物的形体及事物的内在构造。如"气"往往表示联系万事万物、联系每一物体内部各部分的中介。物体与物体之间、每一个物体内部都充满了气，在气的作用下，万物相互感应，相互融合，才成为一个合一的大整体，每一个事物才成为一个内部互有关联的整体。"阴阳"也是一种关系，阴阳的关系有：阴阳互根，阴阳互动，阴阳消息，阴阳交感，阴阳互制，阴阳争扰，阴阳转化，阴阳胜复等。"五行"更是一种关系模型，五行之间的关系主要有五行生克、五行乘侮、五行胜复、五行制化等。笔者认为，与西方的"四行"（水、火、土、气）、印度的"四大"（地、水、火、风）相比，"五行"更为高明，也流传更久，其根本原因就在于五行具有关系性特征。

（二）"气—阴阳—五行"模型是相对性模型

"气—阴阳—五行"模型是一个相对性模型。如"阴阳"是相对的，不是绝对的，其具体表现为，一是"阴阳"要随着比较标准的改变而改变。阴阳是通过比较而确定的，单一方面无法定阴阳，没有比较标准也不能定阴阳，比较的标准不同，做出的阴阳判断也不同，如以 0℃水为标准，则－1℃水是阴，1℃水是阳；如以 10℃水为标准，则 1℃水为阴，11℃水为阳。二是阴阳要随着关系的改变而改变。阴阳并不是实体，也不是事物所固有的本质，阴阳表示的是事物之间的关系。如在男与女这组关系中，男是阳，女是阴；而在父母与子女这组关系中，母（女）则为阳，子（男）则为阴。三是阴中有阳、阳中有阴。因为阴阳是层层可分的，阴阳中复有阴阳。如昼为阳、夜为阴；昼中上午为阳（阳中之阳）、下午为阴（阳中之阴），夜中前半夜为阴（阴中之阴）、后半夜为阳（阴中之阳）。再如"五行"，同样要随比较标准的改变、关系的改变而改变，同样也有各行又兼含有"五行"的现象。至于"气"的相对性则表现在其动态性上，哲学意义上的"气"已与"形"分立，"形"是有形的、静态的，"气"则是无形的、动态的。"气"具有运动不息、变化不止、连续不断的特性。气的运动称为气机，气机必然产生各种变化，从而化生天地万物，称为气化。气化学说经历了精气与元气两个发展阶段。气无形质而可以渗透、贯穿到一切有形质的事物之中，无处不入，无时不入；同时气又可以吸收其他事物的成分而组成各种各样的气，如阳气、阴气、天气、地气、风气、云气等。

（三）"气—阴阳—五行"模型是互换性模型

"气—阴阳—五行"是一个三级合一的思维模型，三者之间具有互换性。从气的角度看，阴阳是二气，五行是五气；从阴阳角度看，气是阴阳的未分状态，五行是阴阳的分化状态。"气—阴阳—五行"是一个逐渐生成和分化的过程，是三个不同的层次。气生阴阳，阴阳生五行。《周易·系辞传》说："易有太极，是生两仪，两仪生四象，四象生八卦。"太极（气）生两仪（阴阳）为第一级划分，阴阳生四象（太阳、太阴、少阳、少阴）为第二级划分，四象生八卦为第三级划分。《内经》根据人体的实际情况对阴阳做了有限的划分，其中"三阴三阳"是中医的发明。从某种意义上说，五行也是由阴阳所化生，五行为两对阴阳（火与水、金与木）加上中"土"，这个中"土"就是"阴阳"之间的关系中介。

二、"气—阴阳—五行"模型与系统科学部分原理吻合

系统科学是探索系统的存在方式和运动变化规律的学问。系统科学所研究的系统指由相互联系、相互作用的若干要素构成的有特定功能的统一的整体。从 20 世纪 40 年代以后，系统论、信息论、控制论（老三论）等系统理论逐步形成和完善。随后，耗散结构论、协同学、突变论、超循环理论、生命系统论等非平衡自组织理论也逐步发展起来。"气—阴阳—五行"模型就是研究人体这个复杂系统的产物，是古人认知人体系统的智慧结晶。它符合系统科学的基本原则。

（一）整体性原则

该原则基于要素对系统的非加和性关系，即整体大于部分之和。当要素之间存在相干性、协同性时，会有新质的突现。这个新质不是单个要素所具有的，而是系统整体才具有的。五行—五脏系统从整体出发，立足于整体来分析部分以及部分之间（脏与脏、脏与腑等）的关系，通过对部分的分析而达到对整体的理解，因而五脏是不可分割的，五脏之间彼此联系才突现生命功能的新质。不仅如此，五脏还与时间、空间等体外信息相互对应，构成一个内外沟通的有机整体。

（二）动态原则

这是系统科学方法的历时性原则。系统方法将系统看成动态的"活系

统"，五脏学说即符合这种动态原则，它的最大特点就是把人看成动态的"活系统"，五脏之间的生克制化维持人的动态平衡。五脏之间的乘侮逆行打破人的动态平衡，中医就是调整五脏模型，使之从不平衡到相对平衡。

（三）最优化原则

最优化原则即整体化原则，它要求在研究解决问题时，统筹兼顾，大力协同，多中择优，采用时间、空间、程序、主体、客观等重要的峰值佳点，进行整体优化和系统筛选。五行—五脏模型可以说就是最优化的结果，为什么不把人的功能结构系统分为六脏、七脏？为什么最终选定五行模型？这固然有文化观念的因素，但也是古人在经过理性选择、临床验证之后的最优化选择。

（四）模型化原则

系统科学的方法需要把真实系统模型化，即把真实系统抽象为模型。五行—五脏系统即是把人体的真实系统抽象化的模型。模型化原则要求模型的形式和尺度符合人的需要和可能，适合人的选择。对于人体生命的复杂系统，则需要在系统分析的基础上，适当地采用模糊方法加以简化和理想化。五脏模型即是对人体功能的简化和理想化的产物。

三、 "气—阴阳—五行"模型与复杂性科学部分原理相吻合

20世纪以量子力学和相对论为标志的物理学革命，特别是90年代以来计算机作为研究手段的广泛运用以及与理论、实验手段相结合，促成了"复杂性科学"的建立。复杂性科学是研究复杂性—非线性问题的科学。近20年来复杂性科学在探求非线性现象的普遍规律、发展处理它们的普适方法方面取得了明显的成就。人体生命系统是一个复杂系统，存在不确定、不可数、不可计算、不可预言的现象，中医学在研究和分析这些现象时，采用了十分巧妙的方法。可以说中医学说与复杂性科学的开放性、自相似性、自组织性原理有一定对应相通之处。

（一）开放性

复杂系统本身及其子系统与周围的环境有物质的交换、能量的交换和信息的转换。中医"气"模型就是一个人体内环境与外环境交换物质、能量、信息的模型。"阴阳—五行"模型从表面上看是封闭的，其实不然，因为阴阳五行实际上就是"阴阳二气"和"五行五气"，包含了人体内外环境物质、能量、信息的交换。

（二）自相似性

"气—阴阳—五行"模型是一个简单的模型，中医以这个简单模型来模拟复杂的非线性现象。非线性研究、混沌研究的目的恰恰就是为了寻求复杂现象的简单根据，是使复杂的事物变得简单，使无序变有序，这就需要建构简单模型。虽是简单模型，却包含着无穷的内在层次，层次之间存在着"自相似性"。"气—阴阳—五行"模型是中医认识人体生命活动比较理想的简单模型，整个模型可分为很多内在层次，"气—阴阳—五行"是三个层次，三者各自又有不同层次，如五行—五脏模型中肝、心、脾、肺、肾是一个层次，胆、小肠、胃、大肠、膀胱是一个层次，目、舌、口、鼻、耳是一个层次……另外，每一脏又包藏五脏（五脏互藏），如肝中又有肝、心、脾、肺、肾……各层次之间存在自相似或不尽相似性。

（三）自组织性

所谓"自组织"就是系统自行产生组织性的行为。自组织理论是比利时科学家普里高津（Ilya Prigogine）提出的，又称耗散结构论，该理论认为，一个远离平衡态的开放系统，当某个参量的变化达到一定的阈值时，通过涨落，有可能发生突变，即由原来的无序状态转变为一种空间、时间或功能上的有序状态。这种非平衡系统由无序到有序的自我组织行为叫自组织现象，这种稳定有序状态的宏观结构叫耗散结构。要产生这种稳定的有序结构（耗散结构）需要一个远离平衡态的系统从外界吸收负熵流，还需要系统内部各个要素之间存在非线性的相互作用。中医"气—阴阳—五行"模型不是一个静止的模型，而是一个动力模型，总体上呈现动态均势。

就"阴阳"模型而言，阴阳就是调节，"阴"可理解为自组织趋向稳态的调节，"阳"可理解为自组织趋向适应的调节。"阴阳"概括了以整体性稳态和主体性适应为目标、稳态适应性自组织调节为动力的"目标动力系统"。[1] 就"五行"模型而言，五行生克意味着五脏形成一个自我调节网络，五脏通过五行生克维持动态平衡，维持一种稳态，这个稳态就是人体自身追求的目标——健康。[2] 笔者认为，"气—阴阳—五行"模型从表面上看是一个平衡稳态系统，而不具备远离平衡态的特点，其实不然，这一模型总体上呈现出由非平衡态调节为相对平衡态的特征。中医认为人之五脏之气，与天地之气相合、相应，天地之气有正有邪，人如果吸收天地之正气，则五脏出现正常的生克制化，从而达到动态平衡；人如果吸收天地之邪气，人体内之正气不足以抵御邪气，则会出现乘侮的反常变化，从而导致生克制化的失衡，人就会得病。人体五脏是一个开放系统，天地之正气好比是负熵，天地之邪气好比是熵，人体不断吸收正气负熵，才能使五脏生克产生自组织行为，使人体无序的病理状态向有序的健康状态转化，从而产生动态平衡的有序结构（耗散结构）。因而，五行—五脏的生克制化实际上是一种自组织行为。

四、"气—阴阳—五行"模型的不足

（一）"气—阴阳—五行"模型不是定量模型

现代科学的"模型"是定量化的，包括数学模型，能从一定的基本概念和数量关系出发进行推理和演算，对有关问题和现象做出定量的回答和解释。按照钱学森的观点，研究复杂性巨系统，要打破"还原论"的方法，建立"从定性到定量的综合集成方法"；"气—阴阳—五行"模型采用的虽然不是还原论的方法，而是定性方法，但毕竟不能定量，不能作为数量的依据，而只能提供定性的参考性推论。

① 陆广莘. 中医学之道［M］. 北京：人民卫生出版社，2001.375.
② 杨学鹏. 阴阳五行［M］. 北京：科学出版社，1998.372.

中医文化与国学复兴

（二）"气—阴阳—五行"模型各层次之间关系不足

按照复杂性科学原理，复杂系统包括的子系统可多达成千上万，种类繁多的子系统之间有交互作用。而"气—阴阳—五行"模型只有三个子系统。虽然"五行"子系统还可以分为五五二十五个子系统，但毕竟是有限的。就五行关系而言，中医学也只提出相生、相克、相乘、相侮等有限的几种，实际上至少还有反生、反克、自生、自克、生变克、克变生、生中有克、克中有生等关系。历代医家已经意识到五行关系的不足，并在临床实践中提出了不少有创见的理论加以补充和修改。如君火相火论、乙癸同源论、五脏之脾胃论、金水相生论、脾胃心肾滋化论、肝脾相助论、五脏互藏论等。

（三）"气—阴阳—五行"模型带有主观臆测的色彩

现代科学的模型是一种纯自然科学模型，不包含社会政治、哲学文化等非自然科学因素；中医学模型却带有浓厚的人文色彩，中医模型方法包含哲学的、主观的、体悟式的方法。笔者曾提出中医学是一种功能的、代数的、生成的"模型论"科学，西医学是一种实体的、几何的、结构的"原型论"科学。[①] 中医学的"气""阴阳""五行"等概念不是纯粹的自然科学概念，还包含特定的人文科学内涵，具有自然科学和人文科学双重属性。"气—阴阳—五行"模型一方面来源于古人对生命现象的观察实践，另一方面又受到中国传统思维模式的制约。中医有一个著名的命题——"医者，意也"，说明中医理论和实践带有主观臆测的特色，它来源于客观又高于客观，它是对客观的整合与提高，含有较浓厚的人文色彩。当时人们还不可能认识到几千年后才探明的生物学"物质结构"，因而不可能从细胞、分子、基因层面建构中医学概念，而如今中医基础研究却要由此出发揭示它们的生物学基础。几千年来，这种以寻找"物质基础"为目的，以客观化、规范化、定量化为要求，以实证、实验为手段的研究，虽然取得了不少成果，然而不得不承认，不少成果之间相互矛盾、相互排斥，有的以偏

① 张其成. 中医现代化悖论［J］. 中国医药学报，1999，14（1）：4—8.

概全、挂一漏万。这种尴尬局面的形成，我认为其根本原因就在于没有认清中医学概念及其模型的实质。

"气—阴阳—五行"模型固然在解说生命、宇宙方面有合理的内涵，然而一切模型都含有非理性的因素，作为古代一种思维模型，在认识宇宙生命时，往往有很多非理性的、机械的照搬和推想，从而与原型产生一定的距离。笔者认为"气—阴阳—五行"从本质上说，只是古人认识宇宙生命非线性现象的简单而有效的思维模型，其中还有一些主观臆测的因素，还不够完善，需要在实践中进一步整合、提升。因为一切模型都来源于实践，随着实践的发展，模型也在流动、变化、更新之中。由于生命世界的高度复杂性，借助于一种或几种模型往往不能详尽地、精确地反映原型的结构、属性和行为。

（根据作者 2002 年在"中医药博士论坛——中医药的继承、创新与发展"上的发言整理而成，修改发表于《中国医药学报》2003 年第 5 期）

中医理论模型的特征、意义与不足

一、 中医理论模型的特征

（一）功能性

一是精神意识类功能，即五脏藏神说，心藏神、肝藏魂、脾藏意、肺藏魄、肾藏志，此外还有五脏五情说，即心主喜、肝主怒、脾主思、肺主悲、肾主恐。

二是五脏类功能，五脏皆有气，五脏之气，周流于身，升降出入，互换互动，是维持生命的基本形式。此外，如肺宣发卫气，肾主纳气。又如心肺在上，推行营卫之气，宣发敷布于外；肝肾居下，强筋壮骨，培元益气于内。从病理上看，五脏六腑气化太过不及、升降不顺，虚实反作，会出现气虚、气实、气郁、气结、气逆、气陷、气脱等临床状态，从而大大丰富了脏腑的功能属性。

三是关系类功能，主要表现在五脏之间的联系、五脏与六腑之间的联系、五脏与其他机体组织的联系等方面。如五脏之间的生克制化关系，肝与胆、心与小肠、脾与胃、肺与大肠、肾与膀胱的表里关系，五脏与五官（目、舌、口、鼻、耳）、五体（筋、脉、肌、皮、骨）、五华（爪、面、唇、毛、发）等的关系。

（二）超形态性

中医学模型往往超越了实体形态，如五脏并不是人体解剖形态上的肝、心、脾、肺、肾五个脏器。其实中医五脏学说经过了从形态到超形态的转变过程，早期医学家们从解剖实体出发，发现了心主血脉、肝藏血、肺主气、脾主运化、胃受纳水谷、肾藏精主水等功能，随着功能性原则的逐步上升，一些非实体性、超形态性功能也逐渐被揭示，在五行模型作用下，多个脏器的相关功能被组合在一起，而同一个脏器的功能则被分离出去，最终分别组合为五类，称为"五脏"。这样组合起来的"五脏"显然是超形态的。然而目前不少教科书上仍称脏腑既是解剖器官又是功能单位，笔者认为这是不准确的，实际上这是说脏腑既是有形的，又是无形的，中医学的脏腑固然是有形态结构和物质基础的，但它分散在多个器官、多个系统之中，换言之，以物质基础为特征的脏器与五脏六腑并不是一一对应的关系，某一藏象的生理和病理功能往往是多个解剖脏器的生理和病理功能的汇合，在形态实体中，找不出任何一个解剖脏器的功能与中医学的脏腑功能完全相同。中医学的五脏是多个解剖脏器五大类功能的组合，已不再是解剖器官，而是超形态的功能单位。

（三）整体全息性

中医的理论模型具有整体性、全息性，仅以藏象学说为例，五脏的整体性表现为两方面，一是五脏一体，二是人天一体。五脏一体，表现在心为君主，分有次第；脏腑相关，表里配属；藏泻相因，相反相成；开阖有度，启闭适时；经脉络属，循环流注；神形相涉，紧密联系①。五脏是一个有机的整体，不可分割。因而在研究时，那种将五脏分割开来进行分析，试图寻找各脏的实体形态、物质基础的做法，是不符合五脏特性的。人天一体，表现在藏象与自然、与外在环境的有机联系上，人与自然按五行模型一一对应，五脏之气的升降潜藏与五时之气的阴阳消长互通，五脏之气的虚实强弱盛衰变化与四时气候变化、昼夜阴阳消长互动，此外，藏象发病与区域环境、地理位置、风俗习惯等都有密切关系。

（四）时序性

五脏模型具有很强的时序性、过程性。与空间结构相比，五脏更强调时间结构。依据五行空间方位规定，五脏的空间部位是心（火）上，肾（水）下，肝（木）左，肺（金）右，脾（土）中央，这种空间排列显然

① 王琦．中医藏象学［M］．北京：人民卫生出版社，1997，53～57.

不是人体解剖生理学上的脏器排列。实际上这种排列是一种时序性排列。《黄帝内经》早就提出"四时五脏阴阳"一词（见《素问·经脉别论》），五脏功能系统实际上反映了自然界四时阴阳消长变化的时间节律，五脏与四时阴阳的相通、相应是《黄帝内经》的最基本观点，《素问》和《灵枢》一百六十二篇中至少有十二篇系统论述了这一观点。

（五）模糊性

就五脏模型而言，其实际上是一种气化模型，五脏的本质是五脏之"气"。"气"的一大特点是连续性，"气"不像西方哲学和科学中的"原子"，"原子"之间是有间隙的，而"气"则是连续、无间隙的，当然五脏之气主要指五脏的功能。功能的五脏之间也是没有间隙的。五脏之间不仅有生克制化的关系，而且彼此之间有的功能可以相互补充，相互影响，往往难以断然分开。中医藏象与西医脏器在这一点上是不同的，西医的脏器是具体的可以测量的，脏器之间是可以分隔的，脏器之间的连接是清晰的。而中医的藏象则是超形态的，其功能系统虽也有各自的规定，但不乏互补交叉，其边界具有模糊性。如心主血，肝藏血，在生理上是相互协调、相互为用的。心主血，藏神；脾统血，为气血生化之源，二者在血液的生成与运行以及神志活动方面有密切关系。肝主疏泄，脾主运化；肝主藏血，脾主生血统血；肝主调一身之气机，脾为一身气机升降之枢纽，可见肝与脾互相影响、互相补充。脾主运化水谷和水湿，肺主通调水道；脾为生气之源，肺为主气之枢，在宗气的生成、水液代谢方面，肺与脾相互协作。

二、 中医理论模型的意义

中医模型思维与系统科学、非线性科学的某些原理有一定对应相通之处。五行—五脏模型基本符合系统科学的整体性原则、动态原则、最优化原则、模型化原则。五脏模型是一个简单的模型，中医以这个简单模型来模拟复杂的非线性现象。非线性研究、混沌研究的目的恰恰就是为了寻求复杂现象的简单根据，使复杂的事物变得简单，使无序变有序，这就需要建构简单模型。一个理想的模型包含着无穷的内在层次，层次之间存在着"自相似性"。五脏模型是中医认识人体生命活动比较理想的简单模型，这个模型可分为很多内在层次，如肝、心、脾、肺、肾是一个层次，胆、小肠、胃、大肠、膀胱是一个层次，目、舌、口、鼻、耳是一个层次……另外，每一脏又包藏五脏（五脏互藏），如肝中又有肝、心、脾、肺、肾……各层次之间存在自相似性或不尽相似性。

五脏模型与自组织原理有某些相通之处。所谓"自组织"就是系统自行产生组织性的行为。一个远离平衡态的开放系统，当某个参量的变化达到一定的阈值时，通过涨落，有可能发生突变，即由原来的无序状态转变为一种在空间、时间或功能上的有序状态。这种非平衡系统由无序到有序的自我组织行为叫自组织现象，这种稳定有序状态的宏观结构叫耗散结构。要产生这种稳定的有序结构（耗散结构），需要一个远离平衡态的系统从外界吸收负熵流，还需要系统内部各个要素之间存在非线性的相互作用[1]。有学者认为，五行生克意味着五脏形成一个自我调节网络，五行生克是一种自组织行为，五脏通过五行生克维持动态平衡，维持一种稳态，这个稳态就是人体自身追求的目标——健康[2]。也有学者认为，阴阳就是调节，生命活动就取决于阴阳自和的稳态适应性自组织调节，"阴"可理解为自组织持向稳态的调节，"阳"可理解为自组织持向适应的调节。"阴阳"概括了以整体性稳态和主体性适应为目标、稳态适应性自组织调节为动力的"目标动力系统"。[3]

中医五脏系统从表面上看有生有克，生克制化，保持平衡，是一个平衡系统，而不具备远离平衡态的特点，其实不然，中医认为人之五脏之气，与天地之气相合、相应，天地之气有正有邪，人如果吸收天地之正气则五脏生克制化，达到动态平衡；人如果吸收天地之邪气，人体内之正气不足以抵御邪气，则会出现乘侮的反常变化，从而导致生克制化的失衡，人就会得病。我认为，人体五脏是一个开放系统，天地之正气好比是负熵，天地之邪气好比是熵，人体不断吸收正气负熵，才能使五脏生克产生自组织行为，使人体从无序的病理状态向有序的健康状态转化，从而产生动态平衡的有序结构（耗散结构）。因而五行—五脏的生克制化实际是一种自组织

① 伊·普里戈金. 从混沌到有序 [M]. 上海：上海译文出版社，1987.
② 杨学鹏. 阴阳五行 [M]. 北京：科学出版社，1998，372.
③ 陆广莘. 中医生生之道 [J]. 传统医学文化与传统生命科学，1998，20.

行为。

以阴阳五行为代表的中医理论模型是一种功能模型，它的方法论意义是重大的。以五脏学说为例，如按照传统的称谓，可称其为"藏象"的方法；如按现代科学的称谓，可称其为"控制论"的"功能模拟"的方法。其以象测脏、司外揣内的方法与控制论"功能模拟法"——"黑箱"的方法极为相似，即不打开系统，通过考察系统的行为去研究系统。人体系统在不打开的情况下是一个黑箱，通过它的外部性质（"象"）以及输入值和输出值（服入药物和产生的外部变化）来对人体生命系统进行判断。功能模拟法要满足三个条件：

（1）模型与原型之间具有相似的关系，即类比性；

（2）模型在具体的研究过程中要能代替原型，即代表性；

（3）通过对模型的研究，能够得到关于原型的信息，即外推性[①]。

藏象模型法基本符合这三个条件。"象"即是通过四诊获取的输出于人体黑箱之外的"象变量"或"症状变量"；"藏"则是隐藏在人体黑箱内部用四诊不能直接获得的"藏变量"。藏变量是运用推导联系法由象变量推导出来的，是采用不打开黑箱的方法引进的一个变量系统，并据此来探求人体黑箱的内部结构和建立人体模型。

三、 中医理论模型的不足

中医理论思维模型是古人仰观天文、俯察地理、中通人事逐步摸索出来的，是对天地人（三才）运动规律的一种形象、模糊的图示，是建立在以天道推及人道、天道即是人道（天人合一）的认识基础上的，原本关注的是天道的动态功能和运动规律，揭示在对立面的相互作用下天道自然呈现盛衰消长、周而复始的运动变化的根本规律。中医将这个天道模型用于人道，以建构人体生命模型，应该说通过两千多年的医疗实践，以阴阳五行为基础的中医模型还是基本能够反映人体的功能特征和生命运行规律的，然而也应该看到这个模型并不能完全精确地、数量化地反映人体各个解剖脏器实体的所有生理结构功能、病理变化。

---

① 王雨田. 控制论·信息论·系统科学与哲学 [M]. 北京：中国人民大学出版社，1988，89~90.

阴阳五行模型是一个先验的、不能变更（"不易"）的模型，好比一个一开始就设计得过于完美的大框子，后来的东西只能分门别类、按部就班去填入这个大框子。以这个模型去限定活生生的、变化莫测的人体生命原型，无疑是不完备，也是不可能的。正确的态度应该是对这一思维模型与人体生命原型进行双向研究，抛弃错误，修正不足，逐步寻找到一种合理的、逐步逼近原型的模型，当然这就不能不借助于多学科的尤其是现代科学的新成果、新手段，这种借鉴的目的不是去验证、衡量、否定中医，而是在更高层面上修正、补充、发展中医。研究中医模型最重要的是应该采用临床研究的方法，以临床实践为判断依据和价值标准，同时借助科学与哲学、自然与人文相结合的研究方法，目的是找出这个模型的实质与特征、优点与不足，最终加以发展，而不要停留在科学阐释或简单比附上。

（原载于《医学与哲学》2000 年第 2 期）

中医学生命模型的特征和意义

中医哲学首先要研究中医的认识论和方法论问题，这个问题研究好了，对认识论、方法论可能是一个革命。中医为什么要用整体综合的方法，而不是分析还原的方法？中医为什么要用象数、阴阳五行来构建藏象学说、经络学说、体质学说、病因病机学说、证候学说以及药物的四气五味学说、方剂的君臣佐使学说？中医学的这套认识方法究竟有没有意义？按照这种认识方法究竟能不能揭开生命的秘密？这是中医哲学应当研究的重点问题。现在占主流的哲学家认为，认识的主体和客体应该分开，但中医认识生命却要内求、内视、内观，主客体合一，这种认识方法千百年来被证明是有效的，这对哲学认识论是不是一个挑战？

中医哲学研究的另一个重点问题是中医的本体论和生命观。中医关于生命的一个重要学说是"气"，中医将生命分成精气神或形气神三个层面。"气"是生命的本原，是精和神的中介，介于有形和无形之间，并偏向于无形。在"气"的层面，还有很多现代科学解释不了的地方，而这一点恰恰是中医的精髓。儒释道哲学偏重于社会政治层面，而中医则偏重于生命科学层面，这在异常生命的认识上大大丰富了中国哲学的内涵。

中医学与西医学的生命观截然不同，中医采用虚性的"思维模型"方法，西医采用实性的"物质模型"方法，这正是中西医的本质差别之所在[①]。笔者认为，中医学的生命模型可以概括为"气—阴阳—五行"模型。

一、 "气—阴阳—五行"模型是中医学最基本的生命模型

"气"在中医学中不仅是表示生命本原的范畴，而且是一个表示生命构

———————————
① 张其成. 模型与原型——中西医的本质区别［J］. 医学与哲学 1999（12）.

成的模型。"气"字在甲骨文中已经出现，原指气体状态的存在物，如云气、蒸气、烟气以及风等。到了西周时期，"气"已从表示有形可感的实物转变为无形的抽象概念。中医学的"气"虽然有的场合具有实指的意义，但气非形体却是形体之本，"气"成为生命实体的初始化模型，具有超形态性和功能性，是中医学生命模型的基点。

"阴阳"在中医学中除了表示物质实体外，主要是一种思维模型。"阴阳"原本是指阳光照射不到与照射得到的地方，后指相互对待的两个实体，如日月、天地、水火、血气、魂魄、男女等。到西周时期，"阴阳"指无形的二"气"，这一抽象和无形的"气"，初步具有了哲学意味。在《黄帝内经》中，无论是作为生理学、病理学基础的藏象学说、经络学说，还是作为诊断学、治疗学基础的四诊、八纲、证候、本标、正邪等学说，均是阴阳思维模型的运用。中医运用"阴阳"以阐释人体生理功能，人体病理变化，疾病的诊断辨证、治疗原则以及药物的性能。用阴阳的对立制约、互根互用、消长平衡及相互转化来阐释人体生命现象、生命活动的客观规律以及人体与自然相应的整体联系。阴阳模型是中医的最基本模型。

"五行"模型是中医解释人体生命的分类及相互联系的模型。中医按照五行模型将人体生命作"五"的功能分类和概括，并用五行的生克乖侮、亢害承制来解释人体生理、病理现象及其变化规律，进而说明诊断、辨证和治疗原则。在五行模型中，五行与五脏的配属为中心，五行是个纽带，将器官（五官）、形体（五体）、情志（五志）、声音（五声）以及方位（五方）、季节（五时）、颜色（五色）、味道（五味）、生化（五化）等纳入其中，以此说明人与自然的统一性、人本身的整体性。五行的生克乖侮是事物联系、人体功能活动联系的法则。在生理上，五行相生、相克说明脏腑之间正常的资生与制约联系，五脏中每一脏都具有生我、我生、克我、我克的生理联系，这种联系把五脏构成一个有机的整体。

《黄帝内经》将"气"模型、"五行"模型与"阴阳"模型相结合，共同构成阐释生命现象和生命规律的综合模型。"气—阴阳—五行"是一个三级合一的思维模型，三者之间具有互换性。气、阴阳、五行互为补充、互为印证。从气的角度看，阴阳是二气，五行是五气；从阴阳角度看，气是阴阳的未分状态，五行是阴阳的分化状态；从五行角度看，气是五行的起点，阴阳是五行的基础。气—阴阳—五行是一个逐渐生成和分化的过程，是三个不同的层次。《黄帝内经》根据人体的实际情况对阴阳作了有限的划分，其中"三阴三阳"是中医的发明。从某种意义上说，五行也是阴阳所化生，五行就是两对阴阳（水与火、木与金）加上中土。

二、 中医学生命模型的特征

（一）"气—阴阳—五行"模型是超形态的功能模型

"气—阴阳—五行"模型具有虚实结合、以虚为主，体用结合、以用为主的特征，从本质上说是一种非实体的虚性思维模型，已从物质实体转变为功能实在。虽然"气""阴阳""五行"最早都表示特定的物质实体，而一旦成为一种思维模型，成为一个哲学范畴，并被中医广泛运用时，就不再指有形态结构的物质、实体，而是指超越形体的功能和属性。如在《黄帝内经》中，"气"的主要功能是：气是天地万物的本原，是生命的基本条件，是天地万物感应的中介。"阴阳"从单纯指背阴、向阳的实体转变为两种相反、相对的功能属性，凡具有推动、温煦、兴奋、发散、上升的功能，则属于"阳"；凡具有静止、寒冷、抑制、凝聚、下降的功能，则属于"阴"。"五行"从五种实体的元素材料转变为五种基本功能属性、五种分类原则。《黄帝内经》建立的五藏系统，是五行模型作用的结果，表示人体生命五类功能体系。按照这一模型，中医建立的五藏并不是人体解剖形态上的肝、心、脾、肺、肾五个形态脏器，而是具有五种相关功能的多个脏器的组合，这样组合起来的"五脏"显然是超形态的。

（二）"气—阴阳—五行"模型是关系性思维模型

"气—阴阳—五行"表示的是关系实在，属于关系性思维，它注重事物与事物之间的关系、事物内部部分与部分的关系，超过了注重事物的形体及事物的内在构造。如"气"往往表示联系万事万物、联系每一物体内部各部分的中介。物体与物体之间、每一个物体内部都充满了气，在气的作用下，万物相互感应，相互融合，才成为一个合一的大整体，每一个事物才成为一个内部互有关联的整体。"阴阳"也是一种关系，阴阳的关系有：

阴阳互根，阴阳互动，阴阳消息，阴阳交感，阴阳互制，阴阳争扰，阴阳转化，阴阳胜复，等等。"五行"更是一种关系模型，五行之间的关系主要有五行生克、五行乘侮、五行胜复、五行制化等。笔者认为，与西方的"四行"（水、火、土、气）、印度的"四大"（地、水、火、风）相比，"五行"为什么更为高明、流传更久？其原因不是比"四行"多分出一行就更精细，而是五行建构了彼此之间错综复杂的关系。也就是说，五行的价值不是体现在分类学上的，而是体现在思维方式上的。

（三）"气—阴阳—五行"模型是相对性模型

"气—阴阳—五行"模型是一个相对性模型。如"阴阳"是相对的，不是绝对的。首先，"阴阳"随着比较标准的改变而改变。阴阳是通过比较来确定的，单一方面无法定阴阳，没有比较标准也不能定阴阳；比较标准不同，所做出的阴阳判断也不同。其次，阴阳随着关系的改变而改变。阴阳并非实体，也不是事物所固有的本质，阴阳表示的是事物之间的关系。如在男与女这组关系中，男是阳，女是阴；而在父母与子女这组关系中，女（母）则为阳，男（子）则为阴。再次，阴中有阳，阳中有阴。因为阴阳是层层可分的，阴阳中复有阴阳。如昼为阳，夜为阴；昼中，上午为阳（阳中之阳），下午为阴（阳中之阴）；夜中，前半夜为阴（阴中之阴），后半夜为阳（阴中之阳）。再如"五行"，同样要随比较标准和彼此关系的改变而改变，同样具有每一行兼含"五行"的现象。至于"气"的相对性则表现在其动态性上，《黄帝内经》中的"气"具有运动不息、变化不止、连续不断的特性。气的运动形式称为"气机"，气机必然产生各种变化，从而化生天地万物，称为"气化"。气无形质而可以渗透、贯穿到一切有形质的事物之中，无处不入，无时不入；同时，气又可以吸收其他事物的成分而组成各种各样的气。

（四）"气—阴阳—五行"模型是全息性模型

"气—阴阳—五行"模型具有全息性、整体性、普遍性。仅以藏象学说为例，五脏的整体性表现为两方面，一是五脏一体，二是人天一体。五脏中的任何一脏都蕴藏着其他各脏以及人的整个生命体的信息。中国古代即有五脏互藏之说。如明代张介宾的"五脏各具五行之妙"和"五藏各兼五气"，周慎斋的"各脏皆有脾胃"，清代何梦瑶的"五藏各具五行"，都说明每一脏都包含了五脏的信息。除此之外，每一脏腑还蕴含宇宙自然的信息，这是天人相应、天人合一思想的反映。

"气—阴阳—五行"模型还是一个具有普遍性的思维模型，"气"至大而无外，至小而无内，充盈宇宙万物之中。《黄帝内经》认为："气始而生化，气散而有形，气布而蕃育，气终而象变，其致一也。"（《五常政大论》）气不仅生成万物，而且充斥于万物生长化藏的整个过程当中，连贯而不间断。天地万物皆含阴阳五行之气，阴阳五行作为特殊的分类方法，则可以运用于世界万事万物。

（五）"气—阴阳—五行"模型是重时轻空的模型

"气—阴阳—五行"模型具有时序性特征，时空合一，重时间属性，轻空间属性。"气"的运动变化具有时间属性，"阴阳"的对待、转化、流行也具有时间属性。"五行"常用来表示五类事物之间的排列次序和变化过程。《尚书·洪范》"一曰水，二曰火，三曰木，四曰金，五曰土"的次序，被后世用来说明事物发展的节律和周期。但五行的次序并不固定，如何排列往往与社会历史、一年四季相配合，并用来说明各自的循环周期和兴衰变化。不同的五行次序往往反映不同的宇宙发生观和事物运动周期观。《黄帝内经》也用了多种次序，有的用相生次序，有的用相克次序。五脏模型具有很强的时序性，依据五行空间方位规定，五脏的空间部位是心（火）上，肾（水）下，肝（木）左，肺（金）右，脾（土）中央，这种空间排列显然不同于人体解剖生理学上的脏器排列，而是一种时序性排列。《黄帝内经》早就提出"四时五脏阴阳"之说，近代名医恽铁樵也说，五藏"非血肉之五藏，乃四时之五藏也"。五脏功能系统实际上反映了自然界四时阴阳消长变化的时间节律。

三、 中医学生命模型的意义

人体生命是一个开放的复杂系统。"气—阴阳—五行"模型有助于揭示生命的整体性、动态性、开放性、自相似性、自组织性的本质。

"气—阴阳—五行"模型从整体出发，立足于整体来分析部分以及部分之间的关系，通过对部分的分析来达到对整体的理解，如五行—五脏模型揭示了脏与脏、脏与腑的复杂关系，说明五脏是不可分割的，五脏之间彼此联系才突显生命功能的新质。此外，五脏还与时间、空间等体外信息相互对应，构成了一个内外沟通的有机整体。五脏学说的最大特点是把人看成动态的"活系统"，五脏之间的生克制化维持人的动态平衡。五脏之间的乖侮逆行打破人的动态平衡，中医就是调整五脏模型，使之从不平衡到相对平衡。五行—五脏模型，可以说是最优化的结果。为什么不把人的功能结构系统分为六脏、七脏，而最终选定五行模型？这固然有文化观念的因素，但也是古人在经过理性选择、临床验证之后的最优化选择。所以，五脏模型是对人体功能的简化和理想化的产物。

　　总之，西医采用生物医学模式，而中医则取大生态、大生命的医学模式。在思维方法上，西医采用纵向的、机械的、还原分析的方法，导致对人的认识从器官、组织、细胞到 DNA、RNA，注重生命微观的纵深探讨，在形态、结构、细节上达到相当的高度；中医采用横向的、有机的、整合的方法，从整体、宏观、功能、动态、联系上认知生命，因而在对生命复杂现象的直觉观测、灵性感悟、整体把握上具有较强优势。

（原载于《河北学刊》2007 年第 3 期）

模型与原型：中西医的本质区别

——兼论走出中医现代化悖论的怪圈

一、 模型思维与原型思维

中西医的本质区别是思维方式的区别，具体表现为中医采用"模型"的思维方式，西医采用"原型"的思维方式。

"模型"一词，起源于拉丁文 Modulus，原义是样本、尺度、标准。科学意义上的"模型"是人们按照某种特定的目的而对认识对象所作的一种简化的描述，用物质或思维的形式对原型进行模拟所形成的特定样态。思维模型不是认识的物质手段而是客体在人们思想中理想化、纯化的映象、摹写，是人们在头脑中创造出来并且运用它在思维中进行逻辑推理、数学演算和"思想实验"，人们以理想的、想象的形态或借助于专门的符号、线条及其组合形态去近似地反映客体、描述客体的一种思想形式。

中医采用"模型"的思维方式，即依据一种抽象出来的理想模型——阴阳五行模型，从功能虚体出发，建构人体生命体系。中医五脏——心、肝、脾、肺、肾，并不等于西医的心脏、肝脏、脾脏、肺脏、肾脏，不是脏器实体，而是指心功能系统、肝功能系统、脾功能系统、肺功能系统、肾功能系统。"心""肝""脾""肺""肾"只不过是这五个功能系统的符号、代码。五脏符号可以统领人体其他相关功能的器官、组织。《黄帝内经》说"肺与大肠相表里"，"心开窍于舌，其华在面"，这在西医看来莫名其妙，依照西医的观点，肺属呼吸系统，大肠属消化系统，两者风马牛不相及。中医则认为，肺与大肠，心与舌、面等有相同的功能、属性，所以分别归入肺系统、心系统。可见中医注重功能，而不是实体。中医藏象是模型，西医脏器是原型。藏象模型是对脏器原型的模拟，因而藏象不可能完全依据脏器实体。有人认为，古代医家是不自觉地、无意识地、自发地、身不由己地通向一个思维模型①。这种观点值得商榷。从"原型"转化为思维"模型"，是中国人的思维偏向与早熟的"思维模型"共同作用的必然结果。中国人早期就有了一种注重动态功能、轻视实体结构的思维偏向。在医疗实践中，发现有的脏器虽然形状不同、结构上没有联系，但却有相同的功能或性质，于是就将它们归为一类。如心脏跳动，脉搏也跳动，而舌头和面色上又可反映心的情况，故将它们归为一类，由此构成藏象模型。

西医则采用"原型"的思维方式，西医解剖学、生理学、病理学、治疗学等均从人体原型出发，以阐明人体原型的形态结构、生理功能、病理变化、疾病治疗为目的，解剖学、生理学是西医的理论基础。解剖学阐明人体各系统器官的形态、结构、位置和毗邻关系，进而用显微镜观察其微细构造，又按功能将人体器官分为运动系统、感觉系统、神经系统、脉管系统、内分泌系统……人体内脏被分为消化系统、呼吸系统、泌尿系统、生殖系统等。生理学认为任何一种生理过程都有它的物质基础，离开了生命物质，就不可能存在任何生命现象。现在已经知道：主使遗传有脱氧核糖核酸（DNA）分子；促进生化反应，有各种酶系统；代谢过程的调节，有"调节讯号"和"诱导因子"等物质参与；控制分化，有特殊的激素，能量是以"能量货币"——ATP（三磷酸腺苷）的形式保存和使用；神经传导也是通过神经细胞的化学过程而成为可能。西医学和现代生命科学从物质结构层面将人体生命还原成分子生物结构，并可望在近几年内提前完成人类基因组计划。可以说西医学和现代生命科学在人体生命"原型"的研究方面所取得的成就是无可替代的。

一般认为"模型"的方法是现代科学（当然包括西医学）的重要方法，既然如此，为什么要称西医学是"原型"方法呢？其实这是立论的角度不同，"模型"只是现代科学、现代医学的研究手段，并不是研究的目的和思维方式，而"原型"才是其研究目的和思维方式。对科学"模型"的分类、比较已另文论述②。现代科学"模型"与中医"模型"内涵是不尽相同的，其区别主要表现在以下三方面。一是现代科学的"模型"是定量化的，包

---

① 杨学鹏. 藏府辨析 [J]. 中国中医基础医学杂志, 1995（1）: 22.
② 张其成. 生命的"二体三用"模型 [J]. 北京中医药大学学报, 1997（1）: 24～27.

括数学模型，能从一定的基本概念和数量关系出发进行推理和演算，对有关问题和现象做出定量的回答和解释；而中医学的"模型"是定性化的，五行并不表量而是表性，不是作为数量的依据，而是提供定性的参考性推论。二是现代科学的模型是一种纯科学模型，不包含社会政治、哲学文化等非科学因素；中医学模型则带有浓厚的人文色彩，中医模型方法包含哲学的、主观的、体悟式的方法。三是目的不同，现代科学的模型方法是以自然或人的"原型"为目的，最终是要揭示自然或人体的实体本质、物质结构及其功能、规律，关注的是"原型"；而中医学关注的是"模型"，"原型"往往服从于"模型"，"藏象"即是一种典型的模型，对藏象模型的构建成为中医人体生命科学的目的。

综上，中西医的本质差别为：中医和传统生命科学是"模型论"，即从功能模型、关系虚体出发，建构人体生命系统；西医和现代生命科学是"原型论"，即从解剖原型、物质实体出发建构人体生命系统。中医遵从中国的"元气论"和"天人合一"的哲学传统，在象数模型支配下，采用横向、有机整合的方法认知生命；西医遵从"原子论"和"二元对立"的哲学传统，采用分析、实验还原的方法认识人体生命。

二、 中西医学思维方式的优劣比较

中医和西医在思维方式上各有优劣，体现在以下几方面。

在生命观上，中医的优势主要体现在生命的精神层面、功能层面、整体层面、动态层面，体现在对生命复杂现象的直觉观测、灵性感悟、整体把握上。与之相比，西医则在生命的物质层面、结构层面、个体层面、静态层面，以及对生命现象的知性观测、数理分析、微观把握上占有优势。中医阴阳五行的思维模型是一个动态的功能模型，是对人体生命的功能属性的分类组合，而不是对内脏物质形态的结构分析。中医注重"精、气、神"，其本质也是注重功能轻视物质，"精、气、神"虽然有物质基础，但其含义广、分歧大，找不到与之相对应的现代意义上的物质结构，尤其是"气""神"，具有超形态、超结构的特点。在"精、气、神"三者中，"神"（"心"）占有重要地位，"心"被《内经》称为"君主之官"，主神明，而"神"则是一个人生命的动力和主宰。在认知生命的方法上，中医靠一种直观的、灵性的、整体的方法，在这一点上是优势和劣势并存。

在疾病观上，中医的优势体现在未病养生的预防观念，辨"证"求"本"的诊断方法，发掘正气潜能、自稳自组自调节的治疗原则上；西医的优势在于对病因病理病位的物质性指标的精确把握，对疾病病灶的定位、定量的准确消除上。有学者指出，中医的要求是治病要求于本和养生必知本。这种诊断认识是基于实践目的的决定论，基于对医学对象整体性、主体性、个体性特征的尊重，如实地反映人作为主体性开放的复杂系统，找出其自组织、自稳态适应、自调节和自演化的主体性特征，通过对整体边界出入信息的形证的诊察，上升到对人体正气的"神"的自组适应自稳调节这个目标的把握。而养生或治病，都是通过整体边界全息效应为作用对象，以气血津液流为中介环节，以实现对五藏阴阳网络的间接动员和调节。因此，中医学是一门积极追求人体健康的医学，一门追求自我稳定的生态医学，一门对人体正气潜在能力的努力发掘和加以提高的医学①。

在医学模式上，西医主要采用生物医学模式，而中医则是一种综合性、大生态、大生命的医学模式，以五行—五脏模型而言，它既包含文化社会的因素，又包含自然科学的因素；既反映了人体五脏之间不可分割的复杂关系，又反映了人体内"藏"与自然万物外"象"的对应关系。有人提出阴阳五行是一种"天人象"，作为天之象的阴阳五行，以及作为阴阳五行之象的诸象，都是人的体验外向投射所产生的外化形象。阴阳五行所表象的，正是充满生命之力、天人万物交感互应的体验世界。体验，蕴含着涌动的生命之力。在这个世界里，事物无论巨硕细微都充溢着相同生命，蕴含着世界全体的"信息"。这个世界是"全息"世界，阴阳五行是"全息"之象②。中医体现了综合、全息的"象"思维特征，"藏象"是人体生命生理功能的描述，"脉象"是生理病理信息的表现，"证象"是病因、病灶、病位、病势等各种信息状态的总和。医学发展经历了三个时代、五种医学模式，三个时代是经验医学时代、实验医学时代、整体（系统）医学时代；五种医学模式是神灵主义医学模式（spiritualism medical model）、自然哲学

① 谢松龄．天人象：阴阳五行学说史导论［M］．济南：山东文艺出版社，1989（1）：141～142.
② 李恩．中医学在未来医学中的作用．中医传统医学发展的理性思考［M］．北京：人民卫生出版社，1997，40～41.

中医文化与国学复兴

医学模式（nature philosophical model）、机械论医学模式（mechanism medical model）、生物医学模式和社会生态医学模式（biomedical model and socioeological model）、生物—心理—社会医学模式（bio‐psycho‐social medical model）。有学者认为中医学产生于经验医学时代，它的医学模式是自然哲学医学模式[1]。虽然如此，但中医医学模型却有一种大生态、大生命的观念。自从1977年恩格尔（G. L. Engel）提出超越生物医学模式的生物—心理—社会医学模式，中西医都面临着如何实现医学模式转变的任务，而在这一点上中医学因其比较重视整体和综合，在这个转变中有着一定的优势和机遇。

三、 走出中医现代化悖论的怪圈

"中医现代化"是近年提出的比较响亮的关于中医发展战略的口号，然而对于"什么是现代化""如何现代化"等问题，却是见仁见智，争议不绝。从一般意义上说现代化就是现代科学化，中医现代化采用现代科学、现代医学的实验实证、分析还原的方法，以客观、规范、定量、精确为基本要求，将中医的概念、理论作客观化、定量化转移，在器官、组织、分子水平上开展中医学的实质研究、"物质基础"研究，使中医的气、阴阳、五行、脏腑、经络、证等抽象概念可以用现代科学、现代医学的语言进行阐释和翻译，从而使中医成为一门物质结构明确、实验指标客观、数据精确、标准具体的科学。有学者认为中医现代化不存在异于现代医学发展道路的另一道路，中医现代化发展的可能结果不是现代化的中医，而是融入现代医学。即使成功引入现代科学技术方法，从总体上看也不可能超出现代医学发展水平[2]。对这种观点，一些学者提出不同意见，并正引发一场论争。

我认为中医现代化问题构成一个悖论，那就是中医学要现代化就要科学化，就是丢弃自己的特色；而不现代化，在现代科学技术面前又难以保持自己的特色。20世纪末的中医就处于这种两难的尴尬境地[3]。如何走出这

①　严金海. 中医现代化能够走多远 [J]. 医学与哲学, 1999, 20 (7): 53.
②　严金海. 中医现代化能够走多远 [J]. 医学与哲学, 1999, 20 (7): 53.
③　张其成. 中医现代化悖论 [J]. 中国医药学报, 1999, 14 (1): 4~8.

个"悖论"的怪圈，的确需要我们花大力气好好研究，而首先需要解决的就是中医理论模型问题。中医理论模型的改进与提升、中西医思维模型的合理配置与有机融合是中医现代化的关键。

未来的医学应该是一种中西互补的医学，目前提倡的"中西医结合"，应该是中西医思维方式的结合与互补，而不是操作层面的简单结合。就操作层面而言，西医的量化诊断与中医的直悟诊断合参，中西药物与中西医疗手段合用，中西医的预防与预后方法并行，这些都是不难做到的，实际在临床上已经采用并取得良好效果。然而就思维方式层面而言，却远远不够，还有大量课题可做。应该看到中医"模型"论与西医"原型"论，中医元气论与西医原子论，中医生成论与西医构成论，中医系统整合论与西医分析还原论，等等，思维方式与价值理想的不同，才是中西医学的本质区别所在，未来的医学应该逐步消除两者的界限，应该在思维方式上达到一种和谐的配置。这一点，不少中西医结合专家、中医学家、哲学家、医学软科学专家做了艰苦的探索，取得了一些成绩，但探索的路仍然很漫长。

笔者认为未来的医学应该是"地不分南北，医不分中西"，言不必称什么"中医""西医"，而是一种吸取中医、西医理论思维和实践手段之长的新"医学"。换句话说，在中医发展思路上，发扬"优势"重于保持"特色"。如仅就目前中医发展而言，笔者认为应该"有所为有所不为"，不必全面开花，更不要处处与西医相抗衡。应当看到中医在思维方式上的长处和短处，采用"扬长弃短"的态度，只发扬自己的优势，自己的劣势则直接用西医的优势来弥补。思维方式问题最终要落实在疾病治疗上，中医在代谢性、免疫性、功能性疾病以及多组织、多系统、多靶点性疾病的治疗方面，在调整亚健康状态、养性摄生、防老抗衰等方面有着优势，应当"有所为"，而对一些明显处于劣势的疾病则可以"有所不为"。

（原载于《医学与哲学》1999 年第 12 期）

中医文化的命运

一、 挑战与失语：百年中医的坎坷历程

一百多年以来，中医所走过的道路真是坎坷多艰，几次险遇取缔。当然中医的危机从根本上说是中国传统文化的危机，中医的命运是中华传统文化命运的一个缩影。

公元16世纪，明末清初，西医开始传入中国。西医是随着基督教的传入而传入的，来华的传教士带来了西医，但早期影响不大。直到19世纪初，随着西医牛痘接种法以及外科、眼科治疗技术的传入，这种影响才日益扩大，对中医造成的冲击也日益增强。1822年，即道光二年，清政府在太医院废除了针灸科。1835年，美国传教士伯驾（Peter Parker，1804—1888）在广州创办了第一所教会医院。鸦片战争以后，教会医院由沿海进入内地，几十年间在各地迅速兴建。随着西医的传入，国人开始对中医的合理性产生了质疑甚至否定。

历史上第一个明确提出废除中医的人是俞樾。俞樾是一代经学大师，他在1879年发表了一篇文章，题目就叫"废医论"；之后又发表《医药说》，提出"医可废，药不可尽废"的观点。政府部门第一次公然排斥中医的行为发生在1912年北洋政府统治时期，这就是著名的"教育部漏列中医案"事件。当时教育部第一届临时教育会议通过了《中华民国教育新法令》。这个《法令》前后两次颁布（1912年11月和1913年1月），都没有把"中医药"列为教育学科，而是只列了西医。这在当时引起中医界强烈抗议，大家纷纷要求将中医列入教育计划，但被北洋政府教育总长汪大燮明确拒绝。后来为了安抚中医界的情绪，又辩称"非有废弃中医之意也"。

政府部门第一次明确提出废除中医是1929年2月国民党政府卫生部第次中央卫生委员会议通过的"废止中医案"，这个提案是余云岫提出来

的，全称是《废止旧医以扫除医事卫生之障碍案》。议案一公布，立即遭到中医界的强烈反抗，这一次引起的震动远远超过了1912年。大批中医药人士纷纷抗议游说，抗议高潮是3月17日，全国281名代表在上海召开全国医药团体代表大会，成立了"全国医药团体联合会"，组成请愿团，派5名代表到南京请愿，要求立即取消议案。国民党政府不得不撤销这一法令。后来中医界把"3·17"定为"国医节"。

伴随着新文化运动"德先生"和"赛先生"的提出，传统文化遭到猛烈的抨击，作为传统文化一部分的中医药学也不可避免地遭到前所未有的批判。是否废止中医已经不仅仅是中医界本身的事，而是整个思想界、文化界的事，是"中西文化之争"社会思潮的重要环节。中医药学作为"旧传统、旧文化"的一部分，也遭到了批判或否定。

新中国成立初期，余云岫在全国卫生工作会议上继续提出"改造旧医实施步骤"的草案。50年代初，卫生部副部长王斌提出，中医是封建医，应随封建社会的消灭而消灭。因为毛泽东主席大力扶持中医，最终卫生部两位副部长王斌和贺诚被撤职。

改革开放以来，中医在政策层面上获得支持。1982年，新修改的宪法中提出"国家发展医疗卫生事业，发展现代医药和我国传统医药"。然而，对中医药学是不是科学的争论一刻也没有停止。有人提出中医不能用现代科学的方法来检验，所以"中医是当今最大的伪科学"。

百余年来，中医的命运和中国传统文化的命运捆绑在一起，风雨飘摇，一路走来。

二、 国外"中医热"与国内"养生热"

难道经历了两千多年的中医药学真的不堪一击吗？不！恰恰相反。面对西方科学文化的挑战，中医药学显示了顽强的生命力。现代科学发达的西方国家经过了从排斥中医到信中医、看中医的过程，并渐渐开始出现"中医热"。

1973年4月，中医针灸在国际上首次取得合法地位，美国第一个中医法在内华达州诞生。经过30多年的发展，尤其是近10年，中医药文化传播范围不断扩大，世界上越来越多的国家、越来越多的民众选择中医药、使用中医药、学习中医药。中医药文化逐步被越来越多的国家所认同，中医药作为合法的医疗保健手段被越来越多的国家纳入医疗保健体系。

据不完全统计，目前中医和针灸在全球 160 多个国家有着不同程度的应用，并在一些国家具有合法医学地位。国外中医和针灸从业人员约有 30 万—50 万人之众，中医医疗机构至少已达 10 万多家。美国开始将中医从补充和替代医学中分离出来，将其作为一个完整、独立的医学体系对待。英国有近五分之一的人口经常使用中医药，每年在中医等传统医疗方面的消费开支达 1.3 亿英镑。一些国家还将中医针灸纳入医疗保险范畴。

国外的中医教育、科研势头很好，目前已有 7 所正规大学开设有中医系或中医专业，一些国家还批准了民办中医大学为正规教育机构，美国知名学府 60% 的医学院开设"替代医学"课程，其内容也涉及中医。全美已有超过 80 所中医高等教育机构。国外一些权威科研机构开展了中医药、针灸研究项目，一些国家的政府也开始大规模资助中医、针灸研究。中医药科技国际合作项目越来越多。中药材及中药产品国际销量稳步增长，2006 年出口中药产品销售额达到了 8.3 亿美元。

2008 年北京奥运会上，奥运村里开设中医门诊，提供中草药治疗，外国运动员排队尝试古老中医疗法，中医、针灸、推拿等疗法受到极大欢迎。

再看国内，民众对于中医的热情持续高涨，电视媒体的中医养生讲座受到民众欢迎，养生图书持续热销。民间学中医出现热潮，一些名人也拜师学医。

三、 中医养生热背后的原因

为什么在现代科学高度进步、现代医学高度发达、物质生活高度富裕的西方国家掀起中医热？为什么中医养生在我国反而出现了前所未有的热潮？我看主要有以下几个原因。

第一，中医有明显、确切的疗效。疗效才是硬道理。笔者参加过一个"关于中医药学特色与优势的调查和研究"项目，调查表明，中医药治疗具有安全、有效、低毒等优势，通过辨证论治原则组成的复方，具有比单味药更优越的整体调节功能，从而更有力地纠正机体的各种不平衡状态，为有效地治疗复杂疾病奠定了基础。中医非药物治疗使用器械或手法，发挥着整体功能综合调节和协助人体自然康复的作用，强调因人施用、辨证施用，注重医患双方的互动性和方法的实用性、有效性。通过临床调查，结合文献研究发现，中医擅长诊治多系统、多器官、多组织的综合病变，擅长治疗经西医化验、透视、拍片却无法诊断的疾病，如头晕目眩、疲倦无力、四肢倦怠，或心悸、失眠、健忘、无名发热等；心因性疾病、心身疾病；男性病如阳痿、精少，妇科病如痛经、闭经、不孕症、月经少、经期延长等；对病后调理、体质虚弱、气血两亏的人，服西药有过敏反应及副作用者采用中医治疗往往能有满意的疗效，对长期服西药不见疗效的人，改服中药往往速见疗效。针灸治疗偏头痛、腰腿痛比西医具有更好的疗效。许多疾病西医缺乏有效的治疗手段，这是西方国家发展中医的主要原因之一。

第二，中医药简便、低廉。这是经济的原因。国外尤其是西方发达国家为什么要发展中医呢？除了中医的疗效以外，其主要原因就是医疗费用低廉。WHO（世界卫生组织）西太平洋区传统医学官员曾说过："使用中医比西医在某些程度上性价比更高。"海外中医发展迅速就是考虑到降低医疗保健成本。因为政府在公民医疗保健方面的财政负担过重，为了省钱，为了用较低的投入获得较好的医疗保健效益，所以选择中医药、针灸。

第三，中医符合健康总体需求，符合大生态的医学模式，符合回归自然的世界潮流。当代社会疾病谱发生变化，人们健康观念有所改变，现代医学模式由生物模式向生物、心理、社会和环境相结合模式转变，现代医学理念由治愈疾病向预防疾病和提高健康水平方向调整，全球向崇尚天然、回归自然、绿色环保的潮流进一步发展。中医药恰恰符合这种社会需求，因为中药大都是以植物、动物等为原料，污染少，副作用小，而针灸、推拿等非药物疗法更符合这一潮流。随着人们生活水平的提高，普通百姓越来越关注自身的健康，人们害怕生病，也生不起病，所以开始越来越重视养生，中医"治未病"的思想和方法符合普通百姓这一基本愿望。

第四，中医吸取了中华文化的精华，符合国人的文化传统，贴近普通百姓的日常生活。中医养生是建立在中华文化的基础之上的。当老百姓从"春捂秋冻""冬吃萝卜夏吃姜"等谚语中感受到这里面含有中医养生的道理时，对中医就不仅是亲切的，而且是感情深厚的，对它就有了高度的认同感。

养生其实很简单，它不是要你特意去做一件与日常生活无关的事，养生恰恰就是日常生活，就是一种健康的生活方式。WHO 关于健康有一项数据：由生活方式引发的健康问题占 60%，环境和社会因素占 17%，遗传因素占 15%，医疗干预仅占 8%。养生说到底就是要养成一种良好的生活方式，并且把它变成一种生活习惯。

四、 寻根求源：中医文化的魅力

中医是中国传统文化的重要组成部分。笔者认为，中医还是中国优秀传统文化的代表，融合了儒道佛文化的精华，凝聚了中华文化的核心价值理念，展现了中华文化的魅力。中医文化的核心价值理念如果用一个字来概括，那就是"和"。

博大精深的中华文化如果用一张图来表示，那就是"太极图"。"太极图"集中体现了阴阳和谐的价值理念，体现了阴阳消长、阴阳转化的规律。汉代以后，中国传统文化是儒、道、佛三足鼎立。如果用太极图来说明三家，那么白的部分是儒家，儒家崇尚的是阳——刚健坚毅、自强不息的精神，道家崇尚的是阴——柔弱居下、清静无为的精神。当然儒和道不是截然两分的，而是像太极图阴阳鱼一样交互在一起。再看从古印度传来的佛家，如果用太极图来说明，在什么位置呢？笔者问过很多人，有人说在两个点，有人说在中间，也有人说在外面一圈，可能都对。为什么？因为他们是从不同角度来理解佛家的。这里不多讨论。我要说的是儒、道、佛三家都是讲"中"，都讲"和"。

其实，传统文化里面还有一家，那就是医家。医家不仅是一种医疗技术，也是一种文化哲学。中医是崇尚阴还是崇尚阳呢？其实中医是讲阴阳平和、阴阳不偏的。可以说中医是阴阳哲学的最佳体现。中医说一个人有病了，那是阴阳不和。怎么治病？就是调和阴阳。病治好了就是阴阳调和了！有人攻击中医就说一个阴阳太简单了！其实越简单的东西越接近事物的本质。中医是一种阴阳中和的文化，应该在我们中华文化史上占有一席之地。

汉以后的中医还融合了儒道佛文化的精华，除了儒道佛共有的中和观念、儒道共有的"天人合一"思维方式以外，中医从孔孟儒家那里还接受了伦理思想，形成了自己的医德规范。中医有一句话说"医乃仁术"，这个"仁"就是儒家的"仁"。那么道家呢？中医从老庄道家那里接受了养生思想，道家重人贵生、自然无为、虚静柔顺的养生思想及其方法对中医影响重大。当然反过来，中医对儒家、道家乃至佛家也有反影响，这是一个互动的过程，不是单方面的。历史上就有儒医、道医、佛医。如果再往前推，《周易》的阴阳哲学就是中医理论的渊源了。

　　中医和西医的区别说到底就是文化的差异，表现在价值理念、思维方式上都有所不同。可以用两张图来说明，中医采用的是太极图，而西医是矛盾图。共同点在于都有黑和白，然而结构不同、关系不同。中医对待疾病采取调和性治疗，西医采取对抗性治疗。在西医看来，一定要找到疾病的原因，然后将它杀灭。中医不是这样。笔者有一个朋友是中医肿瘤专家，他说中医不是以杀灭癌细胞为目的的。如果以杀灭癌细胞为目的，那么中医的疗效肯定赶不上西医的放疗、化疗。中医是改变产生癌细胞的身体环境，让癌细胞不发作。所以中医治癌症虽然没有杀灭癌细胞，但可以延长存活期，减轻疼痛，提高生活质量。德国前年有个报道，有一项研究是寻找癌症在放化疗之后反而扩散的原因。研究结果表明，主要的癌细胞被杀灭以后，那些为辅的癌细胞原本是不发作的，这一下都跑出来了。可想而知，这种治疗并没有改变产生癌细胞的内环境。而中医的主要治疗思路就是改变内环境，提高自治愈、自修复的能力。人体是一个非常复杂的生命系统，不是西方二元对立的理论可以解释的。人是有可以自我治愈的能力的，中医就是采用中药、针灸等方法去激发这种自我治愈、自我调节能力。

　　再看中医是怎么对待健康的？中医认为一个人的健康标准就是：和谐。要达到三个"和"：人与自然要和谐，这叫天人合一；人与人之间要和谐，这叫人我合一；人自己心身要和谐，这叫形神合一。达到这三个层面的"和"，才是健康的人。《黄帝内经》说的"法于阴阳，和于术数""阴平阳秘，精神乃治"，调理阴阳，"以平为期"，就体现了阴阳和谐的理念。

五、 森林和树木：中西医文化的异同

　　有人说："中医是治人，西医是治病。"也有人说："中医是只见森林不

见树木，西医是只见树木不见森林。"这些说法虽然有些尖刻，但中医重视整体、重视宏观，西医重视具体、重视微观，倒是事实。

SARS（非典）是新世纪人类遭遇的第一场瘟疫灾难。当它突如其来的时候，中医和西医调动起自己所有的智慧勇敢地面对。西医采用微观、精确的方法寻找 SARS 的病原体，现在找出的是一种变异的冠状病毒，然后运用最新的分子生物学技术对这一病毒进行测序，接下来就要筛选、开发能杀灭这一病毒的药物；中医则用宏观的、辩证的方法，不管它是什么病毒病菌，都是一种邪气，"非典"属于温病范畴，根据症状、体质等信息，就可以辨别出不同的"症"。然后对"症"下药。西医采用对抗性治疗，需要找出敌人，然后制造出针对性的杀伤武器去杀灭敌人；中医用药物增强体内的正气，调整人体的自组织能力，让机体的正气——自组织能力营造出一个病毒不能生存的内环境。

西方人用分析还原的方法看待问题，中国人用整体思辨的方法看待问题。中医把人看成一个不可分割的整体，"人体小宇宙，宇宙大人体"。在中医看来，人体内部是一个整体，人体与外部环境也是一个整体。人体内部的各结构之间是相互联系、不可分割的，各功能之间是互相协调、互相影响的。人和自然环境之间也是密切关联的，中医历来重视人和自然环境、社会环境的联系，重视季节、昼夜、地理环境等对人体的影响，反映了"天人合一""天人相应"的东方思想。这种整体思想贯穿于中医的生理、病理、诊法、治疗和养生等所有领域。

对待疾病，中医学是辨别"症"，西医学是辨别"病"。"症"是整体的、宏观的"森林"，"病"是具体的、微观的"树木"。过去，中医在没有现代科学知识和精密检验仪器的情况下，发明了一套独特的诊断、治疗疾病的方法——"辨症"。首先用望、闻、问、切四种诊断方法收集病人反映出来的客观信息，然后根据八纲——阴阳、表里、寒热、虚实，对脏腑、气血以及六经、三焦、卫气营血进行综合、分析、归纳，以寻找病症的根源和病变的本质、部位和邪正之间的关系，最后判断为某种性质的"症"。这一过程，中医称之为"辨症"。根据辨出的"症"，然后确定适当的治疗方法和药物、方剂。

神医华佗曾给两个都患了头痛身热、症状完全相同的病人看病，在给他们开方时，一个用了泻下药，一个用了发汗药。有人大惑不解地问："为什么同样的症状却开出了不同的药方？"华佗说："他们两个人一个是内实症，一个是外实症，所以要用不同的治法。"到了第二天，两个人的病全都好了。在中医看来，不同的病症，可以是同一个"症"，也就可以采用同一治疗方法；相同的病症，可以是不同的"症"，也就可以采用不同的治疗方法。这就是中医所说的"同病异治""异病同治"。

医圣张仲景的《伤寒杂病论》是第一部辨症论治的临床医学经典。它系统创立了包括理法方药在内的辨症论治原则，其中以六经辨症治疗伤寒，以脏腑辨症治疗杂病，使中医的基础理论与临床实践紧密结合起来，奠定了中医治疗学的基础。辨别病"症"是不是准确，直接关系到用药处方的效果。

六、 悖论：中医是不是科学？

那些主张取消中医的人，一个最大的理由就是"中医不科学""中医是伪科学"。要回答中医是不是科学这个问题，其实很简单，只要搞清楚什么是"科学"就一目了然了。

笔者曾多次说过，如果按照西方关于"科学"的严格定义，中医当然不是"科学"，因为严格意义上的"科学"是17世纪牛顿力学之后才有的。这种"科学"必须符合三项要求，那就是逻辑推理、数学描述、实验验证，必须具备客观性、精确性、可重复性、可验证性。试想两千年以前在中国诞生的中医学怎么是这种"科学"呢？所以笔者一直不赞成用"科学"这个词来评价中医。中医和西医是两个体系，中医和"科学"是两个体系，为什么要用西医、要用"科学"来评价中医呢？

可是面对现代科学的强大话语霸权，中医的"现代科学化"似乎成了必由之路。一大批老中医在忧心忡忡：中医的现代科学化能否继续保持中医的传统？能否继续保持中医的特色和优势？笔者在20世纪末提出了"中医现代化悖论"：中医能实现不改变自己非现代科学特色的现代科学化吗？简单地说就是中医学不是现代科学，能做到既保留这一特色又符合现代科学规范吗？中医学"现代化"，必然要以丢弃或改变自己的特色为前提；可是不"现代化"又难以融入现代科学的大潮。当代中医就这样陷入了一个两难的境地，面对一场生与死的抉择。中医学在不知不觉中陷入了"现代化—科学化—西医化—毁灭化"的危险境地。

这个"悖论"一经提出即引起各方的关注和争议。笔者要申明的是，我决不反对中医现代化，但反对在"现代化"的旗帜下搞"科学化""西医化"；我决不反对用科学方法来研究中医，但反对用"科学"来改造中医。我始终认为中医药的科学研究是十分必要的，但目的不是要改造中医，尤其是在现代科学无法解释的情况下，不要妄下结论。

"科学"不是检验真理的标准，疗效才是检验医学的标准。是不是"科学"有什么关系？有没有疗效才是最重要的。"国医大师"陆广莘多次呼吁：目前我们所要做的不是争论中医是不是"科学"，而是要回归医学的目的。医学——无论中医学还是西医学，都是以人类生命的健康为目的的，而医学的这一目的还远远没有实现，是需要长期努力、不断探求的。不管白猫黑猫，逮到老鼠就是好猫。在探求的过程中，可以采用各种不同的方法，可以用物理的、化学的方法，也可以用阴阳五行的方法，可以用"科学"的方法，也可以用"非科学"的方法。当然最理想的就是多种方法有机结合起来，从而实现人文与科学的统一、微观和宏观的统一、分析还原与整体思辨的统一，形成一种融合中西医各种医学之长的新的医学形态。

七、 展望：中医的未来发展之路

对于中医的发展，笔者的基本主张是：坚守主体，发扬优势，融会新知，开拓创新。

实际上，中医应当也只能按照中医的规律去发展。中医的主体不能丢，这个主体就是中医的思维方式、价值观念。中医要发展，必须重新确立自己的主体地位。中医本身自有一套理论体系与发展规律，中医在为自己的生存寻找依据时，不必要用另一套话语系统来证明自己的合法性。

我们必须搞清楚中医的主体定位。中医学是基于人文和生命的医学。所谓基于人文，是说中医学不仅具有强烈的人文关怀、人文精神、人文品格，而且具有丰富的人文内涵，中医用阴阳五行等人文模式构建了自己的医学体系。人文关怀、人文精神、人文品格，这是无论中医还是西医都应该具备的，但阴阳五行的人文内涵却是中医所独有的。当代著名中医学家王永炎院士曾说过："中医是基于生命的医学，西医是基于疾病的医学"。笔者非常赞同这一观点。中医关注人的整体生命，而不是具体的物质结构。中医将人看成形神合一、天人合一的整体，用整体动态思维看待生命的变化，人的健康就是整体生命的和谐，人的疾病就是整体生命的失衡；西医更关注疾病，用还原分析思维看待人的疾病变化，用物理和化学原理来解释病因、病理、病位。中医和西医各有优劣，各自解决了生命不同层面的问题。两者是"和而不同"的，如果抹杀了两者的不同，把中医简单地还原为物质结构，甚至把中医改造成以还原分析为基本方法的自然科学，中医也就不成其为中医了。

就目前情况而言，中医的当务之急不是去设法求证自己是否"科学"，不是去用还原论方法寻找自己的物质基础，而是要集中精力、认认真真地去研究一下自己的优势在哪里、劣势在哪里，要制定临床评价标准，对中医治疗的疗效进行统计、评估，找出中医的优势病种，哪些病中医疗效超过西医，然后去发扬这一优势。千万不要处处与西医争短长，更不能包打天下，自欺欺人。在此前提下，要吸收现代科学的成果和方法，不断开拓创新。

中医在中华文化的传承与复兴中起着重要作用，中医学的复兴是中华文化伟大复兴的重要标志。中华文化是中华民族生生不息、绵延数千年的不竭动力，在中医中药的庇佑下，几千年来中华民族生命得以繁衍，身体得以康健。中医药学体系融合了历代的人文、科学成就，较完整地保留了中国传统文化，其理论原理和方法在当今社会生活中仍具有非常重要的作用和价值。今天的中国国力增强，人民生活水平不断提高，已经有足够的自信来面对自己的历史文化。自然，我们也应有足够的勇气面对中医现实存在的问题，直面中医今天所处的困境，以理性的态度来继承和发展中医。

中医学为人类提供了另一种科学范式。中医学不是那种建立在结构论、还原论、公理论基础之上的科学，而是一种建立在生成论、整体论、模型论基础之上的科学。中医将治病与治人有机地结合起来，德术并重，体现了工具理性与价值理性的巧妙结合，在西方工具理性的科学之外，为人类提供了一个具有东方特色的科学范式；其迥异于西方科学的"气—阴阳—五行"思维及理论工具为科学的多样性提供了一个鲜明的注脚。中医学为人类的思维方式提供了另一个不竭的源泉，丰富了人类科学的宝库。

中医是中国的原创医学，是当前最有可能带动我国科技创新并领先世界、引领全人类健康事业方向的医学。中医学在人类健康事业发展中起着不可替代的作用。中医药能够发展延续至今，正是把握住了人与外在环境密切相连的规律，从生理、心理、社会、环境等多因素出发，整体、全面地把握人与自然的联系，揭示人的生命价值和意义，保护生命，维护健康，防治疾病，提高生存质量。中医以人为本，尊重生命、尊重人、保护人，以德为先，治病的同时将人作为活生生的个体来看待，注重人文因素在发病过程中的影响。中医以不伤害人体为本，望、闻、问、切四诊，充分尊重人；针灸推拿等各种治疗以给人的损伤和刺激最小为基本原则，中医治病所选用的药物均来自天然药物。中医药具有简、便、验、廉的特点。发展中医药是解决卫生事业发展困境、人人享有基本医疗服务的必然选择。

未来的世界应该是一个多样性的世界。文化是多元的，科学也应该是多元的。传统文化的发展应该与时俱进，与当代文化并行不悖，中医与西医应该和而不同，殊途同归，共同为人类的健康事业服务。

（根据作者 2009 年 5 月在北京中医药大学的演讲整理而成，原载于《光明日报》2009 年 6 月 11 日）

中医药文化核心价值
"仁、和、精、诚"四字的内涵

中医药文化核心价值是中医药之"魂",这一核心价值为什么被凝练为"仁、和、精、诚"四字?四字之间是什么关系?有什么深刻含义?本文对此做一探讨,以厘清关系、阐明内涵。

一、 "仁、和、精、诚"四字的凝练

中医药文化核心价值的内核体现了中医药的本体观、价值观、道德观和思维方式等,我们用"仁、和、精、诚"四个字来概括①。凝练这四个字,是充分考虑到中医药文化核心价值作为中医精神理念、价值取向、道德观念的总和,应当综合体现中医药学的生命观、身体观、天人观、疾病观、诊疗观、养生观,应当成为中医学、中医人、中医院、中医校共同信奉和遵循的精神信仰,所以必须是在长期的历史发展中形成的,既要有历史文献依据,又必须简明精练。

"仁、和、精、诚"四个字,每一个字都代表一个层面,每一个层面都是难以被替代的。具体地说就是:医心仁,医道和,医术精,医德诚。"仁"是中医学与中医人的出发点,是内心的信仰;"和"是中医药核心价值和思维方式的集中体现,是中医药学的灵魂所在;"精"是掌握中医药技术的根本要求;"诚"是对中医药从业者伦理道德和行为规范的总体要求。其中"仁"和"诚"往往容易混淆,其实结合孙思邈"大医精诚"的论述,不难看出"仁"偏重于内在的"大慈恻隐之心","诚"偏重于外在的真诚救人的行为规范。

① 张其成,周晓菲. 认识中医药文化的内涵 [N]. 中国中医药报,2009 – 07 – 16 (3).

二、 医心 "仁"

中医之 "仁" 表现在两个方面：一是医术之仁——"医乃仁术"，二是医者之仁——"医者仁心"。

"仁" 的意思就是 "爱"，仁者爱人。《说文解字》曰："仁，亲也。从人从二。" 徐铉注："仁者兼爱，故从二。""仁" 又写作 "忎"，是亲爱、仁爱的意思。"仁" 字古文又写作 "忎"。徐灏《段注笺》曰："千心为仁，即取博爱之意。" 这个解释是错误的，从郭店楚简 "仁" 字写法看，上面不是 "千"，而是 "身"，下面是个 "心"，表明爱人要从内心和行为上都表现出来。"仁者爱人" 含有爱自己、爱别人、爱众人之意。

(一) 医术之仁

"医" 作为一种职业，其目的就是治病救人、救死扶伤，这一职业特点被称为 "仁术"。"仁术" 一词最早出现在《孟子·梁惠王上》，一开始并不是指治人、治病的医术，而是指一种仁爱行为，进而推广到治国之术。孟子针对齐宣王以羊易牛、不忍见其死的做法评价说："无伤也，是乃仁术也"。就仁爱、无伤这一点来说，医术表现得最为明显，所以后世 "仁术" 专指医术。仁爱之心通过医这一 "术" 得到最充分的体现。"仁" 是 "术" 的前提，"术" 是 "仁" 的体现。医术使爱人、爱己的 "仁爱" 思想得以具体落实，于是 "医乃仁术" 成为人们的共识。如 "良医以仁术救世"（北宋《太平圣惠方卷第一》），"医者，圣人仁民之术也"（明代刘纯《玉机微义》），"医乃仁术也，笔之于书，欲天下同归于仁也"（明代汪机《推求师意·序》）。此外一些书名中直接用 "仁术"，如明代张浩《仁术便览》、清代王士雄《仁术志》，都是医书。

"医术之仁" 主要表现在两个方面。

1. 医为寄托性命之术。《素问·宝命全形论》曰："天覆地载，万物悉备，莫贵于人。" 晋代王叔和《脉经·序》曰："医药为用，性命所系。" 唐代孙思邈《备急千金要方·序》曰："人命至重，有贵千金。" 宋代朱肱《活人书·序》曰："夫术至于托生命，则医非小道矣。" 元代王好古《此事难知·序》曰："盖医之为道，所以续斯人之命，而与天地生生之德不可一朝泯也。"元代王珪《泰定养生主论·序》曰："医者人之司命，任大责重之职也。"正因为如此，所以"夫医者，非仁爱之士不可托也，非聪明理达不可任也，非廉洁淳良不可信也"（《褚氏遗书》）。医术不仅直接关乎人的生命，而且与天地相通相应。《素问·宝命全形论》曰："人以天地之气生，四时之法成。"《灵枢·岁露》曰："人与天地相参也，与日月相应也。"明代张介宾《类经·序》曰："上极天文，下穷地纪，中悉人事，大而阴阳变化，小而草木昆虫，音律象数之肇端，脏腑经络之曲折，靡不缕指而胪列焉。大哉！至哉！垂不朽之仁慈，开生民之寿域，其为德也，与天地同，与日月并，岂直瞬瞬治疾方术已哉！"

2. 医为济世救人之术。《灵枢·师传》曰：医术"上以治民，下以治身，使百姓无病，上下和亲，德泽下流，子孙无忧，传于后世，无有终时"。张仲景在《伤寒论·序》中指出，医者作用"上以疗君亲之疾，下以救贫贱之厄，中以保身长全，以养其生"。唐代王冰《重广补注黄帝内经素问·序》指出，医者目的就是"释缚脱艰，全真导气，拯黎元于仁寿，济羸劣以获安"。宋代许叔微《伤寒论著三种·序》曰："医之道大矣，可以养生，可以全身，可以尽年，可以利天下与来世，是非浅识者所能为也。"清代喻嘉言在《医门法律》中指出，"医，仁术也……视人犹己，问其所苦，自无不到之处。"不仅如此，医者还可治国济世，孙思邈《备急千金要方·诊候》曰："古之善为医者，上医医国，中医医人，下医医病。"治国、治人、治病三位一体，理无二致。

（二）医者之仁

中医之"仁"是通过医者体现出来的，也就是中医药从业人员的伦理道德和行为规范，既表现为医者尊重生命、敬畏生命、爱护生命的"仁心"，又表现为医者行医过程、进药炮制过程中的"至诚"行为。为了区分"仁"和"诚"，特将医德行为规范放在"诚"中阐述。"医者仁心"主要表现在以下几个方面。

1. 大慈恻隐之心。这是孙思邈《大医精诚》开篇提出的"凡欲为大医，必当安神定志，无欲无求，先发大慈恻隐之心，誓愿普救含灵之苦"。可见"大慈恻隐之心"是成为一个"大医"的第一条件。这里的"大慈"

就是"大慈悲"，是佛家用语，予乐为慈，拔苦为悲。"慈"同样是老子提出的三宝中的第一宝，曰"吾有三宝，持而保之，一曰慈，二曰俭，三曰不敢为天下先"。"恻隐"是儒家用语，孟子曰："恻隐之心，仁之端也"（《孟子·告子上》）。做一名大医，必须有仁爱之心。因为医者面临的患者都是身心有疾病痛苦的人，所以决不能有一丝一毫的嫌弃、厌恶、冷漠之心，反而应该更加同情、怜悯，"其有疮痍、下痢，臭秽不可瞻视，人所恶见者，但发惭愧、凄怜、忧恤之意，不得起一念蒂芥之心，是吾志也"，这是医者应该具备的最基本的品德。

2. 普同一等之心。普同一等包括两方面的意思，一是医者与患者是等同的，二是所有的患者是等同的。首先医者要做到与患者等同，需推己及人，视患若己，正如孙思邈所言："见彼苦恼，若己有之"。对待患者"皆如至亲之想"，清代喻嘉言《医门法律》指出，"医，仁术也……视人犹己，问其所苦，自无不到之处"。清代徐延祚《医粹精言》提出医者要"以局外之身，引而进之局内，而痛痒相关矣"。其次，所有患者都是平等的，要一视同仁。孙思邈曰："若有疾厄来求救者，不得问其贵贱贫富，长幼妍媸，怨亲善友，华夷愚智，普同一等，皆如至亲之想。"明代医家陈实功所立"医家五戒"，第一戒便是"凡病家大小贫富人等，请视者便可往之，勿得延迟厌弃，欲往而不往，不为平易"。

3. 不私其有之心。古代医圣、药王、大医、良医都不会把医道、医术、良方据为己有、秘为私藏。无论《黄帝内经》《伤寒杂病论》，还是后世大家著书立言，皆以医道示人，以良方传世，以济世救人的胸怀传承医道医术。吴有性赞曰："仲景以伤寒为急病，仓卒失治，多致伤生，因立论以济天下万世，用心可谓仁矣"（《瘟疫论》）。刘纯感叹曰："良方录传，不惟及于一家一国，且遍于天下而传于后世，岂不愈于身亲为之者耶"（《杂病治例》）。然而后世的确有医家藏为己有，宋代医家陈自明批评"今之医者，或泥古，或吝秘，或嗜利以惑人，其得罪于名教多矣"（《外科精要》）。清代陆以湉则谴责这种"每见得一秘方，深自隐匿，甚至藉以图利，挟索重赀"的行为"殊堪鄙恶"（《冷庐医话》）。

由于"仁"乃儒学的核心思想，"医乃仁术"源于"仁者爱人"，所以历史上出现了医儒相通、儒医不分的现象，出现了因儒而医的"儒医"群体。范仲淹曰："不为良相，愿为良医。""儒医"群体从汉代已经逐渐形成，到了宋代更是蔚为大观，"儒医"之名正式开始流行。正如清代徐松在其《宋会要辑稿》中所说："政和七年……朝廷兴建医学，教养士类，使习儒术者通黄素，明诊疗，而施与疾病，谓之儒医"，以至于"无儒不通医，凡医皆能述儒"。明代徐春甫《古今医统大全·儒医》曰："吾闻儒识礼义，医知损益。礼义之不修，昧孔孟之教，损益之不分，害生民之命。儒与医岂可轻哉？儒与医岂可分哉？"

其实从两汉之际佛教传入中国以后，佛家的慈悲心、菩萨心渐渐和儒家的仁爱心、恻隐心相结合，共同成为医家的发心，如孙思邈《备急千金要方·大医精诚》开篇所说的"先发大慈恻隐之心"即是例证。

三、 医道"和"

"和"是中医药的核心和灵魂，笔者认为，中医学的核心价值如果用一个字概括，那就是"和"字[①]。中医学的核心价值是中华文化核心价值的体现，中华文化的核心价值一个字也是"和"，两个字就是"中和"。从《尚书·尧典》"协和万邦"，到《周易·乾卦·象传》"保合太和"，从西周末年史伯"和实生物，同则不继"，到春秋末期老子"冲气为和"、孔子"和而不同"，"和"逐渐成为中华文化的核心价值，并在中医药学中得到最好的应用和发展。

"和"的内容极为丰富，"和"主要是指相对的两类事物、两个方面即"阴"和"阳"的中和、和合、和谐，"阴阳和"可表现为天人合一、人我合一、形神合一，以及合一之后和谐圆融的"太和"状态。"阴阳和"将宇宙万物、人与自然、人与社会、人体本身构成一个有机的、生生不息的整体。"和"是宇宙万物生命生生不息的前提和基础，人体只有"和"才能达到健康、快乐、智慧的最高境界。"和"的价值观念表现在中医药学所有层面。

---

① 周颖. 中医应当坚持主体发展：访北京中医药大学教授张其成［N］. 中国中医药报，2008－04－17（3）.

（一）在自然观上是"天人相和"

就天和人的关系而言，天为阳，人为阴；天人合一，达到太和。"太和"是《易传》提出的最高价值观念，对汉以后中国文化的价值观起到了导向的作用。《周易·乾卦·象传》曰："乾道变化，各正性命，保合太和，乃利贞。"朱熹认为，"太和，阴阳会合冲和"。《黄帝内经》充分表达了这一核心价值，如"法于阴阳，和于术数"（《素问·上古天真论》）；"人以天地之气生，四时之法成"。"夫人生于地，悬命于天；天地合气，命之曰人。人能应四时者，天地为之父母；知万物者，谓之天子"（《素问·宝命全形论》）。"夫自古通天者，生之本，本于阴阳……皆通乎生气"（《素问·生气通天论》）。人居天地之间，天地人只有得其"和"，才能风雨有节，寒暑适时，天地和而气和，气和而心和，心和而形和，人才得以长生久视。中医的目的就是要使人与自然达到"太和"状态，如明代李盛春《医学研悦·伤暑全书》曰："庶起轩黄岐伯于当年，以常回太和之宇也"。医者治病首先要顺应人与自然，不能破坏人与自然的和谐，如明代万密斋《痘疹心法·自序》曰："所谓无伐天和，无翼其胜也"。如果人与天地自然失去和谐，就会得病，医术就是使"失和"重新恢复到"天和"，如宋代《重刊本草衍义·总叙》曰："是以疾病交攻，天和顿失，圣人悯之，故假以保救之术，辅以蠲疴之药，俾有识无识，咸臻寿域"。

（二）在社会观上是"人我相和"

作为医者，其社会关系主要是与患者的关系、与同道的关系，要做到信和、谦和、温和。对待患者，要言语温和、待患若亲，动须礼节、举乃和柔，勿自妄尊、不可矫饰，诚信笃实、普同一等。对待同道，要礼让谦和，互资相长，互学互帮，顾全大局，打破门户之见。孙思邈在《大医精诚》中对医者和患者、同道和谐相处做了具体的论述。医患关系的"和"对于解决当前医患矛盾、和解医患关系有着重要的意义。

（三）在身体观上是"形神相和"

《素问·上古天真论》提出养生的一大总则就是"法于阴阳，和于术数"，就人体而言，形与神、身与心、气与血等都是"阴阳"，该篇提出了养生的四大方法，即"食饮有节，起居有常，不妄作劳，形与神俱"。饮食要与自己的体质、身体状况相和，起居要与时令、昼夜规律相和，运动要与自己的年龄、身体相和，心神要与形体相和。从某种意义上说，饮食、起居、运动表面上看都属于"形"的层面，其实都要与心神相合，不能分离。前三个层面最后都要落实在"形神相和"上。人自身的起居服食、视听言动、喜怒哀乐无所过，达到身体的情志和、气血和、脏腑和、经络和，也就是形神合一、心身合一，那么必定能宝命全形、健康延年。

（四）在治疗观上是"阴阳相和"

《黄帝内经》曰："生之本，本于阴阳"；"阴阳者，天地之大道也……治病必求于本"。中医学认为，疾病就是阴阳不和，治病就要调和阴阳。中医用药疗疾的目的是"谨察阴阳所在而调之，以平为期"。为医者在诊断治疗上整体审查、四诊合参、辨证求本、处方用药，都是以调中致和为价值取向，无论是汤药、针灸，还是砭石、导引，其目的都是要使患者形神相和、气血相和、四气相和，形神、气血都是阴阳，四气五味、五脏六腑也是阴阳，五行是两对阴阳加上中土。"阴阳"不仅是生命的根本，而且是治病的根本。阴阳调和，则疾病自然消除。中医用阴阳二气互根互用、消长转化的平衡"调和"关系来描述身体的生理病理过程，如"阴阳之要，阳密乃固……因而和之，是谓圣度"，四诊八纲辨证就是在动态中寻找"失和"，各种治疗手段都是使患者达到"阴平阳秘，精神乃治"的平人状态。

四、医术"精"

"精"和"诚"是孙思邈提出的作为"大医"必备的两方面价值要求，其中"精"是医术要求，"诚"是医德要求。"精"体现了中医医术要精益求精，怎样做到医术精？笔者认为不仅表现在学医行医的行为上，而且还表现在研医悟医的思维上。

（一）学医要"博及医源，精勤不倦"

孙思邈认为，医道是"至精至微之事"，千万不可以"求之于至粗至浅之思"，"故学医者必须博及医源，精勤不倦，不得道听途说，而言医道已了，深自误哉"！医源在哪里？孙思邈在《备急千金要方·大医习业》中明确指出："凡欲为大医，必须谙《素问》《甲乙》《黄帝针经》……又须妙解阴阳禄命、诸家相法及灼龟五兆、《周易》六壬，并须精熟，如此乃得为大医。"笔者把孙思邈学医的要求，概括为两门专业课、六门专业基础课，两门专业课即医学和易学课程，六门专业基础课为五经、三史、诸子、内典、老庄、天文。这些课程"若能具而学之，则于医道无所滞碍，尽善尽美矣"。可见学医不仅仅是学习医书、医方，而且要学习以《周易》为核心的传统文化知识，而后者正是"医源"。所以明代医家张介宾发出感叹："不知易不足以言大医！"诚哉斯言！张仲景早就说过：学医必须"勤求古训，博采众方"，学医之大忌就是"不念思求经旨，以演其所知，各承家技，始终顺旧"（《伤寒论序》）。唐代王冰说：拯救百姓疾苦而达到健康长寿的医学，"非三圣道，不能致之矣。"这个三圣道就是伏羲、神农、黄帝之书（《黄帝内经素问·序》）。虽然这三圣即"三皇"之书今已不存，但从三皇传承下来的《易经》《神农本草经》《黄帝内经》却经后人整理保留下来，这些都是学习中医必须精熟于心的。

（二）行医要"精益求精，臻于至善"

中国古代医者被称为"工"，《说文解字》曰："医，治病工也"。中医也自称是"工"，《黄帝内经》和《难经》都称医为"工"，但对"工"做了区分，分为"上工""中工""下工"三等。为医者应该成为"上工"。中医人深刻认识到治病的过程其实就是"工匠"制作和打磨产品的过程，对患者从四诊合参、辨证论治，到处方用药、针灸导引，每一步都精雕细琢，不可以有任何差错，如此才能把患者变成健康的人。但中医治疗的对象不是"物"而是"人"，所以又与一般工匠有极大的不同点，它是"至精至微之事"，又是至高至深之事，涉及人命，"人命至重，有贵千金"，所以一定要加倍地精益求精，一定要掌握一种释缚脱艰、安身立命、救死扶伤的高超技艺，要成为"上工"。只有专心医道，寻思妙理，审问慎思，明辨笃行，持之以恒，把精勤治学、精研医道贯穿一生，方能临证不惑，救死扶伤，切不可浮躁偏执，一知半解，浅尝辄止。

（三）研医要"惟精惟一，精思妙悟"

中医思维方式主要表现为整体思维、象数思维、变易思维、中和思维、直觉思维①。中医学的象数思维主要体现在取象运数的思维方法之中，运用取象比类，分析人的生理病理功能结构，建立"藏象"学说；在对疾病的认识上，将各种病症表现归结为"证象"，建立辨证论治理论体系。所谓"藏象""脉象""证象"等，其本质就是"意象"。这种"意象"是源于实体又高于实体的，需要有高超的直觉思维、悟性思维来把握，中医学称之为"心悟""心法"。在直觉思维过程中，人们的思维能动性被充分发挥，思维潜力得到充分发掘，从而具有逻辑思维无法代替的功能。而要培养这种高超的直觉心悟能力和取象类比能力，就必须"惟精惟一"。《尚书·大禹谟》曰："人心惟危，道心惟微。惟精惟一，允执厥中。"惟精惟一，就是要用功精深，用心专一。王阳明曰："惟一是惟精主意，惟精是惟一功夫，非惟精之外复有惟一也。""允执厥中"，主要指持守中道，同时"中"也可指"心"，总之要守持精深、专一的心。这原本是尧舜禹时代相传的挽救人心、彰显道心、治国安民的"十六字心传"。上医治国，中医治人，下医治病，所以同样也是一个大医、上工应该要修炼的功夫。

五、医德"诚"

医德"诚"是医心"仁"的外在表现。如果说"仁"偏于恻隐为端、慈悲为怀的医者之心，那么"诚"就是偏于心怀至诚、一心赴救的医德行为。孙思邈《大医精诚》为后世医家树立了典范，曰"凡大医治病，必当安神定志，无欲无求，先发大慈恻隐之心，誓愿普救含灵之苦"；"普同一等，皆如至亲之想"；"见彼苦恼，若己有之，深心凄怆……一心赴救"；"详察形候，纤毫勿失，处判针药，无得参差"。后世苏耽橘井泉香，董奉杏林春暖，壶翁悬壶济世，华佗青囊度人，此等苍生大医，都是"医德至诚"的模范！

"诚"是对一个业医者从内心到行为的基本要求，主要表现在以下三个方面。

① 张其成. 中医哲学基础［M］. 北京：中国中医药出版社，2004：289-345.

（一）医者发愿必须"心地诚谨，心怀至诚"

诚有诚信、诚实、真诚、诚敬等意。《说文解字》曰："诚，信也。从言，成声。"《礼记·中庸》曰："诚者，天之道；诚之者，人之道。"《孟子·离娄上》曰："诚者，天之道；思诚者，人之道。"以上都是指诚是天道法则，是天地的根本属性，而做到诚、追求诚是人道法则，是做人的基本要求。作为一个医者，面对病痛缠身、羸弱无助的患者，必须以至诚之心相待，痛病人之所痛，苦病人之所苦，推己及人，从局外进到局内，易地以观，换位思考。如果把自己当成患者，站在患者的立场、处境，那么自己的思想感情就会发生变化，责任感就会油然而生。这时所发出来的就是"诚心"，也就是孟子所说的恻隐之心、羞恶之心、辞让之心、是非之心，这"四心"也就是仁、义、礼、智"四德"的开端。"人之有四端，犹其有四体也"，也就是说四心、四端是人的本性，是与生俱来的，是至诚至信的。这种"至诚之心"也就是医者之仁心。

（二）医者对待患者的行为必须"真诚恳切，守信戒欺"

孙思邈对医者看病的行为规范做了具体的规定，如在患者求救时要求"深心凄怆，勿避险巇，昼夜、寒暑、饥渴、疲劳，一心赴救，无作功夫形迹之心，如此可为苍生大医"。面对患者"其有疮痍、下痢，臭秽不可瞻视，人所恶见者，但发惭愧、凄怜、忧恤之意，不得起一念蒂芥之心，是吾志也"。明代太医龚廷贤提出"医家十要"和"病家十要"，明代陈实功提出"医家五戒""医家十要"，都对医者及患者行为做出了具体规定。对待患者要严守医密，不以虚言诳人，不以危言相恐，不以神方秘术炫世惑众，不曲顺人情以保己名。在处方用药上要实事求是，切忌为了牟利过度诊疗、过度处方。在进药炮制上，要剔除伪劣，选药上乘，如法炮制。

（三）医者自我行为必须"诚信求真，慎独自律"

《大学》曰："此谓诚于中，形于外，故君子必慎独也。"《中庸》曰："是故君子戒慎乎其所不睹，恐惧乎其所不闻。莫见乎隐，莫显乎微。故君子慎其独也。"孟子亦曰："君子慎独。"可见"慎独"主要是对"诚"而言的，"圣人重诚，敬慎所忽"。"慎独"是儒家提出的个人道德修养的重要概念，通俗地解释就是谨慎独处，在没有人在场或监督的时候也能够严格要求自己，不做违背道德良心的事。"慎独"是自律的最高层次。作为一个医者更要"慎独"，始终保持医德之"诚"，不忘初心，不欺天、不欺人。由于医学不断发展进步，所以要求医护人员求真务实，踏实进取，终身学习，不能有半点马虎，同时还要从事科研，发表论文、著书立说，严禁抄袭剽窃、弄虚作假，在为人处世、对待同道上要诚笃端方，力戒傲慢偏见。孙思邈明确指出："夫为医之道，不得……道说是非，议论人物，炫耀声名，诋毁诸医。"

综上所述，中医"仁、和、精、诚"的核心价值对于解决当前看病难、看病贵问题，解决医患矛盾、和解医患关系，对于培养中医药高端人才、推动中医药科研创新、促进中医药事业产业发展、助推"健康中国"建设都具有重要意义。

（原载于《中医杂志》2018 年第 22 期）

中医文化的失落与复兴

在很多年轻人看来，中医是遥远的，神秘而不可信。殊不知，几千年来中华民族就是在中医中药的庇佑下，生命得以繁衍，身体得以康健。在中国的黄土地上，中医文明之河顽强地流淌着，至今仍在滋养着华夏儿女。

其实，世界各民族都有自己的传统医学——阿拉伯医学、古印度医学、古埃及医学……然而它们又都先后枯竭、相继消亡了，唯独中华民族的传统医学——中医学还在流动、还在生长。在科学技术高速发展的当今世界，人类在享受现代医学带来的福祉的同时，也深切感受到医源性、药源性疾病带来的新的痛苦。在高科技的"双刃剑"面前，人们不由得将目光转向了东方，转向了中医中药。那些对东方、对中国的古老文明还比较陌生的西方人惊异于中医的神秘理论和神奇疗效，在无奈中看到了些许希望，产生了浓厚兴趣，从而走进中国、走进中医。

中医的力量是无形而实在的。当今的中华大地上，还有 2900 多所县级以上中医医院，每天接诊成千上万的患者；还有近 30 所中医高等学府，十几万莘莘学子每天都在朗朗诵读着中医的古老经典。从大洋彼岸到欧亚大地，只要有华人的地方就一定有中药的芳香、针灸的神妙……

然而，在繁华的背后，还有一股潜在的负面力量，这股力量时沉时浮。中医从业者深深地感觉到一种潜在的危机。这种危机由来已久，于斯为盛。

一、 失落的文化与失语的中医

近百年来，中医的发展一直是坎坷的，一个时期甚至遭遇被取缔、被消灭的命运。中医的危机从根本上说就是中国传统文化的危机。

伴随着新文化运动"德先生"和"赛先生"的提出，传统文化遭到猛烈的抨击，作为传统文化一部分的中医药学也不可避免地遭到前所未有的批判，其在中国的医学主导地位也受到冲击。科学主义的盛行，使西方学科分类及其"形式和方法"成为是否"科学"的评估标准，中国所有的既存学术都面临着一个取得科学"资格"的问题，中医药学自不例外。科学在近代中国达到了"几乎全国一致的崇信"，凡是不符合"科学"的东西，都要遭到批判、唾弃。在"五四"时代所建立的话语霸权之下，带"中"的一切事物都失去了合法性。而唯一合法的话语便是科学。

在这样的语境中，中医也必然丧失自己的语言。作为传承中医药文化的重要阵地——中医药高等院校，本来是传统文化的重要阵地，应该是最有资格也是最应该弘扬传统文化的地方，却完全按照西方科学模式进行构建，用所谓的现代科技来研究中医药。在中医院校，用动物来做试验或用分子生物学等来培养造模才是正统，而用符合中医文化特征的方法研究中医倒成了异类，传统中医反而被挤在人不欲见的偏僻角落。中医院校一版又一版的教材也变得越来越"现代化"，语言表达也越来越"标准化""客观化"，似乎这样一来，就符合"科学"的规范，学生们也就更容易理解中医、掌握中医了。与传统文化密切相关的主干课程——医古文，越来越被边缘化，在中医师职称考试中也已被取消，而换成能与西方科学接轨的现代语言工具——英语。其他与传统文化相关的课程，更是只作为中医院校可有可无的选修课。

"问渠那得清如许，为有源头活水来。"失去源头的中医能够继承就已令人欣慰，更遑论创新与发展。近几十年来，政府对中医的关怀、保护和扶持力度不可谓不大，中医药教育规模也在一天天扩大，但中医发展并没有取得我们所期望的效果，反而是中医的医疗市场在不断萎缩，中医的临床治疗手段也在一点点消逝，明显出现了"一代不如一代"的现象。这些不能不引起我们深深的思虑。

造成这种现象的根本原因，笔者认为是长期以来西方文化中心论、现代科学霸权主义思想造成的后果。在这种文化观念的指导下，中国人的民族自信心受到了一而再、再而三的打击，中国的传统文化受到了一而再、再而三的摧残，中医学也受到了一而再、再而三的打压。于是，在医疗制度上、在教育教学上、在科研设计上、在医疗思路上，都出现了西化的倾向。然而西化的结果又不像原本的设想那样发展了中医、提高了疗效，反而是事与愿违。

二、 森林和树木：中西医治病的异同

SARS（非典）是新世纪人类遭遇的第一场瘟疫灾难。当它突如其来的时候，中医和西医调动起自己所有的智慧勇敢地面对。这时他们的智慧通过他们不同的思维方式呈现出来。西医采用微观、精确的方法寻找 SARS 的病原体（一种变异的冠状病毒），然后运用最新的分子生物学技术对这一病毒进行测序，接下来就要筛选、开发能杀灭这一病毒的药物；中医则用宏观的、辨证的方法，不管它是什么病毒病菌，都是一种邪气，属温病范畴，根据症状、体质等信息，辨别出不同的"证"，然后对"证"下药。西医采用对抗性治疗，制造出针对性的杀伤武器去杀灭"敌人"；中医不采用对抗治疗，而是用药物增强体内的正气，调整人体的自组织能力，让机体的正气——自组织能力营造出一个病毒不能生存的内环境。

有人说："中医是治病的人，西医是治人的病。"也有人说："中医是只见森林不见树木，西医是只见树木不见森林。"这种说法过于尖刻了，不过中医重视宏观的"森林"，西医重视微观的"树木"，倒也是事实。

西方人用分析还原的方法看待问题，中国人用整体思辩的方法看待问题。中医把人看成一个不可分割的整体，"人体小宇宙，宇宙大人体"。在中医看来，人体内部是一个整体，人体与外部环境也是一个整体。人体内部的各结构之间是相互联系、不可分割的，各功能之间是互相协调、互相影响的。人和自然环境之间也是密切关联的，中医历来重视人和自然环境、社会环境的联系，重视季节、昼夜、地理环境等对人体的影响，反映出了"天人合一""天人相应"的东方思想，这种整体思想贯穿于中医的生理、病理、诊法、治疗和养生等所有领域。

对待疾病，中医学是辨别"证"，西医学是辨别"病"。"证"是整体的、宏观的"森林"，"病"是具体的、微观的"树木"。过去，中医在没有现代科学知识和精密检验仪器的情况下，发明了一套独特的诊断、治疗疾病的方法——"辨证"。首先用望、闻、问、切四法收集病人反映出来的客观信息，然后根据八纲——阴阳、表里、寒热、虚实这一总纲领，对脏腑、气血以及六经、三焦、卫气营血进行综合分析、归纳，以寻找病证根

源、病变本质、部位和邪正之间的关系，最后判断为某种性质的"证"。这一过程，中医称之为"辨证"，然后根据辨出的"证"，确定适当的治疗方法和药物、方剂。

神医华佗曾给两个都患了头痛身热、症状完全相同的病人看病，在给他们开方时，一个用了泻下药，一个用了发汗药。有人大惑不解地问华佗："为什么同样的症状却开出了不同的药方？"华佗说："他们两个人一个是内实证，一个是外实证，所以要用不同的治法。"到了第二天，两个人的病全都好了。在中医看来，不同的病症，可以是同一个"证"，就可以采用同一治疗方法；相同的病症，可以是不同的"证"，也就可以采用不同的治疗方法。这就是中医所说的"同病异治""异病同治"。

医圣张仲景的《伤寒杂病论》是第一部辨证论治的临床医学经典。它系统创立了包括理法方药在内的辨证论治原则，以六经辨证治疗伤寒，以脏腑辨证治疗杂病，使中医的基础理论与临床实践紧密结合起来，奠定了中医治疗学的基础。辨别病"证"是不是准确，直接关系到用药处方的效果。

中医看病是直观的、形象的、重视直觉体悟的认知过程。中医对人体生理、病理的认识不是从解剖形态出发，而是从功能出发。与动态功能相比较，实体的结构形态是不重要的。比如说中医讲"脏象"而不讲"脏器"，讲"气""阴阳"而不讲"形"，讲"经络"而不讲"神经"。中医很多概念只代表功能，不一定非有实体结构，"有名而无形"（《灵枢·阴阳系日月》）。"脏象""气""阴阳""经络"主要是通过直觉体悟感知的，不是由实证、实验方法得出的。"脏象"的生理结构与人体实际解剖部位并不相同，而是指功能相同、时空节律形态具有同步性、全息性的一组动态结构。如中医有一个著名的命题——"左肝右肺"，这并不是指肝在左边、肺在右边，而是指"左"与"肝"都具有上升的阳性功能，"右"与"肺"都具有下降的阴性功能。"经络"主要是循经感传的认知固化的产物。中医在诊断、辨证上更体现了这一特点。望闻问切四诊是一套由表知里的诊断方法，通过对脏器经络功能性变化的感知，把握疾病发生病因、病变机理。中医诊断辨证是否高明与医生认知、感悟能力的高低有密切关系。

三、 中医的复兴：靠科学还是靠人文？

中医当然不是现代科学，那么中医应不应该发展成现代科学？面对这个问题，可以说绝大多数的人都会毫不思索地回答："当然!"怎么会问这样的问题？在浩浩荡荡的"科学化""现代化"浪潮中，中医现代化自然是题中之义。然而，事实并非如此简单。在"现代化"的旗帜下，中医实际上是在搞"科学化"，即"现代科学化"。一大批老中医忧心忡忡：中医的现代科学化能否继续保持中医的传统？能否继续保持中医的特色和优势？这实际上形成了一个"悖论"：中医能实现不改变自己非现代科学传统的现代科学化吗？当代中医陷入了一个两难的境地，面对一场生与死的抉择。

众所周知，中医学是中国传统文化不可分割的重要组成部分，是当今唯一仍在发挥重要作用的中国传统科学。如果拿今天的眼光看，中医是一个包含科学、人文等各种成分的极其复杂的混合体。在多数科学研究者看来，要实现中医的现代化其实很简单，只要把中医多种成分进行"剥离"就行了，也就是将其中不符合科学的成分抛弃掉，将其中符合科学的成分留下来。但这种想法实在是太天真了，在操作中是完全不可能的。因为中医各种成分是绞在一起的，动一发而触及全身。中医的各种成分可以勉强分为"神""象""形"三个层面。其中"神"和"象"是中医特色和传统之所在，也是精华之所在；而"形"的层面是最弱的。如果拿西医的标准来看，却是"形"的部分最符合。如果舍去"神"和"象"而保留"形"，那样的中医连西医最初级的形态学还不如。

笔者并不反对用现代科学手段、西医标准来研究中医药，作为一种研究途径，应该承认其研究价值。笔者始终认为中医药的科学研究和人文研究并不是截然对立的，而是相辅相成的。但是目前却是人文研究越来越萎缩，甚至很多人主张中医学的文化因素恰恰是落后的、迷信的、应该抛弃的东西，于是现代科技手段成为研究中医药的主要甚至唯一手段，科学成了研究中医药的霸主，中医里面符合科学的因素成为研究和弘扬的对象。中医科研的目的就是把中医改造成"科学"。

综观历史，我们不难看到：中医学在发展的过程中，不断汲取当时的哲学、文学、数学、历史、地理、天文、军事学等多种学科知识的营养，同时又融进了中华民族优秀传统文化的血脉之中。"秀才学医，笼中抓鸡"，一方面形象地道出了具有传统文化知识背景的人学习中医相对容易之现象，另一方面也说明了中医与传统文化的密切关系。今天，若离开了中国传统人文文化教育和传播，中医药执业人员单纯学习中医诊断、方剂、药性，终究难成为一代中医名家，中药也难以保持和发展道地药材与传统炮制方法；离开文、史、哲等文化的滋养，中医理论也难以得到健康持续发展，因此从某种意义上来说，中医的文化研究是中医发展的重要推动力，中医的文化复兴是中医复兴的重要途径，中医的复兴又是推动中华民族文化复兴的一个重要途径，中医药文化能够重现昔日辉煌也将是中华民族文化复兴的一个重要表现。

作为中医精华的"象"和"神"，至少在目前还无法用现代科学尤其是线性科学的办法解释清楚，因而我们应该看到它的文化意义，应该采用科学和人文相结合的综合性研究方法，包括复杂性科学的方法、历史学考古学的方法、文化人类学的方法、哲学思辩的方法，甚至宗教神学的方法，等等。中医的发展只能按照中医本身的规律发展，而不是按西方科学、西方医学的模式发展，否则，那种"现代化"（实为"西方化"）的中医必定是以抛弃自己的文化为代价，这种"中医"还是"中医"吗？中医要发展，首先要搞清中医的历史文化，也就是从它形成、发展的文化背景诸因素上去做全面的考察。中医药文化研究的根本目的就是要重新找回中医自己表达的"语言"、自己的思维方式、自己的价值观念，从而给中医发展提供适合的优良土壤，或提供中医发展所需要的营养成分。

中医药文化的研究范围，包括中医药学形成的文化社会背景、相关语言文献、发生发展的历史、思维方式、哲学思想、价值理念、文化功能、人文精神、区别于其他医学的文化特征、发生发展的总体规律、未来的发展方向、历代名医的生平及所处历史背景、医家学术思想形成的条件及传承，等等。

中医药文化的研究是中医药科学研究的前提，不解决中医本体的思维问题、价值问题、发展规律问题，那么中医的科学研究肯定会出现方向性错误。

中医药文化研究不仅能促进中医药学术的发展，而且也必将促进地域中医药文化的建设和发展。地域中医药文化是该地区宝贵的资源财富，如绵延千余年至今而不衰的新安医学、上古名医岐伯故里的庆阳医学、在中医近代史上具有重要地位的孟河医学、具有南国特色的岭南医学，等等。从经济、文化、思想、历史渊源等不同角度考察研究地域医药文化，探求地域中医药文化形成的原因，必将极大地促进当地的经济、文化发展。

目前，中医药文化的研究已经引起有识之士的关注。我们相信，在世界经济一体化和文化多元化的时代潮流中，中医药文化一定会展现它充满魅力和生命力的光彩，从而为中华民族的伟大复兴做出自己应有的贡献。

（原载于《中国中医药报》2005 年 7 月 27 日）

从传统文化的兴衰
看中医学的未来发展

　　世界其他古文明都曾中断过，唯有中华文明没有中断过并延续至今。在经济全球化的今天，面对"西方文化中心论"和"文明冲突历史终结论"的挑战，我们有必要对传统文化在近代所走过的认识弯路进行一番深刻的反思，重新认识我们的传统文化，保持文化自觉，并从中思考中医的未来发展。作为传统文化组成部分的中医学，是传统思维方式的活化石，作为传统文化的重要载体，至今仍在社会中发挥着显著的作用，是传统文化在当代无可替代的代表。对传统文化的再认识即是对中医学的再认识，对中医未来发展的思考亦是对传统文化未来前景的思考。

一、 传统文化的命运：从全盘否定到重新认识

　　伴随着西方资本主义列强坚船利炮的入侵，近代中国社会发生了前所未有的变局。在这个过程中，中国传统文化遭到了猛烈的批判和抨击。最初，洋务派发现我们的技术、制度不如西洋，但在形而上的层面还是坚持中国的道德伦理，"以中国之伦常名教为原本，辅以诸国富强之术"，"中学为体，西学为用"。甲午战争后，承认制度不如西洋，戊戌维新救国保种，改良政治制度。庚子事变后，从对自己传统文化的盲目自信到极端自卑，从一个极端走到另一个极端，当时的主流已经变为从文化科学到政治制度全方位向西方学习。"五四"新文化运动，传统文化遭到了前所未有的批判，来自西方的"科学"从方法上挑战传统文化的正当性，来自西方的各种"主义"则挑战传统文化的价值观和社会理想的正当性。此时，"传统文化无用论"征服了很大部分中国的精英。此后，传统文化更是厄运不断。传统文化的精华几乎被扔得一干二净，而糟粕却被保留下来。改革开放后，国门打开，与发达国家相比，中国的落后使国人自惭形秽，20 世纪 80 年代

一部分知识分子认为传统文化应该为中国的落后负责，于是批判传统、否定传统成为时尚，"全盘西化论"甚嚣尘上，《河殇》《神州》则达到登峰造极的程度。

作为传统文化的重要组成部分，中医学自然也难逃被批判和抨击的命运。新文化运动中，陈独秀、胡适、鲁迅、钱玄同等在批判传统文化的同时，亦对中医颇有微词，进行了抨击，并引发了几次中西医论争；1929 年，南京国民政府第一次卫生委员会议通过了《废止旧医以扫除医事卫生之障碍案》；新中国成立后，以王斌、贺诚为代表的卫生部主要负责人认为中医是封建医，应随着封建社会的被打倒一起打倒；乃至今天，网上竟有让中医退出医疗系统的签名活动，可见歧视、废止中医的活动在近现代中国一直绵延不断，一脉相承，这与传统文化在近现代中国的命运何其相似。因此，从实质上来说，百年来中医学的危机实际上是传统文化的危机。

但是，在新的时期，随着东亚儒家文化圈中的韩国、日本、新加坡、中国香港、中国台湾等国家和地区经济的崛起以及中国的改革开放，中国国力的增强，国人的自信心也逐渐有所恢复，使得人们逐渐能够以理性、平和的心态对中国传统文化进行重新认识。20 世纪 90 年代以来，兴起了传统文化热；更令人可喜的是，在废除科举制度整整 100 年后，我们又迎来了"国学"复兴的曙光。

随着中国正在和平崛起，复兴传统文化的呼声一天天高涨，社会上读经运动正在悄然兴起。2004 年 9 月，《甲申文化宣言》发表；2005 年 10 月，中国人民大学成立国学院；1 个月后，北京大学哲学系在"乾元国学教室"开办国学班；2006 年 8 月，复旦大学哲学系宣布在沪开办首个"精英国学班"；数日后，清华大学宣布将在 10 月开办"中华文化精髓与现代企业谋略高级研修（上海班）"，与复旦大学形成两强抢滩之势；在人大国学院挂牌的同时，在苏州，第一个"现代私塾"——菊斋私塾挂起孔子像开馆；2006 年，武汉出现首家蒙童学馆；2006 年，湖南平江、江西南昌、江苏徐州、重庆等地的"现代私塾"如雨后春笋般悄然面世；2006 年 7 月，上海出现全日制私塾——孟母堂。一个多月后，该私塾被有关部门叫停，旋即掀起轩然大波。"国学"问题成为全民关注的话题。

另外，随着科学的发展，西方科学家也逐渐意识到实证科学的方法不是唯一完满的方法，他们正越来越多地从东方传统文化的思维方式中寻求科学探索的灵感和解决科学问题的答案。1977 年诺贝尔化学奖获得者普里高津，在为他的著作《从混沌到有序》中译本所写的序言中说："中国文明具有了不起的技术实践，中国文明对人类、社会与自然之间的关系有着深刻的理解。""中国的思想对于那些想扩大西方科学的范围和意义的哲学家和科学家来说，始终是个启迪的源泉。"① 这也就是说，在中国传统思维中蕴含着丰富的科学创造的"源泉"，只要人们善于发现并予以合理诠释，无疑会对科学的发展产生积极的推动作用。

此外，随着世界经济和科技的高速发展，人类在创造丰富物质财富的同时，也面临严重的世界性社会问题和环境问题。在这种情况下，越来越多的西方学者开始检讨作为当今世界文化主流的西方文化。1988 年，几十位诺贝尔奖得主在法国巴黎聚会，诺贝尔物理学奖获得者汉内斯·阿尔文博士在闭幕会上说："人类要生存下去，就必须回到25 个世纪以前，去吸取孔子的智慧。"这表明，西方学者在对自身文化进行反思，并将目光转向东方，开始重视中国传统文化特别是中国传统的哲学思想，希冀从中找到解决问题的良药。

二、 传统文化的思维方式：中医学的特色优势之源

人体生命现象复杂多样，因此认识的角度和方法也应该是多层次和多样性的，单一的方法无法全面揭示出人体健康和疾病的所有奥秘。尽管西医学在近代取得了巨大的进步，但随着医学的发展，西医学也越来越多地暴露出其局限和不足，而中医学受到中国传统思维方式的影响，在认识人体和疾病治疗方面有着诸多西医学所不及的优势。

（一）传统文化影响下的中医学思维方式

在中国传统哲学思想的影响下，在长期的医疗实践中，中医学形成了不同于西医学的思维方式。这一独特的思维方式主要表现为整体思维、意象思维、变易思维、中和思维、直觉思维、虚静思维、顺势思维、功用

① 普里高津. 从混沌到有序 [M]. 上海：上海译文出版社，1987，2.

思维。

中医学的整体思维既表现在将人体本身看成一个有机联系的整体，也表现为从人与自然、社会环境的整体联系和相统一中考察人体生理病理过程，并提出相应的治疗养生方法。中医学所要把握的不是机体的器官实体，而是人体作为活的、整体的功能结构关系。

中医学的意象思维主要体现在取象比类的思维方法之中，运用取象比类，分析人的生理病理功能结构，建立"藏象"学说；在对疾病的认识上，将各种病症表现归结为"证象"，建立"辨证论治"理论体系。所谓"藏象""脉象""证象"等，其本质就是"意象"。

中医学的变易思维将生命、健康和疾病看作普遍联系和永恒运动变化的过程，不仅重视疾病的传变转化，而且重视治疗的应变而动。

中医学的中和思维强调在观察分析和研究处理生命问题时，注重各种矛盾关系的和谐、协调或平衡，如在疾病的认识上，中医学侧重于"阴阳失调"的关系性因素，提出了以关系失调为核心的病因病机理论；在治疗上，中医学注重的是宏观地调和人的阴阳状态，而不是微观地消除病原体，提出了调和致中的治病、养生学说。

中医学的直觉思维又称为"心悟""心法"，在直觉思维过程中，人们的思维能动性被充分发挥，思维潜力得到充分发掘，从而具有逻辑思维无法代替的功能。中医学虚静思维的目的是通过"虚"心、"静"神的体证方法，达到生命的最佳状态，养生的"恬淡虚无"、情志的"清静安和"、诊脉的"虚静为保"、针刺的"无营众物"，都体现了这一思维特征。实践表明，这一方法不仅使人得以延年益寿，而且使人无欲无求、健康快乐。

中医学顺势思维表现在顺应自然之趋势以及事物的时序变化因素。无论是治则治法，还是养生预防，中医学都强调顺应人体气机之势，顺应正气抗邪之势，顺应脏腑、体质、情欲之势，顺应天时日月盈昃之势，顺应地理差异之势。这种思维方法既考虑了疾病过程中机体的各种反应性，又考虑到了各种内外因素对机体反应性的影响。

中医功用思维注重从事物的功能、属性、效用出发考虑问题，从功用上把握人体藏象，从功用上认知病因病机，从功用上调节气血偏颇。这种从整体功能层面探讨生命现象、探讨疾病规律的思维，是有积极意义的。

上述八种思维方法，并不是孤立的、割裂的，而是有密切关系的。如意象思维、功用思维等又具有整体思维的特征，意象思维和直觉思维、虚静思维又有很多相同之处。整体思维、变易思维、中和思维等思维方法体现了辩证思维的特征。可见以上思维方法的区分只是从不同角度、不同层面对中医思维所做的分类，虽各有侧重但彼此渗透容纳，共同体现于中医学理论与临床体系之中。

中西医学的本质区别是思维方式的区别，中医思维方式具有重合轻分、重用轻体、重象轻形、重时轻空、重悟轻测、重道轻技的特征，中医思维模型具有符号性、功能性、超形体性、时序性、过程性、模糊性的特性。事实证明，中医思维方式无论是在揭示人体生理、病理现象及其变化发展的规律，还是指导中医预防、诊断和治疗的临床实践，都是有效的、有用的，它使中医学具有整体、动态、灵活、简便等优点。当然，中医学思维方式也不可避免地具有历史局限性，还存在一些缺点和不足。

（二）中医学的观念优势

中西医学在生命观、疾病观和医学观上各有优势。在生命观上，中医的优势主要体现在生命的精神层面、功能层面、整体层面、动态层面，体现在对生命复杂现象的直觉观测、灵性感悟、整体把握上。与之相比，西医则在生命的物质层面、结构层面、个体层面、静态层面，以及对生命现象的知性观测、数理分析、微观把握上占有优势。在疾病观上，中医认为疾病产生的主要原因就是人体气血脏腑功能的失衡，中医的优势体现在未病养生的预防观念，辨"证"求"本"的诊断方法，发掘正气潜能、自稳自组自调节的治疗原则上。西医的优势在于对病因、病理、病位的物质性指标的精确把握，对疾病病灶的定位、定量的准确消除上。在医学观上，西医主要采用生物医学模式，并向生物—心理—社会医学模式转变，而中医从一开始就是一种综合性、大生态、大生命的医学模式。虽然中西医学都将人的健康当作自己的目的，但如何才能获得健康，却有不同的思维，中医是和合性思维，认为人体功能的动态平衡态、稳态、和合态就是健康，因而治病的根本原则就在于"法于阴阳，和于术数"，亦即采用调节、调和为主的治疗方法，将失衡的状态调节到动态平衡态、阴阳和谐态；西医则主要是对抗性思维，即通过对抗性治疗，杀灭致病因素，从而达到健康状态。同时，我们也应该看到，中、西医学又各自有所不足。

（三）中医学的临床优势

中医学辨证论治方法的优势，从整体而论主要是无创伤性获取病理信息，司外揣内的功能观察，整体动态的诊察内容和简便、经济的诊察方法。中医治疗具有安全、有效、低毒等优势，其单味药及复方的药理作用具有多效性，同时存在多个有效成分或部位，而通过辨证论治原则组成的复方，其各个组成部分相互之间产生化学反应又具有新物质及新功能，使得复方形成比单味药更优越的整体调节功能，从而更有力地纠正机体的各种不平衡状态，为有效地治疗复杂疾病奠定了基础。中医非药物治疗使用器械或手法，发挥着整体功能综合调节和协助人体自然康复的作用，强调因人施用、辨证施用，注重医患双方的互动性和方法的实用性、有效性。

中医之所以形成富有特色优势的理论体系和诊疗方法，从根本上说是由中国传统特有的思维方式所决定的。刘长林在其《中国系统思维》一书中，将思维方式比作"一个民族的文化基因"，认为是"民族特殊性的重要标志"。而中华民族在长期的生产劳动和社会实践中形成的最具本民族特色的思维方式当属整合的系统思维方式，它是"中国传统思维方式的主干"。笔者则将中国传统思维方式归结为"易道思维方式"，它是建立在《易经》卦爻符号模型之上的，以取象、运数为思维方法，以外延界限模糊的"类"概念为指谓对象，对宇宙万物作动态的、整体的把握和综合的、多值的判断，它构筑的是一套生命哲学、整体哲学，以生生不息、整体和谐（"生生之谓易"，天地人"三才"圆融，天人合一，"保合太和"，阴阳调中）为最高价值理念，偏重于循环变易、动态功能与意象直觉。易道思维方式不仅决定了传统文化的面貌和走向，而且决定了中华民族特有的生活方式、价值观念、伦理道德、审美意识及风俗习惯。"易道"不仅贯通了儒、道、释，同时也贯通了传统文化的各层面、各学科，如政治、伦理、艺术、建筑、天文、历法、数学、中医，等等，整体步入一种大的和谐。"易道"所揭示的思维方式不同于西方地中海文明圈的"天人相分"思维方式。

在这种思维方式的影响下，中医重综合，着重从整体上把握事物，强调事物的功能关系，而不是实体结构。西医则重分析，认为事物是由无数细小的部分组成的复合体，因此原子主义和还原主义是西方思维的主要模式。传统系统思维不仅体现在对客体对象的认识上，而且体现在对主体和客体关系的认识上，认为主体和客体是统一的，"天人合一"的宇宙整体观集中体现了主客合一的认识方式。而西方文化主要是主客二元对立的思维，这种思维方式导致了西方长期存在"天人二分"的认识传统。

三、 中医学的现代价值：中医的未来发展之路

（一）中医学在传统文化传承与复兴中的作用

作为中华文明瑰宝的中医学是中国传统文化的重要组成部分，是当今少有的仍在发挥重要作用的传统科学技术。中医学在发展的过程中，不断汲取当时的哲学、文学、数学、历史、地理、天文、军事学等多种自然和人文学科的知识，同时又融进了中华民族优秀传统文化的血脉之中，成为传统文化不可分割的一个重要组成部分和载体，集中体现了中国传统科学文化和人文文化、科学精神和人文精神。如果从阴阳的角度来看，传统文化中儒家突出乾阳刚健、自强不息的精神，偏重于"阳"；道家强调阴柔的归藏、包容功能，以贵柔尊阴、自然无为、致虚守静为"道"，偏于"阴"，那么中医学则是强调"阴平阳秘，精神乃治"，是注重"阴阳和合"，阴阳并重。因此，从某种程度上说，传统文化复兴离不开中医学的振兴，而中医学的复兴无疑是推动中华民族文化复兴的一个重要途径，中医学能够重现昔日辉煌也将是中华民族文化复兴的一个重要表现。同时，中医学的复兴也是民族文化精神复兴的一个引擎，能够为中华文化精神的复兴提供源源不断的动力。而中华文化精神是我们国家和民族文化的内核，是我们国家和民族能够具有聚合力与向心力的源泉，也是中华文明绵延五千年垂续至今的重要保证。

随着中国政治经济的日益强大，中华民族在21世纪已经迎来伟大复兴的曙光。民族的复兴不仅是政治的昌明、经济的振兴，还有文化的复兴。从某种意义上讲，文化的复兴更为重要，因为文化是一个民族具有凝聚力和生命力的思想基础，文化的复兴能为经济的发展提供源源不断的潜在动

力。中医药学的科学体系融会医学、天文、地理、人文、社会科学、哲学等知识，相对完整地保留了中国传统文化的许多精华。其理论原理和方法在当今社会文化生活中具有非常重要的作用和价值。今天的中国已非昔日积贫积弱的"老大中国"可比，国力增强，人民生活水平不断提高，已经可以挺直腰杆做自己的主人，有足够的自信来面对自己的历史文化。自然，我们也应有足够的勇气面对中医现实存在的问题，直面中医今天所处的困境，以足够的时间、以宽容的态度来继承和发展中医。

（二）中医学为人类提供另一种科学范式

在中国传统科学技术中，最能体现传统系统思维特色的就是中医学。中医一开始就将人视为天地人大环境中的一个子系统，将人体本身视为一个有机的整体，看成与天地自然相感应的小环境、小宇宙。这是符合人体生命实质的。西方将人看成机器，18世纪法国唯物主义的开创者 J. O. 拉美特利即明确提出"人是机器"。马伯英在其《中国医学文化史》一书中指出："中医学与西医学的以原子论（还原论）方法为科学原理而采用的分解和分析方法迥然相异。""中医学的特点就在于研究对象的大系统化，研究方法的系统论形式。"在谈到中医的思维方式时，美国当代著名的物理学家卡普拉也认为："中医把身体作为一个不可分割的、各个部分相互联系的系统的概念，显然比古典的笛卡儿模式更加接近现代系统方法。"

从科学角度看，中医虽然不是现代科学，但却是一种传统科学。科学的形态也应是多样的。有传统科学形态，也有现代科学形态。中医学不是那种建立在结构论、形态学基础之上的科学，而是一种建立在生成论、功能学基础之上的科学；中医不是公理论、原型论科学，而是模型论科学。此外，还要注意的是科学的形态不等于科学性，中医学不是现代科学，但不等于中医学不科学；即使否认中医学是传统科学，也不能说中医学不科学。

中医药能够发展延续至今，正是把握住了人与外在环境密切相联系的规律，从生理、心理、社会、环境等多因素出发，整体、全面地把握人与自然的联系，揭示人的生命价值和意义，保护生命，维护健康，防治疾病，提高生存质量。中医以人为本，尊重生命、尊重人、保护人，以德为先，治病的同时将人作为活生生的个体来看待，注重人文因素在发病过程中的影响，将治病与医人融洽地结合起来，德术并重，体现了工具理性与价值理性的完美结合，在西方工具理性的科学之外，为人类提供了一个具有东方特色的科学范式的典型；其迥异于西方科学的"气—阴阳—五行"思维及理论工具为科学的多样性提供了一个鲜明的注脚。中医学为人类的思维方式提供了另一不竭的源泉，丰富了人类思维的宝库，将为未来世界科学发展提供源源不断的动力。

当西方科学家积极地从中国传统思维中寻找科学创造灵感的时候，当越来越多西方学者重视中国传统文化的时候，当中医在国外掀起热潮，留学生不断来华学中医的时候，当中华民族的复兴需要强大精神动力和支柱的时候，我们对自己的传统文化不仅不应当再妄自菲薄乃至全盘否定，相反，应当积极地发掘自己民族传统文化中的优秀成分。

(三) 中医学在人类健康事业发展中的作用

从临床实践层面来说，具有几千年历史的中医学为中华民族的繁衍健康做出了重要贡献，至今仍是医疗实践中一门不可或缺的重要学科，是一门人本医学。中医以最低限度不伤害人体，不随便、任意地打开人体进行诊断和治疗。望、闻、问、切四诊是中医诊断疾病的特有技术手段，充分尊重人，不损伤人体，不给病人造成特殊的压力。中医各种治疗以给人的损伤和刺激最小为基本原则。中医治病所选用的药物均为天然药物。从现代研究的认识来看，天然药物是对人体损伤和毒副作用最小、最少的药物；针灸推拿也是对人体刺激和伤害最小、最轻的治疗手段。因此，中医药诊疗技术所具有的科学及文化价值在当今有着特殊的意义。

今天，由于卓有疗效，具有简、便、验、廉的特点，中医在我国尤其在广大农村依然拥有广阔的市场。中医学是中国的特色医学，无论从服务群体、药用资源方面，还是从文化心理接受方面，都是我们发展自己卫生事业的特有优势，是建设和谐社会，使人人享有健康的重要保障与途径之一，也是一个人口众多的后发展国家保障国民健康所具备的先天优势，在现代卫生资源不足及分配不合理的情况下而又能保证人人享有健康的可能条件之一。因此，中医学的复兴关系到我国卫生事业发展的前途，是衡量我国卫生事业是否能够实现跳跃式发展的关键因素之一，是未来解决卫生事业发展困境的一个重要选择。

今天中国正在"和平崛起"，在全球的经济和政治秩序中，开始渐渐地从边缘走向中心。然而目前中国只是一个"模仿别人"的大国，几乎没有对当今人类贡献出自己独特的东西，尤其在科学技术领域。中医是中国的原创医学，是当前最有可能带动我国医学科技领先世界水平的传统医学技术，也是对人类健康事业发展产生积极影响并有贡献的一门科学。国外悄然兴起的"中医热"已使中医未来发展的光明前景初见端倪，许多人并不再因为中医不符合他们一贯信奉的"科学标准"而拒绝中医治疗，因为无可辩驳的疗效证明了科学不是唯一的，而是多样性的。治疗形式也不再是单一平板的，而是丰富多样的。到目前为止，据不完全统计，已与我国在中医学方面建立正式官方联系的国家有 74 个，如果再加上与我国建立民间及学术交流的国家，则多达 176 个国家。在为世界健康事业做出贡献的同时，中医也将对人类文化的发展产生积极的影响，它通过"不管白猫黑猫，逮住老鼠就是好猫"这一浅显的道理向世人证明了文化多样性的合理性，让世人看到了中国传统文化的魅力所在。

未来的世界应该是一个多样性的世界，而不是一个单一的平板的世界。文化是多元的，科学也应该是多元的。传统文化的发展应该与时俱进，与当代文化并行不悖，中医与西医应该和而不同，殊途同归，共同为人类的健康事业服务。

（原载于 2007 年首届国学国医岳麓论坛暨第九届全国易学与科学学会研讨会、第十届全国中医药文化学会研讨会论文集）

中医文化学体系的构建

20世纪最后十年，中国出现了一个中医与中国文化交叉研究的热潮，具体表现为出版了一批具有较高品位的学术著作，召开了多次以中医与易学、中医与道教、中医与佛教、中医与传统文化为主题的学术研讨会。"中医文化学"作为一门新兴学科也随之应运而生。因而有必要对"中医文化学"学科体系的构建问题进行深入探讨。

一、"中医文化学"的内涵

中医文化学是研究中医文化的学科。关于中医文化，有两种含义。一是从广义"文化"角度看，中医作为一门探索人体生理、病理、防病治病规律的科学，具有自然科学性质，而科学又属于大文化范畴，因而中医本身就是"文化"。二是从狭义"文化"角度看，中医学理论体系形成的文化社会背景以及蕴含的人文价值和文化特征，就是中医学的文化内涵，即中医文化。它只涉及中医学有关人体生命和防病治病理论形成发展的规律，以及文化社会印记和背景，而不涉及中医学关于人体生命和防病治病的手段、技术和具体措施。我们所称的"中医文化"概念采用第二种含义。

中医文化是一种特殊的"文化"。什么是"文化"？关于"文化"的定义，据不完全统计，不下200种。在中国，"文化"一词最早出现在《易经·贲卦·彖辞》："观乎天文，以察时变；观乎人文，以化成天下。"文化是"人文化成""文治教化"的意思。在西方，"文化"一词来源于拉丁文"culture"，原意为土地耕作，后来词义逐渐变化。第一个在科学意义上为"文化"下定义的人是英国文化人类学奠基人 E. B. 泰勒（E. B. Tylor，1832—1917），他认为："文化或文明，就其广泛的民族学意义来讲，是一复合整体，包括知识、信仰、艺术、道德、法律、习俗以及作为一个社会成员的人所习得的其他一切能力和习惯。"① 20 世纪 50 年代，美国文化人类学家克拉克洪（C. K. M. Kluckhohn，1905—1960）和克罗伯（A. L. Kroeber，1876—1960）在《文化：概念与定义的批判性回顾》中收集了 164 种关于"文化"的概念和定义。克罗伯认为，"文化"包括语言、社会组织、宗教信仰、婚姻制度、风俗习惯以及生产的各种物质成就，文化是人类独有的，是后天经学习获得的，是"超有机体"的，并就文化发表了"十八条宣言"。苏联有学者将"文化"定义为人们在社会发展过程中所创造的物质财富与精神财富的总和。

在近年国内学者对"文化"的众多定义中，有两种观点值得注意。一种是将文化分为硬文化与软文化，硬文化就是物质文化、物态文化，软文化就是方式文化、精神文化。另一种是将文化分为三个层面，即外层的物文化（即人为的"第二自然"），内层的心文化（即价值观念、思维方式、审美趣味、道德情操、宗教情结、民族性格等意识形态、文化心理状态），中层的物心结合文化（理论、意蕴、制度、政治组织）。我们认为，就其内涵而言，文化就是人化，是与自然相对的范畴，即凡人为的、非自然的东西就是"文化"，文化是人的感情、智慧、观念及其所外化的一切。就其外延而言，文化可分为大文化与小文化。大文化包括上述软文化和硬文化、物文化和心文化及物心文化；小文化则专指软文化或心文化，即精神文化。

中医文化既包含物质文化，又包含精神文化。中医文化学即是研究中医物质文化和精神文化（主要是后者）的学问。具体地说，它研究中医学理论体系形成的文化社会背景，研究中医学的思维方式、哲学思想、价值理念、文化功能、人文精神，研究中医学区别于其他医学的文化特征，研究中医学发生发展的总体规律。因而中医文化学具有人文社会科学性质。

二、 中医文化学的结构层次

按照"文化"的结构理论，结合中医学的文化特征，可将中医文化分为以下层面。

---

① ［英］E. B. 泰勒. 原始文化 ［M］. 1871.

（一）中医精神文化

又称中医理念文化，中医哲学是中医文化的核心部分，包括中医本体论、中医方法论、中医伦理学、中医价值论等。任何一种文化的核心都是哲学，哲学是关于世界观、方法论、价值论的学问，中医哲学就是中医学的世界观、方法论、价值论。作为中国传统哲学的一部分，中医哲学不仅与易、儒、道、释哲学有相同的共性，而且还有与易、儒、道、释哲学所不同的个性。

（二）中医生命文化

医学的对象是人的生命，换句话说，生命是医学的本元，而生命文化可以说是医学的元文化。中医在认识生命的本质、规律问题上，有着不同于西方的鲜明个性色彩。如中医将"气"看成生命的本源和动力，将阴阳五行看成生命的过程序列，并以此建构了藏象、经络、证候等理论系统；中医将自然人与社会人作动态比附，建构了一个由心神调控的心身同构、同序的小生命体系统和人与宇宙同构、同序的大生命体系统。中医比任何一门其他医学更能反映本民族的文化特征。从某种意义上说，与其将中医看成一门生命科学，倒不如将中医看成一种生命文化。

（三）中医比较文化

中医比较文化主要指中医文化与传统文化的关系研究，中医文化与西医文化及其他民族医学文化的比较研究。就前项研究而言，目前一般偏向于传统文化（易、道、儒）对中医的影响之类的论文比较多见，而研究中医对易、道、儒反作用、反影响以及中医在传统文化中究竟有何地位问题的论文较少。

以上主要是对精神层面的中医文化作了一些分类，此外，中医的物质文化（如中医药物、器具、店堂等所蕴含的文化意义）、中医的行为文化（如中医诊疗活动所蕴含的文化意义）等也是中医文化学的组成部分。

中医文化学的上述构成层面，并不是截然分开的，而是一个整体，其中精神文化不仅是中医文化的核心，而且是中医物质文化、行为文化的理念部分。研究中医文化的目的就是揭示各层面的精神理念。

三、 中医文化学与医学人类学

中医文化从本质上说是一种人类生命文化。它要求从人的生命存在出发去考察与生命存在息息相关的社会存在、文化存在，要求从人的生命健康与疾病的诊治法则出发去诊治人类社会文化的"疾病"，要求不仅对生命、社会、文化作出符合人性的解读，而且要进一步促进人类群体的健康行为方式和人类社会的健康文化发展。从这个意义上说，中医文化学与20世纪70年代西方兴起的"医学人类学"就十分接近了。

医学人类学的名称是美国学者哈桑和普拉萨德在1959年提出的，他们认为医学人类学是人类学的一个分支，它从理解人类的医学与历史、医学与法律、医学与社会等问题入手，研究人类的生物学方面和文化方面的问题。1973年，美国学者利班（R. W. Lieban）指出医学人类学包括研究受社会文化特征影响的医学现象，也包括从医学方面来阐明的社会文化现象。1978年，美国医学人类学家福斯特（G. M. Foster）、安德森（B. G. Anderson）将医学人类学定义为涉及保健与疾病的各种正视的人类学活动，包括从生物学和文化角度研究人类行为与保健、疾病标准之间的关系，生物现象、社会文化现象与健康之间的关系。[1] 由此可知，医学人类学也可称为医学文化学。这不仅是因为医学实际上是人类学意义上的文化，更重要的是因为医学中蕴含着丰富的人类文化内涵；不仅是因为文化学与人类学之间具有密切关系，更重要的是一门交叉科学——文化人类学在西方已非常盛行。

所谓人类学是一门研究人的科学——研究人的自然属性（生命存在）与社会属性（社会存在）的科学，根据研究重点的不同，又有体质人类学、文化人类学等分类。前者重在研究自然人，后者重在研究社会人。

医学人类学（医学文化学）又从属于文化人类学，它的出现标志着人类学不仅面对人的个体的自然体质（体质人类学）或群体的社会文化（文化人类学），而且扩展到人的生命存在、人的疾病—健康与社会文化之间的关系。医学人类学（医学文化学）使得人类学、文化学的研究领域和研究

① G. M. FosterandB. G. Andenson. MedicalAnthropology. JohnWiley&Sons. MewYork. 1978：9.

方法都有了新的开拓和新的转变。

中医文化学是医学人类学（医学文化学）的一个分支，它除了研究中医的文化特质外，主要探讨中医与中国社会文化的关系，探讨中医与中国人类行为、人类发展的关系及其相互作用。

四、 中医文化学创建的意义

中医文化是中国文化的重要组成部分，中医文化学既是中国文化学又是医学人类学（医学文化学）的重要组成部分。然而长期以来，对中医文化的研究一直没有引起足够的重视。一方面，在中国文化学界，一般只关注对儒、道、佛的研究，而忽略中医文化的研究；另一方面，在中医学界，一般只关注中医的临床和实验研究，同样忽略中医文化的研究。中医文化研究的课题难以立项，中医文化学学科实际上并没有真正建立起来。出于以下两方面意义的考虑，我们建议尽快设立中医文化学科，开展该学科的科研工作，并在中医院校开设中医文化课程。

（一）对中医学构建与发展的意义

目前中医学由于受到西方科学（现代科学）、西医学的冲击，传统的研究方法受到挑战，现代科学的实验方法备受重视，无论是中医理论还是临床研究，大多采用实验、实证方法，有关实验研究的课题得以顺利立项资助。这种研究基本上是以定量、客观、规范作为指导思想，以寻求量化指标、物质基础为目的，这种研究固然是中医现代化的重要途径，然而中医毕竟不是在西方分析科学背景下产生的，它的概念、理论基本上是无法量化的。

笔者认为，中医的发展只能按照中医本身的规律发展，而不是按西方科学、西方医学的模式发展，否则，这种"现代化"（实为"西方化"）的中医必定以抛弃自己的特色为代价，这种"中医"还是"中医"吗？中医要发展，首先要搞清楚过去中医构建发展的历史，那就必须从它形成、发展的文化背景诸因素上去作全面的考察。因此，中医文化的研究符合中医未来发展的战略需要。

（二）对中国传统文化研究与进步的意义

由于中国传统文化研究比较忽略对中医文化的研究，因此该研究的广度和深度都受到限制。实际上儒、道、佛三家文化与中医文化有着互动、互补的关系，有学者甚至提出中国文化是儒、道、医互补的文化，"正是儒、道、医三者的文化合流，奠定了中国传统文化的基础构架"①。虽然这种观点还有待商榷，但其对中医文化重要性的肯定无疑是有道理的。

我曾经提出"易道主干"说②，认为中华文化的主干既不是儒家也不是道家，而是通贯儒家、道家的"易家"，易家的核心就在于"易道"。就易与医的关系论，自古就有"医易同源""医易会通"的命题，也就是说，中医与作为中华文化主干的"易道"不仅存在纵向的同源关系，而且存在横向的同理关系。由此可知，中医思想文化也同样具有通贯儒道的特点。更为重要的是，中医的一些思想还对易、儒、道产生过反影响或修补作用，如天人观念、阴阳五行学说、气学说等。因而重视并开展中医文化的研究对中医的发展不仅必要而且可能。③

（原载于《中国中医基础医学杂志》1999 年第 5 期）

---

① 陈乐平. 出入命门——中国医学文化学导论 [J]. 上海：上海三联书店，1991：6.
② 张其成. 易道：中华文化的主干 [M]. 北京：中国书店出版社，1998：135 - 142.
③ 张其成. 东方生命花园——易学与中医 [M]. 北京：中国书店出版社，1998：221 - 228.

上篇　中医文化的精神特质

中医药文化研究的意义
及其战略思考

一、 中医药文化的复兴是推动中华文化复兴的重要途径

伴随着人类进入 21 世纪的步伐，古老的中国又重新焕发出新的生命力，经济迅速发展，各项事业日新月异，中华民族的伟大复兴已不再是遥不可及的梦想。但是，民族的复兴并不仅仅是经济的振兴，还有文化的复兴。从某种意义上说，文化的复兴比经济的复兴更为重要和关键，因为文化的复兴能为经济的发展提供源源不断的潜在动力。一个民族一旦形成自己良好的主导文化模式，即使在一个时期由于某种原因经济遭受挫折，甚至衰退，但只要它的文化根基还在，它就有迅速走向复兴的可能。

文化的发展并不是自发的，也不是与经济实力发展完全成正比、同步前进的，它需要人为地、自觉地去推动、去发展。在全球文化一元化与多元化激烈冲突的今天，面对西方文化霸权主义的挑战，中华传统文化的复兴尤其显得十分必要和紧迫，更需要我们当代人不屈不挠地奋力推动。

众所周知，中医是中国传统文化的重要组成部分，是当今唯一仍在发挥重要作用的中国传统科学，是传统文化的重要载体之一。因此，从某种程度上说，中医药文化的复兴是推动中华民族文化复兴的一个重要途径，中医药文化能够重现昔日辉煌也将是中华民族文化复兴的一个重要表现。

中医药学在发展的过程中，不断汲取当时的哲学、文学、数学、历史、地理、天文、军事学等多种学科知识的营养，同时又融进了中华民族优秀传统文化的血脉之中，成为传统文化不可分割的一个组成部分。中医药学是在中华民族传统文化的土壤中萌生、成长的，中医药学在这种文化氛围中能够自然地得以普及，古代上自帝王将相、下至走卒贩隶，各个阶层或多或少都能知医识药，由儒从医者、由官业医者更是不胜枚举。"秀才学医，笼中捉鸡"，一方面形象地道出了具有传统文化知识背景的人学习中医

相对容易之现象，另一方面也说明了中医与传统文化的密切关系。今天，若离开了中国传统人文文化教育和传播，中医药执业人员单纯学习中医诊断、方剂、药性，终究难成一代中医名家（即使一时出名，也后劲不足），中药也难以保持和发展道地药材与传统炮制方法，与中医药相关的产品包括中医药文化产品也难以形成良好持久的市场氛围。离开文、史、哲等文化的滋养，中医理论也难以得到健康持续发展。因此从某种意义上说，中医文化研究既担负着复兴传统文化的重要角色，也是国民经济（尤其是医疗市场经济）的重要推动力。

二、 中医的危机从根本上说是文化的危机

近百年来，中医的发展出现了危机，有一个时期甚至面临被取缔、被消灭的境地。中医的危机从根本上说就是中国传统文化的危机。

伴随着新文化运动"德先生"和"赛先生"的提出，传统文化遭到猛烈的抨击，作为传统文化一部分的中医药学也不可避免地遭到前所未有的批判，其在中国的医学主导地位也受到冲击。科学主义的盛行，西方学科分类及其"形式和方法"成为是否"科学"的评估标准，中国所有的既存学术实际上都面临着一个取得科学"资格"的问题，中医药学自不例外。而科学，诚如胡适所言："有一个名词在国内几乎做到了无上尊严的地位；无论懂与不懂的人，无论守旧和维新的人都不敢公然对他表示轻视或戏侮的态度，那个名词就是'科学'。"科学在近现代中国达到了"几乎全国一致的崇信"，凡是不符合"科学"的东西，都要遭到批判、唾弃。在这种科学话语语境中，中学即旧学，旧学就是垃圾。新旧的差距，就是进步与倒退、科学与迷信的差距。所谓中学、所谓国故、所谓国粹、所谓经典、所谓中医，全被归入旧的、倒退的、迷信的、要抛弃的范围。在"五四"时代所建立的话语霸权之下，带"中"的一切事物都失去了合法性，而唯一合法的话语便是科学。

在这样的语境中，中医成了"失语的中医"，也就是丧失了自己语言的中医。作为传承中医药文化的重要阵地——中医药高等院校，本来是传统文化的重要阵地，应该是最有资格也是最应该弘扬传统文化的地方，但是现代中医院校完全按照西方科学模式进行构建，用所谓的现代科技来研究

中医药。在中医院校，用动物来做试验或用分子生物学等来培养造模，才是正统，而用符合中医文化特征的方法研究中医倒成了异类，传统中医反而被挤在人不欲见的偏僻角落。中医院校一版又一版的教材也变得越来越"现代化"，语言表达也越来越"标准化""客观化"，似乎这样一来，就符合"科学"的规范，学生们也就更容易理解中医、掌握中医了。与传统文化密切相关的主干课程——医古文，越来越被边缘化，在中医师职称考试中也已被取消，而换成能与西方科学接轨的现代语言工具——英语。其他与传统文化相关的课程，更只是作为中医院校可有可无的选修课。

中医本身自有一套理论结构与历史传承，"阴阳五行"的理论可以追溯到《易经》《尚书》，药物学可以在传说中的神农氏找到源头，在后世陶弘景、孙思邈、李时珍的著作中找到活水，临床实验可以追溯到战国时代的扁鹊……然而时至今日，中医在为自己的生存寻找依据时，却"忘掉"了自己的话语，而是费力地去求借另一种话语系统，来证明自己的合法性，不少人为能够带上一点科学的皮毛而沾沾自喜。

"问渠那得清如许，为有源头活水来。"失去源头的中医能够继承就已令人欣慰，更遑论创新与发展！不少中医老专家大声疾呼："继承就是发展！"那是看到了中医在所谓"现代化"口号下面临消亡的危机。近几十年来，政府对中医的关怀、保护和扶持力度不可谓不大，中医药教育规模也在一天天扩大，但中医的发展并没有取得我们所期望的结果，反而是中医的医疗市场在不断萎缩，中医的临床手段也在一点点消逝，中医治疗明显出现了"一代不如一代"的现象。这些不能不引起我们深深的思虑。

造成这种现象的根本原因，我认为就在文化观念上，是长期以来西方文化中心论、现代科学霸权主义思想造成的后果。在这种文化观念的指导下，中国人的民族自信心受到了一而再、再而三的打击，中国的传统文化受到了一而再、再而三的摧残，中医学也受到了一而再、再而三的打压。于是，在医疗制度上，在教育教学上，在科研设计上，在医疗思路上，都出现了西化的倾向。然而西化的结果又不像原本的设想那样发展了中医、提高了疗效，反而是事与愿违。

三、 中医药文化研究是中医药发展的当务之急

看来现在是到了冷静反思的时候了。笔者以为目前加强中医药的文化研究是当务之急，是重中之重。

笔者并不反对用现代科学手段、西医标准来研究中医药，作为一种研究途径，应该承认其研究价值。笔者始终认为中医药的科学研究和文化研究并不是截然对立的，而是相辅相成的。但是目前却是文化研究越来越萎缩，甚至很多人主张中医学的文化因素恰恰是落后的、迷信的、应该抛弃的东西，于是现代科技手段成为研究中医药的主要甚至唯一手段，科学成了研究中医药的霸主，中医里面符合科学的因素成为研究和弘扬的对象。中医科研的目的就是把中医改造成"科学"。于是，惨剧就必然发生了——改造中医的结果必将导致中医的灭亡！

笔者曾在 20 世纪末提出"中医现代化悖论"：中医能够实现不改变自己非现代科学特色的现代科学化吗?[①] 这个"悖论"是针对"中医现代科学化派"提出的。相当多的研究者把中医的"现代化"等同于中医的现代科学化，这种"现代化"的目的就是将中医"化"为一门物质基础明确、实验数据精确、能够客观化标准化的现代科学。然而中医学本身并不是现代科学，这样的"现代化"，必然要以丢弃或改变自己的特色为前提。这个"悖论"一经提出即引起各方的关注和争议。众所周知，"科学"一词久已被人们错误地偷换成了"真理"的代名词，又进而把"西方的"偷换成"科学"的概念，于是"西方"—"科学"—"真理"这种一连串的概念转换就已经不知不觉地改变了人们的价值判断，而这种价值观蒙住了中国人的眼睛，使中国人自卑于自己的文化，中医学在不知不觉中陷入了"现代化—科学化—现代科学化—西医化—毁灭化"的危险境地。

笔者认为，中医的发展只能按照中医本身的规律发展，而不是按西方科学、西方医学的模式发展，否则，这种"现代化"（实为"西方化"）的中医必定以抛弃自己的文化为代价，这种"中医"还是"中医"吗？中医要发展，首先要搞清中医的历史文化，也就是从它形成、发展的文化背景

---

① 张其成. 中医现代化悖论. 中国医药学报 [J]. 1999 (1).

上篇 中医文化的精神特质

诸因素上去作全面的考察。中医药文化研究的根本目的就是要重新找回中医自己的表达"语言"、自己的思维方式、自己的价值观念，从而给中医发展提供适合自己发展的优良土壤，或提供中医发展所必需的营养成分。

中医具有较其他医学更为浓厚的文化属性。医学的对象是人的生命，换句话说，生命是医学的本原，所以生命文化就是医学的元文化。中医在认识生命的本质、规律问题上，有着不同于西方的鲜明个性色彩。如中医将"气"看成生命的本原和动力，将阴阳五行看成生命的过程序列、生命的存在方式；中医将自然人与社会人作动态比附，建构了一个由心神调控的心与身同构、同序的小生命系统和人与宇宙同构、同序的大生命系统。中医比任何一门其他医学更能反映本民族的文化特征。从某种意义上说，与其将中医看成是一门生命科学，倒不如将中医看成是一种生命文化。因此，从生命文化的角度来说，中医药文化的研究尤为迫切和必要。

四、 中医药文化研究具有多学科、综合性特征

中医药文化的研究范围，包括中医药学形成的文化社会背景，中医药的语言文献，中医药学发生发展的历史，中医药学的思维方式、哲学思想、价值理念、文化功能、人文精神，中医药学区别于其他医学的文化特征，中医药学发生发展的总体规律，中医药学未来的发展方向，历代名医的生平及所处历史背景、医家学术思想形成的条件及传承，等等。

除了上述学术研究之外，中医药文化研究还包括地域中医药文化、中医药企业（包括中药厂、中医院）文化的研究。研究中医药文化的学科当然就叫中医药文化学。

中医药文化研究（中医药文化学）由以下子学科构成：中医哲学、中医史学、中医文献学、中医语言文字学（医古文）。另外，还包括一些新兴的交叉学科，如中医人类学、中医社会学、中医伦理学、中医心理学、中医生态学、中医经济学等。

在这些子学科中，中医哲学无疑是中医文化学的核心，因为任何一种文化的核心都是该文化的哲学。哲学是关于世界观、方法论、价值论的学问，中医哲学就是中医学的世界观、方法论、价值论。具体地说，中医哲学包括中医本体论、中医方法论、中医伦理学、中医价值论等。作为中国

传统哲学的一部分，中医哲学不仅与易、儒、道、释哲学有相同的共性，而且还有与易、儒、道、释哲学不同的个性。

当代中医学泰斗邓铁涛教授最近审阅了笔者主编的规划教材《中医哲学基础》，并作了书评。他说："哲学是科学之母，与各门自然科学的关系都很密切。世界观、思维方法是自然科学研究的指针与工具。但对中医而言，还不仅于此。中医的理论、概念从传统文化中引申而来，不了解其本源，难于准确把握其实质；有关理论、概念进入医学领域后，又适应人体科学的特点，赋予了特定的医学内涵，不辨析其流变，又不免误解中医为'玄虚'。所以，中医哲学的整理与研究，实在很有必要。对学生而言，了解这些源流与异同，也对学习中医有很大帮助。"①

五、 中医药文化研究必将促进地域经济的发展和文化的进步

中医药文化的研究不仅能促进中医药学术的发展，而且必将促进地域中医药文化的建设和发展，促进中医药企业文化的建设与发展，从而提高本地区的知名度，带来本地区经济的发展和文化的繁荣进步。

地域中医药文化是该地区宝贵的资源财富。在中国古代，由于交通不便，再加上气候、地理等诸因素的影响，各个相对独立的区域形成了具有特色的医药文化。如绵延千余年至今不衰的新安医学、上古名医岐伯故里的庆阳医学、在中医近代史上具有重要地位的孟河医学、具有南国特色的岭南医学等。从经济、文化、思想、历史渊源等不同角度，考察研究地域医药文化，探求地域中医药文化形成的原因，必将极大地促进当地经济、文化的发展。地域中医药文化是与当地的名医文化密不可分的。如庆阳的岐伯、南阳的张仲景、亳州的华佗、耀县的孙思邈、新安的汪机、蕲春的李时珍、玉田的王清任等，这些名医无疑成为当地的名片，给当地带来了不可估量的无形资产。

中医药企业文化建设是企业发展的战略需要。企业文化已经成为企业的核心竞争力，成为企业的无形资产和品牌。如通过对久负盛名的同仁堂、胡庆余堂等企业文化研究，为医药企业文化提供借鉴，能够形成良好医药

① 邓铁涛. 论理辨源，通道明术——评《中医哲学基础》. 健康报 [N]. 2005 – 4 – 29.

上篇　中医文化的精神特质

行业规范，并对企业持久健康运行提供文化支持，等等。

目前，中医药文化的研究已经引起有识之士的关注，我们相信，在世界经济一体化和文化多元化的时代潮流中，中医药文化一定会展现它充满魅力和生命力的光彩，从而为中华民族的伟大复兴做出自己应有的贡献！

〔原载于《中华中医药杂志》（原《中国医药学报》）2006年第2期，合作者：李艳〕

《黄帝内经》的生命智慧

习近平总书记说："中医药学是打开中华文明宝库的钥匙。"这是对中医药学文化地位的精准论述。那么中医药这把钥匙是由谁打造的呢？笔者认为首先就是《黄帝内经》。

《黄帝内经》是第一部中医学的经典，它的诞生宣告中医学的正式形成。因为它构建了中医学的理论体系，所以它是中医学的开山之作，排在中医四大经典的首位。它还是第一部养生学的宝典，第一次系统讲述了养生理念和方法，不仅讲怎样治病，而且讲怎样不得病，就是在没有得病的时候就预防，这叫"治未病"。《黄帝内经》是第一部生命的百科全书。除了医学外，《黄帝内经》还讲了天文、历法、物候、地理、心理、社会等各学科知识，但所有知识都是围绕"生命"展开的，充满了人生哲理，所以它是教人健康快乐长寿的生命百科全书。

《黄帝内经》当然不是黄帝写的，只是托名"黄帝"，表示这部书产生的时间很早，也很有权威性。这本书采用黄帝和岐伯等大臣相互对话的形式，非常亲切轻松，仿佛两个人在聊天。考察书中的用字音韵和学说原理，可以发现这本书不是一时之言，也不是出自一人之手。虽然有形成于战国时期的篇章，但最后汇编成书是在西汉时期。

《汉书·艺文志》最早收录《黄帝内经》18卷。到了西晋，有个叫皇甫谧的人第一次提出《黄帝内经》由《素问》和《针经》（也就是《灵枢》）两个部分组成，两部分各为9卷，合起来就是18卷。《素问》主要是讲人体生命的基本原理，《灵枢》主要讲针灸、经络方面的问题。

现存最早最完整的《黄帝内经》版本是元代古林书堂本，现藏于中国国家图书馆。2011年这个版本被联合国教科文组织列入了《世界记忆名录》。

一、 理论精华：阴阳调和，五行致中

《黄帝内经》的理论精华可以概括为"阴阳调和，五行致中"。这与中华优秀传统文化"天人合一，和谐共生"的价值观是完全相通的，这种价值观转换为中医整体调和的思维方式。因为中医药最贴近百姓生活，通过体验中医药就能了解中医思维，进而了解中华民族的价值观念和中华优秀传统文化的基本精神，所以我们说用中医药这把"钥匙"就可以打开中华文明宝库的大门。

天人合一的整体观是《黄帝内经》最基本的特征。《黄帝内经》用"阴阳五行"的思维模型，不但把人体生命和宇宙自然看成一个整体，而且把人体内在脏腑和外在肢体看成一个整体，将人体的生理病理与天文地理有序地联系在一起。我们既可以从天地自然推测人体内在生命的秘密，又可以从人体生命活动推测天地自然的秘密。

《黄帝内经》提出了"天人相参"的命题，认为天人是同构同序的，人体形态结构与天地万物是相互对应的，人体生理功能节律、病理变化周期与天地自然四时变化的节律周期是一致的。《素问·阴阳应象大论》说："天有四时五行，以生长收藏，以生寒暑燥湿风。人有五藏，化五气，以生喜怒悲忧恐。"

人体生命和宇宙自然是靠什么构成一个整体的呢？是靠"气"。"气"是《黄帝内经》中出现频率最高的一个字。按照气在人体的不同部位和不同功能，可以分为元气、宗气、营气、卫气、脏腑之气、经络之气等。《黄帝内经》认为"气"是宇宙万物包括人体生命的本原。《素问·宝命全形论》说："人以天地之气生，四时之法成。"人生在天地之间，必须依赖天地阴阳二气的滋养才能生存。

《黄帝内经》用阴阳五行构建了中医学的理论体系。阴阳其实就是两种气——阴气和阳气。五行是对"阴阳"的进一步分类。五行就是木、火、土、金、水 5 种自然界的基本物质，其实代表的是 5 种不同功能属性。《黄帝内经》用五行把天地自然分为：五时、五方、五谷、五色、五味、五气等，同时把人体也分成：五脏、五腑、五体、五窍、五志、五神等。两者一一相对应。然后用五行相生相克说明人体正常的生理现象，用五行的相乘相侮（过分的生克）说明人的病理情况。

　　《黄帝内经》十分有趣地把人体看成一个国家，心就是国王，肺就是宰相，肝就是将军，将人体生命以五脏为核心分成五大功能系统。五脏（肝、心、脾、肺、肾）和六腑（胆、胃、大肠、小肠、膀胱、三焦）构成阴阳表里关系，通过经络沟通，联系筋、脉、肉、皮、骨及目、舌、口、鼻、耳等组织，从而构成一个有机的整体。

　　经络是中国人的一大发明。《黄帝内经》第一次系统记载了经络系统。经络是气血运行的通道，十二经脉、十五络脉等构成了人体功能调控系统。

二、 实践精华：治病求本，未病先防

　　《黄帝内经》有一句名言："治病必求于本"。也就是要在复杂的各种临床表现中，找出疾病的根本原因，然后采取正确方法解决这个根本原因。治病的根本就是"阴阳"。一个健康人的状态是阴阳调和平衡的，如果打破这种平衡导致阴阳失调就会生病；医生治病就是要调和阴阳，也就是将失调的阴阳恢复到平衡的状态。

　　《黄帝内经》诊断疾病的方法可以概括为四诊，也就是"望、闻、问、切"。望诊主要是观面色，看舌苔。闻诊主要是听声音，闻气味。问诊是询问病人发病的情况以及日常生活情况。切诊主要是按压病人脉象获得诊断信息。这些都是通过由表及里的方法认识体内病变情况。

　　《黄帝内经》重视对病因的分析。导致疾病发生的因素是很多的，可以分为三大类。一类是"六淫"（风、寒、暑、湿、燥、火）致病，这是外因；一类是"七情"（喜、怒、忧、思、悲、恐、惊）致病，这是内因；还有一类是饮食起居不当、过度劳累等引起的疾病，这叫不内外因。

　　治疗疾病的核心方法是辨证施治，通过脏腑辨证、经络辨证、八纲辨证与六经辨证给出中药配伍、针灸配穴以及各种合适的治疗方案，最终达到阴阳的中和协调。

　　《黄帝内经》十分重视"治未病"，也就是在没有生病的时候就注意预防，从而不生病。这就需要"养生"。《素问》第一篇《上古天真论》就提出养生的一条总原则："法于阴阳，和于术数"，就是要效法阴阳的变化规律，找到适合自己的养生方法。然后讲养生有四个重要方法，那就是："食

饮有节"，饮食要节制，要合理搭配；"起居有常"，起床、睡觉等日常活动要有规律，要跟大自然的规律一致；"不妄作劳"，运动与劳动要适度，不能太过分；"形与神俱"，外形与精神要结合起来，尤其要保持精神安宁、情志平和。

另外，《黄帝内经》"调和致中"的理念和方法不仅可以用于治病，而且可以用于治家治企治国，这就是"上医治国，中医治人，下医治病"。

（原载于《学习时报》2020 年 6 月 19 日）

《难经》：扁鹊学派的经典之作

大家听说过这么一句话吗？"《易经》不易，《难经》不难。"其实《难经》的"难"应该读 nàn，是问难、质疑的意思，不是困难的意思。

《难经》和《黄帝内经》《神农本草经》《伤寒杂病论》并称中医学四大经典。这四部经典都是汉代成书的，《黄帝内经》是西汉成书，其他三部都是东汉成书。

一、《难经》的作者之谜

《难经》原名《黄帝八十一难经》，又称《八十一难》。全书共 81 个问题，采用问答方式。每一个问题采用的方式都是用"曰"字开头提出问题，然后用"然"字开头进行回答，但并没有说是谁问谁答。从《黄帝八十一难经》这个书名可以推测是黄帝问（当然是托名黄帝），作者回答。作者是谁呢？历来有不同的看法，一般认为是扁鹊。

扁鹊，原本是黄帝时代的一名神医，春秋战国时期有一位叫秦越人的医生因医术高超，而被大家称为扁鹊。司马迁曾在《史记》中为扁鹊秦越人立传。《史记·扁鹊仓公列传》记载：秦越人，渤海郡鄚（今河北沧州任丘）人，医疗经验丰富，长于脉诊。秦越人带着弟子不辞艰辛，周游列国，行程数千里，为了济世救人，随俗为变。他到邯郸时，得知当地人尊重妇女，就做了带下医（妇科医生）；到洛阳时，得知当地人敬爱老人，就做了专治老年人耳聋眼花四肢痹痛的医生；到了咸阳，得知当地人喜爱孩子，就做了治小孩疾病的儿科医生。他随着各地的习俗来变化自己的医治范围，是一位医技高超的"全科医生"。他在虢国曾经用针刺使虢国太子起死回生，在齐国曾准确判断齐桓公疾病所在部位。他不仅精于内、外、妇、儿、五官等科，而且擅于运用砭刺、针灸、按摩、汤液、热熨等各种方法。他名声越来越大，被天下人称为神医"扁鹊"。也正因如此，他遭到秦国的太医令李醯的嫉恨。最后，李醯派人刺杀了扁鹊。

扁鹊在医学上最重要的贡献是脉诊。《史记》称赞他是最早应用脉诊来判断疾病的医生，"至今天下言脉者，由扁鹊也"。《淮南子·泰族训》也说："所以贵扁鹊者，非贵其随病而调药，贵其鑒息脉血，知病之所从生也"。其实扁鹊对望闻问切四诊都是很精通的，他可以通过望色判断病证变化，尤其在脉诊方面更是神奇，他发明了三部九候脉诊法，对其中的寸口脉诊多有体会，这些在《难经》里可见一斑。

那么《难经》究竟是不是扁鹊创作的呢？根据《汉书·艺文志》的记载，有关扁鹊的著作有《扁鹊内经》《扁鹊外经》，但没有提到《难经》。《扁鹊内经》《扁鹊外经》也已经佚失。可喜的是 2012 年从四川成都老官山汉墓出土了 920 支医学竹简，后被整理成九部医书，其中部分医书，专家认为就是扁鹊学派失传的医书。竹简中出现的"敝昔"两字就是"扁鹊"。

《八十一难》的书名最早见于东汉张仲景《伤寒杂病论·序》，《难经》的书目最早著录于《隋书·经籍志》，而第一次明确提出《难经》是秦越人所作的人是唐代的杨玄操。从内容上看，张仲景在撰写《伤寒杂病论》时曾引用了《八十一难》的文字，这些文字与今本《难经》互有出入。晋代王叔和《脉经》收录了一些《难经》原文，但这些原文均不见于今本《难经》，估计另有传本。三国时吴太医令吕广曾注《难经》，这是已知的《难经》最早注本。唐代杨玄操就是在吕广注本的基础上重新编次的。北宋翰林院医官王惟一又在此基础上进行校勘。后人整理成《难经集注》，成为通行本。

虽然我们现在还无法肯定或否定《难经》就是扁鹊作的，但从《难经》诊脉、经络等内容看，与扁鹊是有关系的，至少可以看成扁鹊学派的著作。

二、《难经》对中医学的贡献

《难经》采用问答方式探讨了中医学的 81 个问题，内容涉及脉诊、经络等各个方面。这些问题实际上都是从《黄帝内经》（包括《素问》《灵枢》）里面提炼出来的，是对《黄帝内经》一些重要理论的发展，有很多观点是首创，所以被认为是《黄帝内经》的"羽翼"，和《黄帝内经》等并列入中医四大经典著作。《难经》全书81难可以分为六个部分：其中第1难至第22难讨论脉诊，第23难至第29难讨论经络，第30难至第47难讨论脏腑，第48难至第61难讨论疾病，第62难至第68难讨论腧穴，第69难至第81难讨论针法。《难经》首创了很多理论和方法，为中医学的发展做出了杰出贡献。

第一，在脉诊方面，首创"独取寸口"的切脉方法。"寸口"就是我们今天看到的老中医在手上桡动脉把脉的地方。这就把原本需要全身"三部九候"的脉诊法大大简化了。原来的"三部"就是上（头部）、中（手部）、下（足部），每部又各分天、地、人三候，共九候。而《难经》提出只需取中部手上的寸口就可以诊断疾病，把全身的"三部九候"简化为"寸口"的"三部九候"。即把医生三根指头按压的部位分为寸、关、尺三部，每一部位又根据按压的深浅分为浮、中、沉三候，共九候。两只手的寸、关、尺分别对应心、肝、肾和肺、脾、命。这是一种了不起的全息诊断方法，几千年以来一直被中医所使用。

第二，在藏象学说方面，创立"右肾命门"的学说，突出肾—命门的重要性。在《黄帝内经》中"命门"指眼睛，可《难经》却第一次提出右肾为命门。《难经·三十六难》说："肾两者，非皆肾也。其左者为肾，右者为命门。命门者，诸神精之所舍，原气之所系也。"这一观点为后世医家广泛运用，成为中医理论体系的重要组成部分。《难经》建立了以"肾（命门）—元气—三焦"为轴心的整体生命观，在中医学术史上具有重要意义。

第三，在经络学说方面，第一次提出"奇经八脉"的概念，完善了奇经八脉（任脉、督脉、冲脉、带脉、阳维脉、阴维脉、阳跷脉、阴跷脉）的循行理论，对奇经八脉的生理功能、病理证候等做了系统阐述。此外还对《黄帝内经》的十二正经理论做了补充和整理，使十二正经理论更加简明扼要、条理清晰。这样正经十二脉和奇经八脉构成了经络学说的主体。《难经》首次提出"八会穴"的名称，对八会穴的临床主治做了论述，还完善了十二原穴、五输穴、俞募穴等特定穴位的理论及临床运用。

第四，在针法方面，首创"泻南补北"法，确立"补母泻子"法。这是《难经》根据五行生克规律提出的整体防治方法，反映了天人相应、内外统一的整体观。所谓"泻南补北"，就是对于肝气实、肺气虚的病症，采用泻心火（南为心火）、补肾水（北为肾水）的方法来治疗。这是《难经》第一次提出来的方法。所谓"补母泻子"，就是对于某脏（经）的虚证用补其母脏（经）的方法治疗，对于某脏（经）的实证则用泻其子脏（经）的方法来治疗。"补母泻子"是《黄帝内经》提出的，《难经》做了完善补充，并作为一个原则被确定下来。

总之，《难经》虽然篇幅很短，只有 12000 多字，但对中医理论的贡献是巨大的，对后世医学的发展有深远的影响。

（原载于《学习时报》2020 年 7 月 17 日）

国学复兴的中医引领

从《周易》看君子人格两大特征

  《周易》是中华文化的总源头，也是君子文化的早期集大成之作。《周易》时间跨度长，从西周到战国。《周易》分为两大部分，其中经文部分形成于西周早期，传文部分形成于战国时期。经文部分称为《易经》（狭义），是蕴含哲理的占卜书；传文部分称为《易传》，是超越占卜的哲学书。

  《周易》经文和传文都有对"君子"的表述，但含义有所不同。在《易经》卦爻辞中已经出现，共出现 20 次，如乾卦九三爻"君子终日乾乾"，坤卦卦辞"君子有攸往"，屯卦六三爻"君子几"，同人卦卦辞"利君子贞"，谦卦卦辞"君子有终"，等等。其中有六处"君子"是和"小人"对举的，比如革卦上六爻"君子豹变，小人革面"，遁卦九四爻"好遁，君子吉，小人否"，剥卦上九爻"硕果不食，君子得舆，小人剥庐"，大壮卦九三爻"小人用壮，君子用罔"。要注意的是，《周易》卦爻辞中的"君子"和"小人"还不是道德价值概念，没有褒贬之分，仅是从社会地位角度区分的。

  从卦爻辞中有关"君子"的描述可以看出，"君子"的行为要有约束，要有社会担当，比如乾卦九三爻"君子终日乾乾，夕惕若厉，无咎"。因为君子做到朝乾夕惕，所以虽然危险但没有灾祸。屯卦六三爻"君子几，不如舍，往吝。"君子要把握时机，要能够舍弃，否则继续前往会有危险。再看谦卦，谦卦的卦辞和六条爻辞都是吉的，这在六十四卦中是唯一的。其中三处讲到君子，卦辞"谦，亨，君子有终"。初六爻辞"谦谦君子，用涉大川，吉"。九三爻辞"劳谦，君子有终，吉"。将君子与谦虚的美德连在一起。

  到了《易传》，"君子"则指品德高尚、学问高深、修养高超的人，与《论语》所说的"君子"含义相同。此后"君子"就成为中华民族道德典范的代称，也是中国人应该追求而又可以求得的人格形象。

《易传》中"君子"出现了107次，其中《彖传》11次，《象传》65次，《系辞传》20次，《文言传》10次，《杂卦传》1次。现在不少研究者对《易传》的君子人格进行分析，试图总结出"君子"的特征。有人总结为知几、重时、尚中三条，有人总结为君子十德，有人总结为君子八大修为，等等。如果从系统性考虑，《周易》的君子人格至少有六十四条，因为《象传》中的"大象"有六十四条，体例都是先分析这个卦代表的自然现象，然后说君子要按照这个卦象怎么做。后面这句话的格式基本上都是"君子以……"主语大多数是"君子"，个别用"先王""大人""后（君主）"。这句话是君子从卦象悟出的做人道理，是成就君子人格的条件和要求。笔者以为，按照《周易》乾坤并建、阴阳中和的思想特点，可将《周易》君子人格归纳为乾刚、坤柔两大特征。

一、 自强刚健的天道精神

这就是乾卦《象传》所说"天行健，君子以自强不息"。乾为天，乾为健，天的运行是刚健的、永不停息的，所以作为君子要像天一样，刚健坚毅，自强不息。乾卦六爻皆阳，是纯阳之卦。乾为马，乾为龙，所以乾卦精神也叫龙马精神。作为一个君子首要条件就是必须按天道来做人做事，必须具备天道精神，具体表现为：自强不息、刚健坚毅、正气凛然、变易创新、与时俱进、拼搏进取、勤劳勇敢、仁爱礼义。

天道第一位的是"元"。乾卦的第一个字就是"元"。"元"的本义是头，引申为开头。《彖传》解释为"大哉乾元，万物资始，乃统天"。这一解释，一下子升华了，"乾元"上升为哲学本体，成为万事万物的本原，当然也是成为一个君子的首要条件。《易传》中的"天"既指自然之天，又指义理之天，准确地说是由自然之天引申出义理之天。自然之天是头顶上的天空，是运转不息的天体。由天上日月运行周而复始的规律，引申到天道的自强不息、刚毅坚卓。由天上太阳普照大地，引申出阳气开创万物，万物依靠阳气。

因此，作为一个君子，最重要的特征便是具备天道刚健的德性，要自强不息，不断前进、不断向上。怎么才能做到这一点？关键在一个"自"

字，因为天体是自己在那里运转的，如同乾卦六爻皆阳，从下往上，从始至终，保持阳刚，运行不止。君子要自发、自觉地与时俱进，拼搏进取，奋发不止。孔颖达《周易正义》说："此以人事法天所行，言君子之人，用此卦象，自强勉力，不有止息。"

但这种不断进取又不是盲目冒进，而是与时俱进，"六位时成，时乘六龙以御天"，在不同的时空点采用不同的行动。所以做一个君子，必须"知几""研几"，"几"就是预兆，就是时机。乾卦六个时空点，从初九到上九，每一步的做法都是不同的，比如九三时空点是第一阶段到头了，是一个危险时位，所以不能冒进，而要"终日乾乾，夕惕若厉"——朝乾夕惕，这样才能趋吉避凶。

君子的天道精神还体现为仁爱礼义。乾卦《文言传》说："君子体仁，足以长人；嘉会，足以合礼；利物，足以和义；贞固，足以干事。君子行此四德者，故曰乾：元、亨、利、贞。"仁、礼、义、智，这就是君子必备的四德。

二、 厚德中和的大地品质

这就是坤卦《象传》所说"地势坤，君子以厚德载物"。意思是大地的趋势构成了坤卦，所以君子要像大地一样加厚品德，承载万物。因为大地是宽广的、深厚的，大地能承载任何有形的东西。君子也要有这样宽广的胸怀和包容万物的品性。大地的厚德载物与上天的自强不息，共同构成中华民族的两大精神，也是成就一个君子应该具备的两大人格特征。

要做一个君子，必须具备的第二特征就是要有大地坤卦的品质，具体体现为：厚德载物、包容宽厚、诚信笃实、中正和美、柔弱虚静、谦虚谨慎、居下不争。

什么是"厚德载物"？字面上看就是加厚品德，承载万物。"厚"和"载"都是动词。"厚德"和"载物"是并列关系。但如果深入探究，其实还隐含着因果关系。因为"厚德"，所以才能"载物"。厚德是因，载物是果。"物"可以理解为万事万物，包括财物，也包括精神上的财富。想要获得财富，就要做君子，要厚德，具备宽厚、包容、忍让这些坤卦之德。《象传》说："至哉坤元，万物资生，乃顺承天。"上天创始万物，居第一位；

大地生成万物，居第二位，所以大地要顺应天道，传承天道。作为一个君子，要有"顺承"之德，要顺应自然、顺应时势。

做一个君子还要像大地坤卦那样具有中正之德。《文言传》说："君子敬以直内，义以方外。"君子既要恭敬勤勉内心正直，又要行为恰当外形端正。这就是"直方大"——正直、端方、大气的品德，"君子黄中通理，正位居体"，就是黄色居于中位并通达文理，摆正位置，美德才能蕴藏于内心，把美德顺畅地流布在四肢，再进一步推广到事业上，就会美到极点。"黄"并不仅仅指颜色，而且指中位、中道。因为按照五行说，黄色为土，居中，在五德则为信。《周易》六爻卦居中位的二爻和五爻往往都是吉的，说明早在《易经》时代就重视中位，《易传》则要求君子应该崇尚中道、崇尚中和，应该诚信。

坤卦六爻皆阴，是纯阴之卦。作为君子要效法大地坤卦，柔弱虚静、谦虚谨慎、居下不争。《文言传》说："坤至柔而动也刚，至静而德方。"这一点为道家所推崇。

总之，作为一个君子，要具有乾刚、坤柔两大品德。乾卦的自强不息和坤卦的厚德载物是中华民族两大基本精神，也是儒家和道家两大价值取向，共同构成中华传统两大美德。一乾一坤，一阳一阴，一刚一柔，一儒一道，两者不是排斥的，而是兼容、互补的，共同形成刚柔并济、阴阳中和的君子人格。

（原载于《学习时报》2021 年 2 月 5 日）

从文化属性看中医学理论
创新发展的方向

　　中医学自身融合了医学和文化的双重属性，《黄帝内经》奠定了中医学最基本的理论体系和治疗原则，其中蕴含了当时道家、儒家、阴阳家最为先进的思想，包含阴阳、五行、物候、天文历法等一系列的理论，为中医学的发展奠定了基础。目前，随着中医药学现代研究的深入，中医学理论创新和发展面临着严峻的考验，问题主要有三个方面。其一，中医理论创新乏力，在清代温病学说建立之后，中医界未见有划时代的创新理论出现，一些疑难病症在中医临床治疗中仍然棘手，正如《黄帝内经》所言，"言不可治者，未得其术也"，未出现能够有效指导中医临床的优秀理论。其二，积极寻找代表中医学经典理论的分子水平物质，将形而上的宏观中医理论，下降到形而下的微观小分子物质实体，全然失去中医理论的本质特征。其三，中药研究缺乏足够的中医理论支撑，落于中药成分中分子单体功效研究的窠臼之中，只强调某种药物有某种药理作用，而全然不顾这种药理作用是否符合疾病的病机属性，是否符合人体的寒热特征。我们认为，目前中医理论创新所面临的问题中最核心的原因就是未将中医的文化属性提高到一定的高度，中医学是文化和医学的复合体，如果抽离文化属性，杜绝应用诸如阴阳、五行、精等这种源自文化的核心词汇，同时如果中医理论创新完全屈从于现代医学的病理药理，那么中医将会面临全盘西化的风险，这会导致中医面临自身发展乏源而消亡的风险。而从《黄帝内经》中搭建起来的中医学理论体系具有中华优秀传统文化的深刻烙印，这是中医学所固有的文化属性。

一、 历代中医学理论创新的范式

(一)"六经体系"与《伤寒论》临床论治体系的创新

从《黄帝内经》开始,虽然搭建了基本的中医学理论体系以及提出了详尽的治疗原则,但是治疗手段却详于针刺而轻于药物,药物治疗方面总共涉及 13 首方剂。张仲景《伤寒论》搭建六经体系,建立了详尽的药物治疗学体系,将外感疾病分为六经病,每篇均首先辨病,次辨其他,确立了药物治疗学的临床模式。太阳、少阳、阳明、太阴、少阴、厥阴,三阴三阳的命名方式出自《黄帝内经》,而其文化源头在《易经》,太极生两仪,两仪生四象,四象就是阴阳之气发生的变化,演化出太阴、少阴、太阳、少阳,这也是四个名词最早的来源。《素问·至真要大论篇》曰:"阳明何谓也?岐伯曰:两阳合明也""厥阴何谓也?岐伯曰:两阴交尽也",如此则提出阳明和厥阴的称谓。至于伤寒六经和内经六经的实质是否一致,在此不做深入探讨,但就命名来说,其名称源头及其源流发展是清晰和明确的。《伤寒论》六经体系最大的优势是建立了疾病模型的闭环体系,并且相互传变、相互影响,如果按照《伤寒论》研究的六经气化学派来说,其"标本中气"学说完全来自《黄帝内经》中的"运气七篇",这种注解方法能够将从《黄帝内经》到《伤寒论》这种医学发展的延续性完全展现出来。

(二)"五运六气"与金元四大家的理论创新

"五运六气"学说最早是王冰在注解《黄帝内经》时补充的,孟庆云教授[①]认为,由王冰补入的七篇大论是汉代郑玄的《天文七政篇》,将其补进《黄帝内经》并且进行润色,很好地说明了五运和六气运行对自然界和人体的影响。宋代将五运六气推崇到很高的位置,所以就有"不知五运六气,遍检方书何意"的说法,而且孟教授认为,金元四大家的学说是依托五运六气的灾害观和疾病观所阐释和发展演化出来的学术体系。刘完素的火热论是将《素问·至真要大论篇》病机十九条中涉及火和热的条文进行演绎

① 孟庆云. 孟庆云讲中医基础理论 [M]. 北京:中国中医药出版社,2013:83.

和阐释，并且应用五运六气分析六淫病机。李杲是易水学派的主要代表人物，其《脾胃论》的"脏气法时"观点就是对五运六气的重要认识，同时在"胃气不升生百病"的描述中有"甲己化土"的表述，这也是五运六气所提出的专用名词之一，在名方补中益气汤的加减法中有"大胜必大复，从热病中变而作也"，这是六气胜复的典型表述①。张从正在疾病辨识和用药时按照风、寒、火、暑、燥、湿六气来论述，并且以五运六气来探究疾病的本源②。朱震亨理学师从朱熹的四代门人许谦，医学师从刘完素的弟子罗知悌，可谓金元四大家中的集大成者。

（三）"命门学说"与张景岳学术体系的理论创新

张景岳是明代著名的医学家，可谓明代中医学的集大成者，其论述人体的生成过程时，涉及的命门、肾之元阴元阳学说等离不开宋代大儒周敦颐的《太极图说》。《太极图说》是宋代理学关于宇宙自然生成的一种描述，将自然万物从太极—阴阳—五行—万物的模式展开论述宇宙生成。而张景岳认为，命门居于两肾之间，是人体的太极，是人身的先天之气，衍生出肾之元阴元阳，即太极生两仪之意，之后化生五脏六腑。从《黄帝内经》时代人禀"天地之气生，四时之法成"的外来之气而生，变化为人禀内在命门之气而化生，这是人体之气化生的一个重要转变，而这个源头就在《太极图说》中，而且张景岳可谓医易融合的重要代表人物③。关于天地自然万物的衍化由阴阳二气和五行运化的特征而来，张景岳的人体元阴元阳学说、肾分水火论等学说由此而成，可见古代儒学、天文、历算等离不开中医学理论的创新和发展。

（四）"三焦""卫气营血"与温病学说的理论创新

清代温病学说是一个围绕热病治疗所兴起的中医理论体系，其中尤为重要的几部代表著作是《温热论》《临证指南医案》《温病条辨》等。叶天

① 田合禄.《脾胃论》的精髓是五运六气 [J]. 中医临床研究，2014，6（9）：122 - 126.
② 于峥，杨威，刘寨华. 张从正《儒门事亲》五运六气治法述要 [J]. 中国中医基础医学杂志，2009，15（12）：891 - 891.
③ 薛松，张其成. 论《太极图说》对张景岳医学思想的影响 [J]. 吉林中医药，2007，27（12）：1 - 2.

士和吴鞠通两位医家均以《伤寒论》为背景知识，融合热病的治病特征展开，首先热病损伤人体津液，且临床容易化热，中焦脾胃湿热严重，所以两位医家删减了经方中容易化燥、壅遏中焦的药物，进行灵活变通，并且大量创立新方，有效补充了《伤寒论》所不备的疾病和方药。在温病理论体系中将热病分为温热病和湿热病两类，温热病由表及里横向传变，构建卫气营血体系，湿热病由上及下传变，很好地补充了"六经体系"在热病治疗中的不足①。再如《温热经纬》《湿热病篇》等重要温病学文献，加强了古代医学典籍和温病学说的联系，也丰富了湿热病的治疗手段和方法。如果说《伤寒论》的六经变化体系是疾病变化的一个闭环模型，传变可以在六经之中往返回环变动，那么卫气营血和三焦体系也有一个疾病动态的变化过程，能够很好地体现疾病的病势以及动态变化过程。温病学说的兴起，解决了当时一批流行的温热类疾病的治疗难题。温病学说是中医学理论体系中的一次创新，在这之后将近三百年里中医界未见其他学术创新。

纵观中医学发展中四次大的理论创新过程，可以看出，每一次创新都离不开中医学与优秀传统文化的互联互通，离不开中医学的文化属性。道家将《黄帝内经》作为道家典籍收入道藏，是道家文化的重要组成部分。《伤寒论》的六经之名来自《黄帝内经》，而《黄帝内经》阴阳之辨又来自《易经》。五运六气学说奠定了金元四大家对中医学理论的构建和理、法、方、药一体化的格局，逆转了唐宋以来以大型方书为主论治疾病的不足。张景岳学术体系借助儒家理学专著《太极图说》构建宇宙生成理论，认为命门和肾之元阴元阳是构成人体的本原。温病学说则是借助《黄帝内经》中关于疾病表里上下的两组关键词"三焦"和"卫气营血"，并根据临床实际来搭建的理论体系，有效补充了《伤寒论》治疗外感温热病的不足。只有这样才是符合中医历史发展规律的创新，符合临床实际的创新。

目前中医学的一个重要发展方向就是运用现代生物学技术来分析中药成分，对中医的湿邪、阴阳采用寻找小分子等方法，完全失去了中医学原来的本质特征。

① 赵绍琴. 温病纵横［M］. 北京：人民卫生出版社，1982：32.

二、 "西学东渐"背景下的中医理论创新

1840 年以后，西方医学大规模传入我国，这对我国固有医学体系造成了巨大的冲击，所以如何对待西医学，如何客观认识、借鉴并整合西医学的思维模式和发展路径，如何发展有生命力的中医理论成为一大难题。其中主要经历了如下过程：其一，中西汇通医派做了大量中西医结合和互通的探索，为医学的发展做出了不可磨灭的贡献，可以说既补充了中医复古派的短板，又杜绝了医学全盘西化的险境。如唐宗海根据西医学具有重视精细化解剖的优势，提出"西医重形质而轻气化，中医重气化和轻形质"的论述，将中医学理论在"气化"这个大概念下加以提高和整理。再如恽铁樵强调"形能为证，气化为说"的观点，认为《黄帝内经》所指代的五脏并非血肉的实体五脏，中医必须吸收西医的长处来产生新的中医，并且将神经系统的治疗，统归于肝，可谓中西合璧，坚守中体的典范①。其二，新中国成立以后国家倡导中西医结合，主要围绕单个病证进行中医和西医配合治疗，在临床上获得了较好的疗效，但就中西医结合而言，未形成独立的学科，无法形成统一的理论体系、互通人体生理和病理知识、完善中西医优势互补状态。这就要求我们要有持续不断的创新热情，构建新的中医理论体系，解决临床难题。

三、 中医学理论创新发展方向的展望

新时代中医理论要实现创新，既不离开中医学的经旨，也能兼顾现代科学和医学发展的方向，那就必须秉持"中学为体"的宗旨不动摇，不能违背中医学发展的固有规律；"西学为用"，以西医学的发展为依托建立应用的体系，包括中药的剂型开发，结合现代科学所创立的新技术、新方法促进中医学发展，但是绝不能以西医指导中医理论的创新和发展。鉴于此，以"中医原创思维模式"为主题的研究应运而生，主要针对中医学的特有

① 徐慧颖，李成卫，王庆国．恽铁樵肝脏理论构建的方法、结构及学术演变［J］．世界中医药，2015，10（11）：1662 – 1664．

性思维模式进行了研究①，其结果显示，"取象运数、形神一体、气为一元"为整体是中医的原创思维模式，其中蕴含了中医理论的哲学观、文化观、生成逻辑、方法论和知识论，分别包含了以象数构建中医理论、三阴三阳、五运六气、藏象、经络穴位、解剖生理。也有研究者②提出了不同的意见，认为气不是思维模式，而且应该将思维科学和中医理论的发展分开来论述，不宜合在一起阐释。那么新时代中医理论发展创新过程中，我们必须秉持怎样的原则？如何将中医的文化属性应用于中医理论的创新？以下从四个方面进行展望。

（一）《易经》阴阳之简易、变易、不易——万物本原

疾病是在不断发展和演进的，人体对待疾病的过程也是正邪交融、阴阳交融、相互博弈、此消彼长的过程。阐释阴阳变化最核心的典籍就是《易经》，《易经》中三原则即简易、变易、不易，其遵守着简单的元素观念，所以能够把纷繁复杂的疾病病机简化，明晰其中的主要矛盾，这就是简易；疾病必然是随着时间、地域、人群、气候的差异发生变化的，这种复杂变化，就是围绕主要矛盾发生的变易；不管有多么复杂的变化，要寻找其中的规律，找到其中不会随之变化的核心，这就是不易。总之，借助《易经》中阴阳变化三原则可以是中医理论创新的方向。

（二）道教医学之任脉、督脉、中脉——经络拓展

道教医学强调人体的奇经八脉系统有自身独特的认识体系，认为奇经八脉的主导是任脉和督脉，分别命名为赤道和黑道。任脉为赤道，由心所主持，任脉下降，就会达到心凉肾暖的目的；督脉为黑道，由肾所主持，督脉上升就可以达到骨髓充满，神志安宁。那么中脉，即为黄道，位于任脉和督脉之间，在心之后，在脊柱之前，为后天脾胃所主，其内运行先天之气，能够司人体开阖运化，统御任督二脉的经气③。中脉理论目前仍未吸收进入中医理论。总之，借助道教内丹术和道教医学的相关知识是中医理

① 王琦. 中医原创思维的认识论与方法论 [J]. 中华中医药杂志, 2012, 27 (9): 2355–2358.
② 邢玉瑞. 关于中医原创思维方法体系的初步研究 [J]. 中医杂志, 2012, 53 (1): 8–11.
③ 盖建民, 何振中. 道教医学精义 [M]. 北京: 宗教文化出版社, 2014: 58.

论创新发展的方向。

(三) 易水学派法象用药的哲学启示——新药发掘

法象用药是古代对药物的药性、功效进行鉴定辨别的主要方法，和现代医学的分子药理学有显著差异。法象用药主要创立并发展于易水学派的张元素和李杲，主要的著作包括《药类法象》《用药心法》《珍珠囊》《医学启源》等，其中详细介绍了探寻药物治疗的方式方法，在宋代药物学基础上深入探讨药物功效。该方法以药物的外形、颜色、四气、五味、质地为主题，以气化学说、运气学说、五行学说等理论为依托建立了法象用药基本模式，大大拓展了疾病的治疗学，可谓中医药物学的重要理论①。总之，借助法象用药的思路寻找治疗疾病的新药，拓展中医药物学相关理论是今后新药挖掘的研究方向。

(四) "五运六气"的常法与变法——疾病新识

天人相应和天人合一的观念是古人应对自然运行规律和人体生理病理状况所总结出的天人关系，最主要体现的是气候和人体疾病的变化，总归是五运六气演变规律的高度浓缩和概括。五运六气学说源自《黄帝内经》的"运气七篇"，其拓展了人体理论体系和生命认知，如人和天地气候互动；提出了气化学说，如六气的标本中气说；确立了疾病治疗的基本原则，如疾病的标本、治疗的先后学说；提出疾病的病机学说，其中包含病机十九条；提出了流行病学的基本五行属性，按照五运所主疾病和六气所主疾病，对在气候变化过程中所产生的流行病和疫病都有相关的论述。相信在未来随着对"运气七篇"更深入的挖掘，能够产生更多更实用的中医学理论，从而对新生疾病、疑难疾病提出全新的中医治疗思路。

四、 结语

当前我们能够看到的中医理论的创新发展有以下例证，如三焦膜系理论和焦膜理论对涉及人体黏膜的疾病进行了拓展治疗，从理论搭建和临床

---

① 于虹. 论中药的法象药理 [J]. 中华中医药杂志, 2005, 20 (11): 648-649.

实际来看是完善的，这是在已有理论基础上进行的拓展应用①；再如中医"真"的探讨，《黄帝内经》开篇以"上古天真论"来探讨天真，中医中天真、信真、反真、乐真、全真、合真则构成合真之道，也是对中医养生理论的拓展②；又如将"逆陷、散郁"补入八纲辨证，可谓非常贴合临床实际的中医理论创新③。这些创新都是遵循中医文化属性的创新，有利于中医学理论的持续创新和延展。

以优秀传统文化为基石，符合古代哲学以及逻辑思维，不违背中医学文化属性，借助西医学和现代科学，才是中医发展的主要途径。如屠呦呦教授按照《肘后备急方》中"青蒿一握，以水二升渍，绞取汁，尽服之"的启示，应用冷提取方式萃取出青蒿素治疗疟疾，并获得 2015 年诺贝尔生理学或医学奖，就是很好的说明。此外，遵循中医自身的发展特征发展中医，也是我们所倡导的文化自信的一部分。

（原载于《中医杂志》2020 年第 3 期；合作者：尉万春）

① 姜欣，谷晓红，于河，等．再论三焦膜系 [J]．中华中医药杂志，2019，34（5）：1851 – 1854.
② 闫志安．合真之道 [J]．中华中医药杂志，2018，33（7）：2728.
③ 詹杰，李思汉，李书楠，等．以"逆陷、散郁"补充八纲的设想 [J]．中华中医药杂志，2019，34（5）：1862 – 1865.

当代中医科研现状的哲学反思

　　哲学是反思的活动与创造性的力量，以理论思维省察、回答时代的问题，以批判的精神和观念的革新谋求时代进步，同样也在促进当代中医科研的发展。中医学以气论的哲学贯通精神与物质、天人之际，视形神、天人为互动的有机整体，致力于实现人身各要素及其与生态之间的动态平衡。中医学是"道器结合""道术一体"的哲学，贯彻中国哲学"致广大而尽精微，极高明而道中庸"①的精神，"道"就涌现在医疗技术活动与中医科研之中。当代中医科研持开放包容的态度，与现代科学技术接轨，寻找研究方法的多样性与创新性，取得许多可借鉴的价值，但同时也淡化了中医哲学，仅以现代科学的方法单向度研究中医，使中医科研单向化的同时也使中医失落"元神"②"被西化"与"被科学化"，不仅割断水之源泉、木之本根，也陷入创新乏力、传承危机的窘境。基于此，现代学界必须对中医科研现状进行哲学省思，针砭时弊，释放哲学的创造性，探索新的思路与方法。

一、 研究中医与中医研究的不同维度

　　目前以中医为对象的科研方式总体上可分为研究中医与中医研究，不同的科研方式具有不同的价值，都有其所属学科的规范性与严谨性。研究中医还是中医研究是一个根本的定位问题，定位不同，科研的出发点就不同，与之相关的研究方法与研究结论亦具有差异性。但值得反省的是，部分中医科研的目的、影响及其实用价值并没有得到合理评估与客观引导，长期积累的科研问题尤其是研究中医方面的问题并没有得到合理的解决。

---

① 中庸［M］. 王国轩，译注. 北京：中华书局，2007：119.
② 潘毅. 寻回中医失落的元神 1：易之篇·道之篇［M］. 广州：广东科技出版社，2013.1.

（一）研究中医的维度

　　研究中医主要运用现代科学的方法分析中药的药理，针灸、中药等治疗方法对于身体的作用机制，同时也对藏象学、经络现象、病证、病因病机乃至阴阳思想做出符合现代科学规范的解释与证验。从学科来讲，主要使用生物学、化学、物理学等学科微观、实证的方法，分析生命的生理、物理与药理规律；从动物实验或人体临床观察中，研究针灸、中药等治疗方法对细胞以及物质元素的靶向影响，分析中医理论与技术的科学性，构建与中医相关的生理学、病理学与物理学。这种研究多属于自然科学，理论根基是西方自然哲学的原子论，认为生命是由细微的物质实体组成的，生命的形态必须还原为这些微观实体的组合，故要还原生命现象为细胞、原子、分子等。研究中医观察中药成分，分子结构，针灸对微观实体数量、功能、互相作用的影响，其客观性突出表现在实验的可重复性，且具有统计学方法的支撑。部分研究也参考中医基础理论，试图实现中医理论与现代科学原理之间的一致性，为中医理论提供可供科学技术验证的根据。中医科研当然可以用这些方法使中医理论、针灸、中药与现代科学接轨，部分科学研究也能为中医诊疗提供新思路。中医研究还推动中医国际化，扩大中医学影响力，力图使中医学既是民族的又是国际的。但部分研究"重西轻中"，只是从微观的角度分解整体，单方面使用现代科学的方法研究中医，中医哲学与基础理论被抛弃，中医西化、主体性丧失的现象相当突出。

（二）中医研究的维度

　　中医研究从中医学本有的医史文献、哲学、方法论与诊疗技术等出发，目的应是整体全面展现中医学文化内涵、哲学之道、技艺方法与诊疗效果。中医研究必须契合中医学思想本身，运用最为清晰的表达方法如哲学的诠释方法把思想的内在逻辑表达出来。中医研究应当充分运用医学、文学、史学、哲学等学科的理论与研究方法，发掘、整理、提高中医医学、文学、史学、哲学的固有内涵与当代价值，最终实现医学与人文学的融会贯通。医学提供研究对象、基础理论与实践技能，文学研究中医古文训诂、文献整理与研究等内容，史学探讨中医学源流与发展史，哲学彰显中医道论与气学。中医研究必须融通人文学科才能实现研究的深度与完整性，而建立在医文史基础上的哲学研究则是诠释中医学理论高度与方法论灵动的关键。

中医学具有典型的中国哲学特征。认为中医只是经验医学，始终主观地与个别对象"打交道"，并没有形成系统的客观原理，仅从医疗经验的累积中熟知了部分规律，故有待于现代科学验证、提高的说法具有一定的片面性，忽视了中医理论的早熟性。中医学"推天道以明人事"，恰恰是对天道的模拟与推演走在了前面。有研究者提出，"我们的中医学，早在2000年前就有了系统的理论。到东汉的时候，张仲景把经方和医经结合起来"①；或认为中医学并非过于依赖经验，"古典医学讲究的'证据'是在尊重、回溯原典而产生具有解释力的推论……而在'反溯证据'的思考方式下，任何个人直觉、零碎的经验，必须在原典所提供的解释框架内得到证明、修正或者驳斥的"②。以《黄帝内经》《难经》为代表的医经不是仅仅记载经验的技艺之学，而是探讨天道与人事相统一的一般规律，以气论的哲学为主题，以生命为中心，系统论证气的规定性与运动方式来指导医学实践。况且我们可以通过学习古老的医经就能掌握系统的中医理论，而不太需要经历从经验积累中抽象出普遍原理的过程。潘晓川③提出中医学是"由道而术"，由顶层设计而来，为经典中医自恰体系。比如中医学的五运六气、五脏六腑、五音六律，用河图洛书五和六的搭配演绎说明生命活动，自有整体全面的气学逻辑系统。虽然中医学具有极强的哲学性等人文学科属性，不等同于经验之学，但也偏于整体，过分强调主体性，严重依赖医者当下的自身觉悟及对时境变迁的体验，使诊疗经验难以客观量化、标准化，并不具备现代科学那种微观性、公理性、明晰的概念性等优点。

基于以上分析，研究中医与中医研究各有千秋，如何使二者恰到好处地融合对接是我们面临的挑战。现实是二者往往被割裂开，且前者已成为研究的热门，而后者已处于边缘化窘境。医疗经验是医理形成的必要条件，师承技艺是医者的立足之本，中医学还具有鲜明的哲学性等人文属性，这

① 北京师范大学人文宗教高等研究院. 京师人文宗教讲堂 [M]. 北京：中国社会科学出版社，2012：365.
② 李建民. 发现古脉：中国古典医学与数术身体观 [M]. 北京：社会科学文献出版社，2007：5.
③ 潘晓川. 应在中医理论框架下发展中医 [N]. 中国中医药报，2018 – 03 – 15 (03).

便要求我们不能仅从现代科学的角度对其进行单方面研究。"恰当的他山之石式的'研究中医'对人类医学或中医的发展自有一定启示，但这类研究与目前从学科自身内源性上自然而然生发的'中医研究'相较，无论从内洽性，还是实用性上仍存差异"①，如何从中医学本身的内源性出发，在做好中医研究的基础上，运用现代科学方法多维度研究中医，实现传统与现代的有机结合、优势互补，才是未来中医科研的方向。因此，研究中医与中医研究两个方向应当平衡发展，尤其是中医的传统思维方式、诊疗方法需要研究者抢救性地继承发展。

二、 交叉于人文学与自然科学之间的中医科研

中西医并重理念体现于中医科研中，主要有属于研究中医的中西医结合方向和属于中医研究的传统中医学方向的并重，但目前仍有问题亟须解决。

（一）中医的人文学学科属性

要解决中医科研问题，首先需要分析中医的人文科学和自然科学的学科属性。从文史哲学科的角度看，中医学当然包含人文学研究的内容；从中医学内源性来讲，中医学是天人之学，其灵魂是气论哲学。气论哲学认为通流于人与自然的气具体分为阴阳二气，二气随时间变化既此消彼长、相互制衡，又互生互长、互相成就，总体保持和谐的关系与量的充沛。五行则为阴阳二气的五种运动方式与存在状态，它们相互之间也是相互促进与制约的关系。自然与人体的阴阳五行之气保持沟通、同频，二者自身及相互间处于和谐的动态平衡，则风调雨顺、生命相对健康，与之相反，则灾病丛生。所以，中医学持一种整体主义的哲学观，认为天人合一、物我交融，天人、物我交织于气化流行的整体，自然与生命的运动节律相统一。中医学充分重视人体诸因素之间的动态平衡关系，关注人体与生态之间的辩证关系，医疗宗旨也是为了调和阴阳以致中和。从方法论上讲，中医学充分发挥气学的辩证思想，根据气的阴阳状态及五行的顺逆，发展出同病

① 潘毅. 寻回中医失落的元神 1：易之篇·道之篇 ［M］. 广州：广东科技出版社，2013. 3.

异治、异病同治、阴病治阳、阳病治阴、六经辨证、脏腑辨证等因病制宜的辨证方法；拟象自然的物象，将物象之理适用于人体，活用逆流挽舟、釜底抽薪、引火归原、提壶揭盖、升水降火等方法论；用药还讲究药有七情、君臣佐使的宣摄，游刃于通因通用、塞因塞用以及四气五味、脏腑归经、引经报使、升降浮沉、虚实补泻等法轨之间。从认识论来讲，中医学注重意象思维的内在直观，通过四诊获取病象信息，思辨疾病的阴阳、表里、寒热、虚实；认为形体与精神都由气所化生，故形神一体，关注形神的互相作用机制，重视情感对于身体的积极与消极作用；将诊疗对象当作另一个感同身受的主体，医者与患者之间具有情感、意志的沟通，是生命有温度、有声息的互动感通关系，而这些互动体验也是诊疗的重要部分。中医学具有人文学"带有情感、带有态度、带有价值的向度"①，且与人文学一样把自身的生命融入治疗或研究的对象中，也使用语言、符号、象征诠释世界，故传统的中医学与科研具有典型的人文色彩。

(二) 中医的自然科学学科属性

从"研究中医"的中西医结合角度分析，中医学则是自然科学。自然科学注重逻辑、概念的清晰性，以西方数理逻辑为模范，致力于研究成果的客观化。自然科学继承西方传统哲学主客二分的精神，排除研究者带有意志的、主观的、感性的研究方式，把世界对象化，使人和对象呈主体与客体的关系，客体独立于主体之外，彼此没有情感、意志以及生命声息的联系，认为只有保持研究者的客观立场，才能从客体对象上获得真理。中西医结合的研究，目前主要引进的就是这种属于自然科学的生物学、化学方法，把生命作为客体，研究其物质成分、解剖形态和理化数据，使用现代科学的方法定性、定量地分析这些指标，并尝试证明中医的科学性，找到中医理论与现代科学的共通之处。

(三) 中医科研交叉于人文与自然学科而出现的问题

显然，中西医并重下的中医科研已使中医学成为人文与自然科学的交

① 林安梧. 人文学方法论：诠释的存有学探源 [M]. 上海：上海人民出版社，2016：7.

叉领域，出现了尝试中西会通的方向，取得了一些成果，但也产生了许多问题。主要问题是中医哲学的研究基础薄弱，中西医结合中自然科学对人文学的误用，以研究西医的方法、态度为主体单向研究中医，忽略了中医哲学、文化传统对于中医学术思想、思维方式的内在性支配地位，问题集中体现在"以西研中"这种外在性的科研方式。这一现象类似于中国哲学研究中出现的问题，即简单地套用西方哲学的概念范畴，把中国哲学机械地分为唯物主义、唯心主义、世界观、价值观、人生观等几个方面，并把概念哲学的抽象观念套用于中国哲学。"这种以西方传统哲学（概念形而上学）方法为准则来规范中国古代天道观的做法就如同以西医为科学典范来整理中医一样，不仅足以窒息中国思想的本来活力，而且会使任何意义上的对话都无法实现"①。事实上，应从中国哲学、中医学本有的思想系统出发，展现二者思想的内在条理和"一以贯之"的主题，在此基础上才能寻求中西哲学、中西医学的会通。中医科研也应该摆脱"科学主义至上""科学一元论"的观念惯性，让中医学本有的内涵以其本真的面貌显现于研究中，并处理好中医哲学、理论与现代科学的平衡互动关系。

中医哲学与现代科学在许多方面存在不可通约性。比如中医学之"左肝右肺"，其肝、肺的位置与解剖学不符，在气学视域下，"左肝右肺"指的是二脏的气化位置，肝气、肺气分别与木气左升、金气右降的位置对应，"惟古今医学所不同之点，古医言肝病，重在厥阴之气，后世言肝病，重在肝脏之实质。实质有形可征，无形之气，无从提摸。无怪乎古今见解之不能贯通也"②。气虽无形却可感知，且实实在在地发挥功能作用，现代科学技术还无法准确观测无形的脏腑之气与经络之气的运动，所以用现代科学及脉诊仪无法整体全面展现中医藏象学说与脉学。不仅脏气、脉气无形，而且三指的触觉是内感觉，脉学还融入理性思辨与直觉顿悟等达道路径，而研究中医所引进的分子生物学却局限于微观界域，难以直观中医学物、光、风、知、情、意一气而化的世界整体。又如目前很难对动物进行四诊合参以做出符合中医学的诊断，也难以精确解释方剂中几十味中药复杂化

① 张祥龙. 海德格尔思想与中国天道：终极视域的开启与交融 [M]. 北京：中国人民大学出版社，2010：2.
② 时逸人. 时氏内经学 [M]. 台北：力行书局，1987：129 - 130.

学成分间的作用机理及其如何与中医理论契合，更难运用药的四气五味、偏阴偏阳之性、中药的取象思维、归经以及药气的升降浮沉理论指导药理实验，同时科学的药理实验也很难验证上述中药理论及其气论哲学，况且人为建立的动物病理模型实验及其成果，能否用四诊合参验证、能否符合中医理论并应用于人体，仍值得商榷。因此，"与实际治疗相结合而能发挥功效，是一个医学理论能够被重视的原因之一"[①]。中医治疗流行性传染病的方法并非西医对抗性的标靶疗法，提取有效成分杀死病毒，而是分析产生瘟疫的异常气候、五运六气的太过与不及，并结合人体情况，发现疫气的寒湿、燥热等属性，再有针对性地利用药物的性味、归经及功能，纠正疫气之偏，改善体内环境，增强正气，激发机体潜在的排异本能，通过发汗、泻下、催吐等因势利导的方法把病毒排出体外。中医的哲学思维与现代科学的理念之间存在过多差异，不能简单地以西研中，硬性地去"科学化"中医学。

总之，中西医结合的研究与中医哲学的研究各有所长，如何实现优势互补的同时又能尊重中医学学科的规律，是中医科研中始终要探讨的问题。中医学是集身体、精神、自然、社会于一体的生态医学，人文的哲学是其最高理论与实践形态，提示我们要强化中医古典思维，保持和发扬中医的传统特色与方法论的独特价值，同时也要重视中西医结合的研究，最终实现中医思维指导下的中西医结合、会通的研究目标。

三、 以现象学视域研究中医学

中医哲学与思维研究的相对不足，以及"中国和西方在哲学思想方面的差异，是造成中西医学术差异的思想基础"[②]，这些因素使中西医学理论难以获得共通性。在此我们不妨借鉴现象学的研究方法尝试分析上述问题，以现象学等哲学的方法来保持和发扬中医药的传统特色，传承中医的哲学思维，实现中西方理论的会通。

---

① 皮国立. 近代中医的身体观与思想转型：唐宗海与中西医汇通时代［M］. 北京：三联书店，2008：151.

② 张其成. 中医哲学基础［M］. 北京：中国中医药出版社，2016：348.

(一）现象学与中医学

按照现象学创始者胡塞尔的说法，"现象学是一门关于纯粹现象的科学"①。海德格尔则认为，现象学是让人看到现象自身显现出来的内容，此内容既非主观强加于客观的，也非被抽象概念过滤过的知识。现象学虽源自西方哲学，却与中国哲学产生极大的共鸣，成为当代中国学术的显学。现象学抽身于抽象的形而上学"割裂现象与本质、客体与主体的思维方式"②之外，认为事物的本质不能通过抽象的概念、实体来把握，而是"朝向事情本身"，在生存的境域、情境之中，用视、听、思、触等直观的方法使其当场被构成，这就与注重生存体验、直觉顿悟、理性直观、取象比类的中国哲学、中医学内在契合。如四诊信息的收集，医者去看患者的舌象、面相，去听患者的声音，去问患者的主观感受，去触患者的寸口脉象，并用阴阳五行之象将上述现象予以综合，从而在内在的意象直观中发现病象的本质。从药象来讲，中医学将药物的四气、五味、五色与四时、五行、五方之象和谐统一，与现象学一样，都注重动态时间现象的非现成性构成态；中医用药虽有经验积累，但用药法象的哲学才是关键，如浮小麦止肌表之汗与浮小麦在水中浮起具有共通之象，海风藤、络石藤等藤类药可疏通经络，取象藤与经络的相似之象等。因此，中医学与现象学都肯定现象存在的真实性，认为现象变化之中自有内在的哲理，都重视人的意向对事实本身的契合性，从而超脱"科学化"的认知，肯定了人的理性直观。

（二）身体现象学与中医哲学

梅洛-庞蒂的身体现象学认为，身体表现本身就是一种语言和表达，身体的语言、表达之间没有界限，自有真理显现于这种复杂性的语言与个性化的表达。这就不同于概念哲学与现代科学那种同质化、同一化的语言与表达，"并非封闭式的、还原式的和集约式的，而为开放化的、衍生化的和离散化的"③。身体现象学反对用科学主义的"一元论"否定认识世界的

---

① 胡塞尔．现象学的观念［M］．倪梁康，译．上海：上海译文出版社，1986：42.
② 张祥龙．朝向事情本身：现象学导论七讲［M］．北京：团结出版社，2003：4.
③ 张再林．中国古代身道研究［M］．北京：三联书店，2015．259–263.

多元方式，反对"科学即绝对和全部的知识"①，主张为感性知觉正名。张再林认为身体现象学与中国哲学、中医哲学具有高度的契合性，"中国古代哲学是一种有别于西方传统的意识哲学的'身体哲学'"②，中医理论"它的基本符号，诸如气血、阴阳、经络、藏象等等，并非高度抽象的祛身的概念，而是人身体生命直接的活生生的证候与象征"③。因此，中医的"辨证施治不过就是辨象施治。这一切，不仅使中医的符号作为一种有血有肉的身体符号严格区别于西医的概念性符号，而且也使中医的符号系统从一开始就立足于人生于斯长于斯的'生活世界'，而告别了西方符号理论与实践中愈行愈远的'符号唯心主义'的性质和特征"④。中医"近取诸身，远取诸物"⑤，"法则天地，象似日月，辨列星辰，逆从阴阳，分别四时"⑥，以身观物，以物测身，以取象的类比类推作为身体符号的表达，以阴阳五行、卦象的意象，把身体的五脏、五窍、五情、经络等符号与自然的五方、四时、五气、五音、五色、五味、五星等物象相对应。身体的行为也可为一种象性的符号，医者直观身体的情感、脉搏跳动、声音、眼神、肢体动作就能获得阴阳五行的辨证信息，身体语言与表达本身就是真理的涌现。总之，从气化论和象思维的视域角度来说，人是自然的凝聚之身，自然也是泛身性的身体，中医学的身体哲学与身体现象学共通于"灵魂的根源处"。

"道"就在事物的现象中涌现，我们不能忽视变化的现象世界，单独进行概念的抽象、微观实体的还原。事物的普遍真理就在活脱脱、富有体验性的生活世界，对生活的体验、感悟才是创造力、生命力的主要源泉。现象学使中西方思想获得了可以对话的契机，借鉴现象学的视域以及传统的气论哲学，可以深入研究中医的哲学思想特征及其与现代科学的根本差异。另外，发展了海氏现象学的伽达默尔，其哲学诠释学以艺术经验中获得真理的理解现象出发，进而探究所有理解现象何以可能的基本条件，并以语

---

① 莫里斯·梅洛-庞蒂. 知觉的世界 [M]. 王士盛，周子悦，译. 南京：江苏人民出版社，2019：10.

② 张再林. 中国古代身道研究 [M]. 北京：三联书店，2015. 259-263.

③ 张再林. 中国古代身道研究 [M]. 北京：三联书店，2015. 259-263.

④ 张再林. 中国古代身道研究 [M]. 北京：三联书店，2015. 259-263.

⑤ 王弼. 周易注校释 [M]. 楼宇烈，校释. 北京：中华书局，2019. 247.

⑥ 黄帝内经 [M]. 姚春鹏，译注. 北京：中华书局，2010：11.

言作为理解得以实现的方式，也启发了中医科研不能局限于近代以来自然科学的认识和真理概念，而应当切入中医学本有的解释和理解系统，研究中医学如何通过自身特有的语言、诠释方式获得真理。与生理学关系密切的心理学，也可启示研究中医学中精神现象与生理现象的相互关系。古老的博物学亦与中医学类似，都探讨广袤的自然世界，天文、地理、生物、草本甚至是人类学都在二者的探讨范围内，二者关注生活的世界而广徵博物，把握生命多样性的内在秩序。这些优点提示中医科研应当摆脱分科太过精细化造成的知识、视野的狭隘与盲区，反思不恰当利用科学的方式引起的天人矛盾和对健康的戕害。"天下同归而殊途，一致而百虑"①，思想是多元而"百虑"，方法也是多重而"殊途"，但在追求真理上却"同归""一致"，是"道通为一"。从中西哲学、中西文化会通的角度进行中医研究，兼顾研究中医所使用的科学技术手段，是未来中医科研不可或缺的重要方向。

（原载于《中医杂志》2021 年第 1 期；合作者：李亚飞）

① 王弼. 周易注校释［M］. 楼宇烈，校释. 北京：中华书局，2019.249.

中医文化与国学复兴

从太极八卦看中医思维

中华传统文化基本结构是"一源三流"。"一"指《易经》，"三"指儒、道、佛，可以通过太极图来解释。

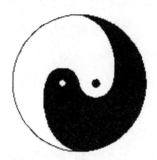

这个太极图是中华文化最完美、最典型、最形象的表达方式，充分体现了"阴阳中和"的思想内涵，"阴阳中和"不仅是中华文化的核心价值观念，而且是中华民族的原创思维方式。如果将中国文化的主干、中华民族的精神支柱用一张图来表示，那一定是这张太极图。

从这张图里可以看出中华文化儒家、道家、佛家（特指中国化的佛家）三教合一的特点。儒、释、道三家都可以在太极图里找到各自的位置。儒家在白的位置，是站在阳刚的立场上，讲自强不息、刚健坚毅、勇往直前、百折不挠、与时俱进。道家在黑的位置，是站在阴柔的立场上，讲柔弱虚静、自然无为、居下不争、厚德载物、包容宽厚。佛家站在最外面圆圈之上，讲性空缘起、四大皆空、万法皆空、诸行无常、诸法无我。

同时儒、释、道三家又都在两只鱼眼和 S 曲线上。两只鱼眼和 S 曲线表达了"中和"的意思。黑鱼眼是阳中含阴，白鱼眼是阴中含阳，S 曲线处在中间。这就是三家都讲"中"，儒家讲"中庸"，道家讲"中道"，佛家讲"中观"。三家也都讲"和"，儒家讲"仁和"，道家讲"柔和"，佛家讲"圆和"。中华传统文化以儒、释、道为代表，所以中华文化的基本精神就是"阴阳中和"。

儒释道三家中，究竟谁是中华文化的主干？

笔者认为应该是三教合一、三家互补。那三家的源头在哪里？三教合一的"一"和三家互补的交点在哪里？笔者认为在"易"。成书于三千年前的《易经》是儒、道两家的源头，也是中国化佛家的源头之一。成书于战国时期的《易传》则是儒、道思想的汇总。汉代以后则有儒家易、道家易，佛教传入中国以后也与易学相结合，所以说"大易之道"才是中华文化的主干，是中华民族的精神支柱。《周易》说"一阴一阳之谓道"，阴阳变化、阴阳中和就是"大易之道"。这个道表现为宇宙周期变化的大规律，天地万物生成的大本体，人类知变应变的大法则，人生为人谋事的大智慧。

中医理论体系的形成与中华传统文化是什么关系呢？

中医最讲阴阳的调中致和，中医认为一个人是否健康的标准就是是不是"阴阳中和"。健康要达到三个"和"：人与自然要和谐，这叫天人合一；人与人之间要和谐，这叫人我合一；人自己的心与身要和谐，这叫形神合一。达到这三个层面的"和"，才是健康的人。《黄帝内经》说的"法于阴阳，和于术数""阴平阳秘，精神乃治"，调理阴阳，"以平为期"，就体现了阴阳和谐的理念，所以中医也是最能反映中华文化核心价值的文化形态。①

明代大家张介宾说，《易经》好比是外易，《黄帝内经》好比是内易，"易"是什么意思？"易"有三义：变易、不易、简易。以人为坐标，外易，就是指宇宙的变化规律；而《黄帝内经》讲的内易，就是人体内在的生命变化规律。这两个规律其实是一体的，是同构、同序的，即是天人合一。

可以这样认为，中医是我国唯一流传至今且仍然发挥重要作用的科技和文化的结合体。我们讲的儒释道，属于"形而上"之道，而中医既有

---

① 太极图解四象：太极图上面的部分全白（阳），最下面全黑（阴），左边有白有黑，右边与左边一样，也是有白有黑，黑白比例为1：1。可见，上面的全白是"太阳"，下面全阴是"太阴"。从太阴开始，按照顺时针方向，就是阳气渐渐升起的时候，升到左边，阳气升了一半，叫"少阳"。升到最上方为太阳。太阳之后，阴气下降，降到右边，阴气降了一半，称为"少阴"。这就是阴阳一分为二，成为"四象"。

"道"的层面，又可落地，与我们每个人的日常生活息息相关。

最初的中医只融入了儒和道的思想，隋唐时期佛教鼎盛，佛教的思想也纳入中医里。

孙思邈在《千金要方》里曾讲过一段著名的话："凡大医治病，必当安神定志，无欲无求，先发大慈恻隐之心，誓愿普救含灵之苦。"这里面儒释道三家的语言都运用到了。"恻隐"，这是孟子讲的，人之初，有四心，恻隐之心为其中之一；"大慈"即"慈悲"，这是佛家的用语，可见作为一名大医，必须医德要"诚"，医术要"精"，合起来称为"精诚"。

除此以外，一名合格的大医还需要具备什么素质呢？

孙思邈《千金要方·大医习业》记载，"凡欲为大医，必须谙《素问》《甲乙》《黄帝针经》《明堂流注》、十二经脉、三部九候、五脏六腑、表里孔穴、本草药对，张仲景、王叔和、阮河南、范东阳、张苗、靳邵等诸部经方。又须妙解阴阳禄命、诸家相法，及灼龟五兆、《周易》六壬，并须精熟，如此乃得为大医。"前面说的是中医本身的典籍，后面说的就是文化典籍，其中这些都归结为易学。《易经》是基础，在这个基础上才有阴阳禄命、诸家相法、灼龟五兆、奇门六壬。所以要成就一个真正的大医，无论是望闻问切诊病，还是辨证处方、针灸按跷，除了掌握中医药的基础知识以外，还应该懂得易理术数。比如望诊，古代大医自然还精通相法。

有人说，《易经》里只讲阴阳，没讲五行。五行在哪里讲呢？教科书告诉我们是《尚书》首先提到的。当年姬发把商纣王灭了，却不知道如何治理国家，于是就向箕子请教。箕子说治理国家很简单，有九种大法，其中，第一种大法就叫五行，木火土金水。"一曰水，二曰火，三曰木，四曰金，五曰土。水曰润下，火曰炎上，木曰曲直，金曰从革，土爰稼穑。"

这篇就是《尚书》里面的《洪范·九畴》。可见五行最早是用来治国的。

但据笔者考证，《周易》里讲到了五行，只不过《周易》通行版本里没有，马王堆出土的帛书《周易》版本里面有，其中"五行"一词提到了3次，"水火金土木"提到了1次。笔者认为阴阳、五行其实是一回事。阴阳的细化就是五行，五行的整合就是阴阳。

再来看五行，这里面哪一行阳气最多？火。所以火是太阳。哪一行阴气最多？水。所以水是太阴。哪一行是少阳呢？木，因为木的运动方向与少阳的变化趋势是一致的，即从地下越长越高。少阴则对应于金。金若放在水里则逐渐下沉，与少阳的运动变化趋势相反。四行之外，中央就是土。所以说，"阴阳"与"五行"是一回事。这种思维方式体现在中医上，其中最具代表性的就是藏象。中医讲心上、肾下、左肝、右肺、脾居中央，这与西医的知识结构不同，其实是与西医的思维方式不同。

西医是分析性思维、还原论思维。而中医的思维方式完全是建立在《易经》的思维方式上，融合了儒释道，按照阴阳五行、太极八卦构成了一种基本的思维模型。这个模型是什么时候形成的？最迟是在汉代初年。举例来说，中医讲的左肝、右肺，并不是解剖部位的左与右，而是一个天人大规律的左与右，左就是东边，右就是西边。因为我们是在北半球，北半球面阳背阴的方位必定是坐北朝南，那肯定是左东右西。

中医是否知道解剖呢？

其实中医最早是讲解剖的，《黄帝内经》之前就有。《黄帝内经·经水篇》记载："上古之人，八尺之士……其死可解剖而视之"。但中医的伟大之处在于《黄帝内经》超越解剖了，发现人体的结构特别复杂，应该按功能进行归类研究。归为几类呢？五大类，也就是五行。最早开始的时候是归为两大类，即阴阳，这源于《易经》的思维。

古希腊时期的希波克拉底将人体结构分为四类研究，提出"四体液"说。中医"五行"多出一类，就是中间那个土，土居中央，不占四方而统领四方，不占四时而统领四时。东南西北或上下左右再加上中，这五个位置哪个最重要？中国人认为中间是最重要的。因为土将其他四行联系起来，把它们之间的关系表现出来了。什么关系？相生相克、相乘相侮。

人体与宇宙万物的联系，可以从下表中得出。

五行	木	火	土	金	水
五脏	肝	心	脾	肺	肾
五腑	胆	小肠	胃	大肠	膀胱
五官	目	舌	口	鼻	耳
五液	泪	汗	涎	涕	唾
五体	筋	脉	肉	皮	骨
五华	爪	面	唇	毛	发
五神	魂	神	意	魄	志
五志	怒	喜	思	悲	恐

五行	木	火	土	金	水
五方	东	南	中	西	北
五时	春	夏	长夏	秋	冬
五色	青	赤	黄	白	黑
五味	酸	苦	甘	辛	咸
五气	风	暑	湿	燥	寒
五化	生	长	化	收	藏
五音	角	徵	宫	商	羽

肝为什么在左边？左边就是东边，可以想一想东边是太阳上升的地方，肝主疏泄，疏泄情志、气机，肝需要疏发出来，肝气上升，如果肝气得不到疏发，情志郁结日久就会得抑郁症了。

那肺为什么在右边呢？右边就是西边，西边就是太阳下降的位置，肺气要下降，肺为华盖，肺为相傅之官，相当于宰相，一人之下，万人之上，他需要传达皇帝的命令，是往下传达的，所以肺气要下降，如果肺气不下降，那会怎么样？那样像气喘、咳嗽、呕逆等症状就都出来了。一升一降，升的叫肝木，降的叫肺金。

肺的解剖位置比心还高，那心为什么最上、肾为什么最下呢？因为心主神明，就好比一个君主，君主统领一切，位高权重，所以在最上方，君临天下；而肾为水，水曰润下，肾藏精，精与水都为液体，是往低处流的，故肾居下，肾为先天之本，如同本源之大海，是最深的。

脾为什么居中央？因为脾胃是一个枢纽，仓廪之官，但不要把它理解为一个管理仓库的，不仅仅如此，还要在仓库里加工养分，输送到全身，所以它是后天之本。

这种结构，其实就是天道的结构，太阳从东边逐渐上升，至最高最热，那就是午时，相对于是太阳之火；而到半夜阴气最重，那就是子时，相对于是太阴之水。这么一个思维模型，用在人体身上，生命的结构、五脏的结构也是"天人合一"。文王八卦，上面就是火，下面就是水，左边就木，西边就是金，中央就是土。

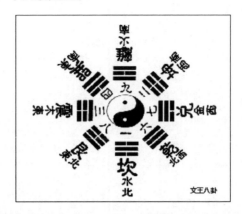

再者，中药的性味也是如此。温、热、平、凉、寒五性，酸、苦、甘、辛、咸五味分别对应木、火、土、金、水这五行。这不是有效成分，而是属性、功能分类。现在越来越发现这个性味是有道理的。

用有效成分来分析中药，分为有效成分和无效成分。请问无效成分就真的没用吗？有效成分就真的是那个成分在起作用吗？如真是那样，还要用新鲜草药、中药饮片干吗呢？提取有效成分不就完了吗？这是不对的，有时候一提取有效成分就变味了，就没有那个功能了。它是一个整体效用的反映。

由此可见，中医的思维就源于易学的思维。这种思维考虑既要符合天道自然的变化规律，又要符合人体生命的变化规律，是一种"天人合一"的整体思维，人体和宇宙万事万物有一种互动、协同作用，这也是中医科学性的来源。

（原载于《中医健康养生》2015 年第 12 期）

中国传统思维方式影响下的
中医意象思维

一、 中国传统思维方式的基本特征

中医现代化进程中，深刻理解中医思维方式是关键，而中医意象思维是最为独特的中医思维方式。中医意象思维有其深刻的哲学根源，从中国传统思维入手，厘清中医意象思维发生发展的脉络，对于中医现代化具有十分深远的学术价值与迫切的现实意义。对于中医思维方式的研究，从来都不应仅仅局限在医学的范畴之内，而应将社会环境的变迁和思维方式的演变共同纳入研究范围①。

中国哲学往往使用形象性的符号与概念及直觉类比的方式来认识和表达对象世界的意义，形成了最具代表意义的中国传统思维方式：整体思维、直觉思维，变易思维，借此基础，中医发展出意象思维，它包含着医家基于传统思维方式对人体生理、病理、病因和病机等的认识②。

(一) 传统思维方式中的整体思维

"天人合一"是整体思维的根本特点。所谓天人合一，指的是天道与人道、自然与人相类似、相通并且统一。《易传》的天地人"三才之道"，也是中国传统思维方式中整体思维的初期表现。

儒家在确立人生的意义与价值上，充分体现了思维结构整体性的倾向，孔子把"仁"当作一个整体的道德目标与原则，并长期坚持不懈地追求与实践。比如，"予欲无言""天何言哉"（《论语·阳货》），孔子这里就是以天象告诫人们的行为要依循天道。再比如，"苟志于仁，无恶也"（《论语·

① 王乐，谢晴宇，孟庆刚. 中国古代哲学影响下的中医思维方式［C］. 2009 年中华中医药学会内科分会中医内科临床科学研究专题研讨会论文汇编，2009：46～49.

② 曹美莹，王东. 略论"医者，意也"［J］. 光明中医，2001，16（4）：13～15.

里仁》），体现出儒家的思维是以"仁"为本的整体性的统一。

道家在确立宇宙的本原与自然运动变化规律上更清晰地体现出"天人合一"的整体思维倾向，道家思想的核心是"道"，道家代表作《老子》中就提出："道生一，一生二，二生三，三生万物"（《老子》第42章），老子认为，"道"是宇宙的本原，也是统治宇宙中一切运动的法则。道家另一代表人物庄子讲"天地与我并生，而万物与我为一"（《庄子·齐物论》），也是认为天地人本身是一个整体，任何一个局部与细节无不体现着整体，比如庄子认为"道"无所不在，甚至在"蝼蚁""稊稗"等。

（二）传统思维方式中的直觉思维

中国古人在认识事物时，既不执着于语言概念与判断，更不完全依赖于西方人崇尚的逻辑推理，而是采用"心悟""顿悟"的直觉思维。

儒家哲学主要探讨的领域为人的道德及其境界，儒家提出了一种认知方式：反观。思孟学派就提出了"反身而诚"的思维方式。想要认知"诚"这个"天之道"，不能从外在世界入手，必须从认识外在世界的主体——自我入手去体认"诚"；再者，荀子也提出了"虚一而静"的静观认知方式，静观就是保持内心清静虚明的认识方法，这是获得灵感直觉的保障，即在认识过程中去除杂念，保持专心致志的心理状态，这样就能使心灵处于清明状态，从而映出天道。

道家主张体认大道，那么，老子认为应如何去认识"道"呢？他认为，人们须经过"涤除玄览"（《老子》第10章）的方法，即只有清除杂念，反观内照，让心灵虚空，才能以更明了的目光去观察大千世界。而如何"涤除玄览"呢？就是要"致虚极，守静笃。万物并作，吾以观复"（《老子》第12章）。

庄子认为，只要保持虚静空明状态，就能反映万物，而这种静明的直觉叫作"心斋"。庄子还提到："知者不言，言者不知"，认为头脑的意识范围是有限的，要认知大道、与道合一需"心斋""坐忘"，通过此直觉思维方式而臻于大道。

（三）传统思维方式中的变易思维

中国古人观察世界的习惯从一开始就采用了动态的思维方式，这就是传统的变易思维方式。所谓变易思维是从运动变化的观点考察一切事物的思维方式。

中国古代各个学派的哲学家们都把宇宙看成变动不止的过程，孔子就曾说过："四时行焉，百物生焉。"（《论语·阳货》）他把自然界的变化看成一个如江河之水流动的连续过程："子在川上曰：逝者如斯乎，不舍昼夜。"（《论语·子罕》）而《易传》更是明确地把宇宙规定为一个运动变化的大过程。《周易·系辞传》曰："易之为书也不可远，为道也屡迁，变动不居，周流六虚，上下无常，刚柔相易，不可为典要，唯变所适"，"刚柔相推而生变化"，认为变性是宇宙的本质，天地万物都随时处于运动变化的状态。

道家的创始者老子也认为，"道"作为宇宙的本源，其内部总是包含着阴阳对立的两种势力，正是这两种对立力量的推动，才产生了万事万物，"道生一，一生二，二生三，三生万物，万物负阴而抱阳，冲气以为和"（《老子》第42章）。老子还提出"反者道之动"的观点，说明事物向对立面转化是其变化发展的根本动力。

二、 中医意象思维是中国传统思维方式在生命上的推演

在古代，东西方的哲学家，都倾向于借助形象的比喻来阐述深奥的哲学道理，用"象征"的方法表达人生宇宙的根本原理，比如老子以"婴儿"来比喻道的境界，《易·系辞》也说："圣人有以见天下之赜，而拟诸其形容，象其物宜，是故谓之象。""立象以尽意""托象以明义"，不仅把"阴阳"看成宇宙万物的本体，而且把阴阳当成描述、解释宇宙生命一切现象的模型方法[1]。

那么，为什么古老的类比、象征的方法，在中国演变成了中医意象思维，完好地保留了古老的形象思维呢？这是因为传统哲学中的思维方式渗透到中医里去观察生命现象与疾病现象，其认知结果自然产生，使中医意象思维成为中医学思维方式的主要内容之一，而其核心概念"气""阴阳"只能用"心悟"来把握，而无法用逻辑分析来推理证明，其相关的重要概

---

① 张其成. 中医哲学基础［M］. 北京：中国中医药出版社，2004：16.

念如五行、气血、脏腑、经络、三焦等都是意象概念。在气一元论、阴阳五行学说等中国古代哲学思想的深刻影响下，中医学形成了一整套与西医学截然不同的思维方式，这一独特的思维方式主要表现为象思维，包括意象思维、应象思维、法象思维和表象思维①。

整体观是中医的一种思想方法，贯穿于中医的生理、病理、诊法、辨证、养生和治疗等所有的领域中。其中，《内经》正是以天地人三才为经，五行为纬，论述天、地、人诸事物的类属及其相互关系，从而建立了藏象、脉象、舌象、神之象等理论学说并长期有效地指导着医疗实践，以"象思维"为核心，利用图像，构建理论框架，展现治法精妙②。

取象比类的中医意象思维体现了直觉体悟的认知方法。由取象比类所建立的脏象、经络学说主要是通过直觉体悟感知的。脏腑的生理结构与人体实际解剖部位并不相同，说明其不是由实证方法得出的，其中，望闻问切四诊是一套由表知里的诊断方法，通过对脏器经络的功能性变化之"象"的感知，把握疾病发生病因、病变机理。

中医用于类比之"象"是动态、变易之象，中医用变易思维说明人体生命运动变化过程。比如，《素问·玉版论要》说："道之至数……神转不回，回则不转，乃失其机"，中医在研究人体生理、病理和疾病诊治过程中，大量运用了变易思维的原则，使主观认识符合生命运动的客观变易过程。

随着世界整体医学观和新的生物—心理—社会医学模式的确立，世界新技术成就、医学社会学、医学哲学、医学伦理学等会在未来的医学中占据越来越重要的位置。中医要现代化，必须时刻注意把相关域外学科纳入自己的体系之中，并能做到较好的融合③。中医学的发展不在于抛弃其中国哲学的内核以及建立在此内核之上的取象比类而走向现代自然科学，而在于在此基础上进一步完善和更加精致化④。中医意象思维正是以根源于统一

---

① 吕爱平. 论应象思维在构建中医理论体系中的作用［J］. 中华中医药学刊. 2007, 25（8）: 1573～1574.

② 聂伟. 小议取类比象思维方法在认识重要功效中的应用［J］. 长春中医药大学学报. 2007, 23（3）: 28.

③ 刘亮. "现代中医"——中医现代化的实现者［J］. 医学与哲学, 2007, 28（10）: 61.

④ 王鹏伟. 中医学与取象比类［J］. 吉林中医药, 2009, 29（7）: 573～575.

中医文化与国学复兴

168

整体、直觉感悟及动态变易的传统思维方式，以类比、象征的方法为中介，同时以"意"为灵机，把握人体的生理功能和病理变化，其往往倾向于对生命现象、疾病现象、诊治、养生进行整体、动态的思考，重视心智的悟解，忽略逻辑的推理，是中医最为独特也最具学术探讨价值的思维方式之一；而开展中医思维方法的研究，以继承、移植、创新为指导，建构具有时代特征的新的方法论体系，是中医学可持续发展的现代化的关键①。

（原载于《云南中医中药杂志》2011 年第 4 期；合作者：鲁杰）

---

① 张大年. 中医方法论特征、实质及现代化 [J]. 云南中医中药杂志, 2000, 21 (4)：12～14.

走近国学　体悟中医

——《周易》与中医学讲座纪实

非常高兴来到上海中医药大学，和我们各位老师、同学在一起探讨一个话题：国学和中医。今天我所讲的题目是：走近国学，体悟中医。

一、　国学概说

什么是国学？实际上很简单，国是指中国，学就是学问，是指中国传统的学问，或者叫中国传统的学术，约等于中国传统文化，它们并不完全相同。它们的区别在哪里呢？在我看来，国学是中华传统文化当中精华的部分，是偏重于形而上的一个层面，从文化的角度来说，国学作为中华传统文化的精华，它的载体是什么呢？是文字、文献、语言，其中还有一个活的载体，就是人，我们一举手、一投足实际上都体现了文化。作为文化的重要载体，国学的典籍著作按照传统分类可分为四类：经、史、子、集。如果按照学科的分类，我们的国学和传统文化怎么分类呢？可大致分为五类，文、史、哲、科、医。文，是文学艺术；史，是历史典制；哲，是哲学宗教；科，是科学技术；医，是中医养生。这里将中医从科学技术里分了出来，因为它不纯粹是科学技术，还有人文属性，那么传统的典籍分类与现代的学科分类之间是怎样的对应关系呢？首先我们看"史"，最重要有三类，分别是纪传体、编年体、纪事本末体三种体裁；"子"包括儒家、道家、兵家、法家、农家、医家、天文算法、术数、艺术、杂家、类书，小说等；"集"，包括楚辞、别集、总集等，可见，按照现代的学科分类，"史"对应史学；"子"对应哲学、科学，还有医学等；"集"，就是文学。那么"经"是什么？"经"是四部里面最重要的，主要就是六经，包括《易》《书》《诗》《礼》《乐》《春秋》，又被称为六艺。汉代时候是五经，《乐经》失传了，对于"经学"的诠释，国学大师、当代三大儒之一的马一浮先生曾经说"国学者，六艺之学也""全部人类之心灵，其所表现者，不能离乎六艺，全部人类之生活，其所演变者，不能外乎六艺也"。可见，六经是人类全部心灵的路程，也是全部人类的生活。马一浮先生还说，"诗经、书经是至善，礼经、乐经是至美；易经、春秋经是至真"。世界人类一切文化，最后之归宿，必归于六经。

对于现代一个普通的国学研究者来说，读六经比较有难度，但我认为有五部书是必读的，所以推荐给大家：《周易》《论语》《道德经》《六祖坛经》《黄帝内经》，因为这五本书代表了国学的五大家，其中《论语》是儒家第一经典，《道德经》是道家第一经典，《六祖坛经》是中国化佛教代表禅宗的第一经典，《周易》则是国学的源头和主干，是群经之首，《黄帝内经》是医家的第一经典。我认为读了这五部书才能算是一个文化的中国人。

二、 群经之首——《易经》

目前，按现在的学科分类，《易经》一般归属于哲学，但这种对应是不全面的。现在我们了解一下《易》。它为什么是群经之首呢？又为什么会成为国学的中心呢？

我们先看，"易"字有两种写法，第一种就是蜥蜴的象形字，变色龙，易经就是变化的经典；第二种写法，上边是日，太阳，下边是月，太阴，可见，易就是关于"阴阳"的学问，所以庄子说"易以道阴阳"，《周易》说"一阴一阳之谓道"，《黄帝内经》说"一阴一阳谓之道"。

那什么是阴阳呢？我们首先来看一下这张图，它被称为太极图、阴阳图或者八卦图。这是唯一一张正确的太极图，根据我的考证，这个图是南宋张行成所作。这张图实际上展现了阴阳大道，搞懂这张图，就搞懂了国学。因为在这张图里能找到儒家、道家、中国化佛家的位置，还可以找到医家的位置，找到中医五脏六腑的位置，找到人生的位置，甚至能找到如何做人处事的道理。看懂了这张图就可以明白人生的意义，至少有三个效果：不会郁闷、不会自杀，不会痴呆。掌握了这张图，就掌握了人生的道路。

那么，我们在这张图中先找出儒、道、佛的位置。让我们先用一个字来概括一下儒道佛三家的思想，儒家就是"仁"，道家就是"道"，佛家就是"空"，这都是从三家的本体总结出来的。那么，儒家在这个图的哪个位置？儒家是一种阳刚之气，那么就是阴阳鱼中白色的部分。道家呢？道家是一种阴柔、虚静、无为的自然之美，所以就是黑色的。老子说："知白守黑"，这也告诉了我们怎么对待东西方文化，怎么对待中西医结合，就是"知白守黑"，就是一定要了解西医，但一定要守住中医。中国化佛家在哪里呢？是外边一个圈？是中间的两点？

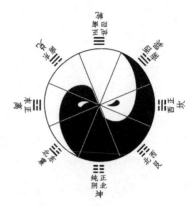

是中间的 S 曲线？都对的。看到了外面一圈，是看到了佛家的空性；看到中间的点，是看到了佛家的中性，印度大乘佛教分两派，其中就有一派叫作中观派，它对中国文化影响很大。但中性不是佛家的独特思想，儒家也讲"中"，讲"中庸之道"，"喜怒哀乐之未发谓之中，发而皆中节谓之和"，"致中和，天地位焉，万物育焉"。那么，道家呢？当然也有中性思想，《老子》第 42 章说："道生一，一生二，二生三，三生万物，万物负阴而抱阳，冲气以为和""多言数穷，不如守中"。关于中国文化的理解，梁启超认为中华文化有两大精神："自强不息"和"厚德载物"，自强不息取自乾卦"天行健，君子以自强不息"，是天之道、阳刚的精神；厚德载物取自坤卦"地势坤，君子以厚德载物"，是地之道，阴柔的精神。这是非常重要的，但我认为除此之外还有一点：中正和谐，简单地说就是阴阳的"中和"。

对于《周易》这个"周"字的含义解释很多，有周朝、周地、周文王等，但除此之外还有一个意思，就是"周期"。《周易》就是要看出万事万物的周期变化规律。概括来说，三句话可以描述《周易》所讲的内容：第一，宇宙周期变化的大规律；第二，人生知变应变的大法则；第三，人类为人谋事的大智慧。什么叫宇宙？宇是指空间，宙是指时间，这是一个大宇宙，所以在中间能找出自己的时空来。很多人看过《周易》，总的感觉是看不懂，但我想有两个字大家都看得懂，就是"吉""凶"。既然是讲吉、凶，那不是讲算命、讲结果吗？非也！《周易》的精华是在前边那部分，而不在后面的"吉凶"判断语。前面是"因"，后面是"果"。但前面那部分大多数人看不懂，所以就把《周易》看作算命的书，这是中华五千年文化史上第一桩冤假错案。那么前边的"因"告诉了我们什么呢？告诉了我们在这个时空点上，时位的特征是什么，到了这个时位，应该怎么去做。首先告诉了我们特定时位的场景、规律，然后告诉我们怎么去做，最后才是结果。所以说《周易》不但告诉了我们周期变化的大规律，还告诉了我们知变应变的大法则。因此，《周易》不仅仅是预测学，还是行为学，教人怎么去做，如何才出现了吉或凶。这就告诉我们，看到吉的时候，不要得意忘形；看到凶时不要惊慌、恐惧。《周易》不是算命，而是"改命"，或叫"立命"，安身立命。

我们再来看这张图，共有八条半径，恰好对应八个卦象。这个太极图的最上边全是白的，全是白的半径是乾卦。这个圆心到最下边，全是黑的半径是坤卦。然后看左和右，左边这条半径，白黑各半，白外黑内，那么用八卦怎么表示呢？是离卦，离卦外边是阳，里边是阴。看右边，也是黑白对半，但黑在外边，白的在内，所以是坎卦。以上是四正卦，是八卦中最重要的卦。我们再看左下方这条二分阴、一分阳的半径，表示阳气在生长，这就是震卦，震卦就代表春天。再看左上方这条二分阳、一分阴的半径，是兑卦。再往前走，是阳气最盛的地方，是乾卦，往顺时针方向走，看右上方这条半径，是一分阴、两分阳，这是巽卦；再看右下方这条半径，是一分阳、两分阴，这是艮卦。

这有怎么样的意义呢？一年中的周期变化是不是这样呢？冬至马上到了，12 月 23 日冬至，是一年中阴气最盛的时候，黑夜最长，白天最短，是坤卦。但此时阳气也开始回复，走到了离卦的位置，白天和黑夜一样长，是什么节气？对，春分，3 月 21 日。再走，阳气走到最盛，夏至，6 月 21 日，在乾卦的位置。再走到坎卦的位置，又是白天和黑夜一样长了，是秋分，9 月 23 日。一天、一个月也同样如此。那么一天之中，什么时候是坤卦所主的？子时（半夜 11 点到 1 点）。什么时候是离卦所对应的？卯时（5 点到 7 点）。一天中什么时候阳气最盛？午时（中午 11 点到 13 点），乾卦的位置。到坎卦这个位置，什么时候呢？酉时（下午 5 点到 7 点）。一个月中也是如此，四种月相：晦朔弦望。望在乾卦的位置，最下边（坤卦）的位置是晦日，震卦时露出一个月牙，叫朔，离卦是上弦月，坎卦是下弦月。人生也是如此，在不同环境是有变化的，周期是不同的，所以学习《周易》

是要有悟性的。太极图表达阴阳中和的思想，告诉我们要反向思维，要走中道，走在中间的 S 线上。如果你走到黑的位置身处逆境时，要看到光明。在人生低谷的时候，光明就要到来。到最低谷也就是坤卦时，马上就是震卦嘛！同样，我们在光明的时候，身处顺境，也要看到其相对面，产生忧患意识，所以中国人讲究"中道"，就可以不偏执。两个点是什么意思呢？图中两点也有其含义，白点，为阴中之阳，代表坎卦；黑点，为阳中之阴，代表离卦，交叉并形成一个整体，所以中医针灸讲究交叉取穴、远道取穴。

　　《汉书·艺文志》说《周易》这本书经历过伏羲、周文王、孔夫子三个圣人，时间上经历了上古、中古、下古三个时代——"人更三圣，世历三古"。伏羲作八卦，古代历史典籍上都是这样记载的。究竟是不是伏羲作的八卦？到目前为止，考古发现，最早的八卦距今只有约 4500 年，是 2006 年在河南省淮阳县平粮台出土的一个陶片，上面清晰地刻有离卦，当代历史学家李学勤认为这就是最早的八卦。虽然还不到六七千年前的伏羲时代，但不能就此认定伏羲时代根本没有八卦。你怎么知道没有？说不定哪一天从我们这块土地下面就能挖出六七千年前的八卦。如果伏羲作八卦这种传说是成立的，那他就是中华文化的源头和主干。为什么说是源头呢？因为先是有了《周易》，然后才有了儒家和道家。孔子、老子离现在两千五百年左右。不但儒家的孔子作了《易传》，其实老子《道德经》里有很多东西，也是在解读《周易》，比如"反者道之动"，就可以看成是对《易经》物极则反思想的解释。《周易》这本书形成的历史，基本等同于中华文明演进的历史。如果说伏羲作八卦还有更多传说色彩的话，那么周文王演六十四卦应该是真实不虚的。从卦爻辞的用字遣句风格来看，和殷商甲骨文一致，可知史书记载周文王演六十四卦是确切的。上海博物馆从香港购回一批战国的竹简，上边清晰地绘有彩色的六十四卦象。《周易》又是中华文化主干，准确地说，《周易》之阴阳大道是中华文化的主干，因为只有"易"才能统贯儒道禅，《周易》是儒道禅三家唯一都信奉的一本书，儒家奉为"五经"之首，道家奉为"三玄"之一，禅宗也信奉《周易》，明代智旭大师就写过《周易禅解》。

　　总而言之，如果把国学比喻为一棵大树的话，伏羲八卦就是树根，也就是中华文化的基因。树干是易、阴阳之道，然后长出三个枝干——儒家、道家、中国化佛家（禅宗）。除这三枝之外，还有一枝是绿色的，也就是现在还在老百姓当中广泛使用，那就是医家——中医，汇集了儒、道、佛三家之精华。佛家对中医的影响是在东汉以后，尤其是隋唐时期，对中医产生了重大影响。如孙思邈《大医精诚》所说："凡大医治病，必当安神定志，无欲无求，先发大慈恻隐之心，誓愿普救含灵之苦。"这里"大慈""普救"，就是佛家的用语。

三、 中医与国学的内在关联

　　说完了国学和《周易》，我们再来谈一谈中医学，在我看来，中医学的价值取向与国学完全相同，都是阴阳中和。中医怎么讲健康呢？其实就是讲阴阳中和，分三个层面，天人合一，人我合一，形神合一，概括起来就是阴阳合一。我认为中医学是对《周易》最好的继承和运用，运用在人的生命规律上，天属阳，人属阴，天人合一，从内外角度看，人是阳，我是阴，从主从关系看，我为阳，人为阴，总之是要人我合一；形属阳，神属阴，形神合一。这三个层面和谐了，就健康了。《内经》开篇说："昔在黄帝，生而神明，弱而能言，幼而徇齐，长而敦敏，成而登天。"《史记·五帝本纪》也有这样的记载，告诉我们每一个人都生而神明，弱而能言，幼而徇齐，到第四句"长而敦敏"就区别开了，到"成而登天"区别就更大了，如果能做到"长而敦敏"，那么就不难"成而登天"，达到人生的最高境界，度过天年。什么叫养生呢？养生最核心的是养神，复归于婴儿，保存婴儿时期的那一份天真。老子从中悟出了一个大道理，即做人做事要柔弱、虚静、内敛，而学国学的最终目的，也是修心、安心。

　　我们简单地分析比较一下中、西医学。简单地说，中医的治疗是中和、调和性质的；西医的治疗是对抗性的。我有个朋友说："中医治癌症，只是把癌细胞看成一个不听话的孩子，不是敌人。"这句话大家可以讨论。其实中医治疗癌症可以打一个比喻：癌细胞好比毒草，西医治疗是把毒草除去而不改善土壤，所以除掉之后还会长出来，而中医是改善土壤，不是除草。不管是采用中药、针灸还是推拿，实际上都是在激发自愈能力和自我修复能力，根本目的是努力改变土壤，而不是把癌症当成敌人，非得灭杀不可，从这里也可以看出东西方文化的根本差异。所以说西方文化是形神分离的，中医则是把人体看成一个整体。我们从宗教的角度来认识一下东西方文化的区别，西方文化从某种意义上来说就是基督教的文化，无论是基督教还是天主教都信奉上帝，上帝和众人之间有一道鸿沟，众人永远成不了上帝，上帝是唯一的，统领一切；伊斯兰教也同样，信奉的是真主，众人永远成不了真主；但东方文化则不然，我们儒家说人人可以成为圣人，道家说通过修炼，人人可以成为真人，佛家也说，人人皆可成佛，佛即是觉悟者。这从某种程度上可以看出中西文化、中西医学是完全不同的思维方式。

对于中医学来说，它最精华的是气和象，即气本体和象思维。中医学是原创思维，这种思维是以"象"为模型的，包括气、阴阳、五行。这种思维方法主要是从《周易》来的，太极就是气，是最根本的。两仪就是阴阳，四象就是五行，比如说太阳就是五行的"火"，太阴就是五行的"水"，少阳就是五行的"木"，少阴就是五行的"金"，那么土呢，土不占四方而统领四方，土不占四时而统领四时，土居中央。如此，可以把复杂的问题简单化。气是什么呢？气是物质？是功能？是能量？是信息？叫什么没关系，但一定要体会到，这才是最重要的。庄子说"通天下一气耳""气聚则为生，散则为死"；天人合一是用"气"，人我合一是用"气"，形神合一也是用"气"。《黄帝内经》说："人以天地之气生，四时之法成。"其中还讲了六类气：元气、营气、卫气、宗气、脏腑之气、经络之气。我们再来看"象"，气也可以说是象，象不纯粹为一种形。"象"分为两类，一类是物象，其实就是形，有形之象；另一类则是意象，是无形的，但可以感觉到。老子说："大象无形"。《周易》说："易者，像也，像也者，象也。"《周易》就是象，八卦是卦象，中医讲脏象、舌象、脉象、证象、药象等。中国人用的思维就是象思维：阴阳是象，经络是象，脏腑是象。钱学森曾把中医学说成"唯象中医学"，是十分有见地的。把"象"搞清楚了，中医的问题就清楚了。

四、坚定信心，发展中医

"中医究竟是不是科学？"这个问题其实很好回答，什么是科学？如果把"科学"看成现代自然科学，是牛顿力学之后的那种科学，那中医当然不是科学，那种科学必须满足三个条件：第一逻辑思维；第二数学描述法；

第三实验验证。中医可以吗？当然不可以。但不能因此说中医不科学，因为科学是有多种形态的、多元的。从这个角度来说，中医当然是科学，而我们中医人要做的是不要处处和西医争高低，也不要想方设法、不计代价来证明自己是"科学"，要坚持自己的主体、自己的特色。中医作为一种以象思维、气本论建立起来的医学模式究竟怎么发展？我的观点很简单，就是"坚持主体，发扬优势"八个字，或者称为主体优势发展论。既然大家入了中医药大学的门，就希望能够一直走下去，那么最终就会看到光明。祝大家前途光明，事业辉煌，谢谢！

（根据作者 2009 年在上海中医药大学基础医学院讲授博士课程"中国传统文化与中医"时的演讲整理而成，原载于《中医药文化》2010 年第 2 期；整理者：李海英、杨彦伟）

中医里面的国学

　　中医学是中国传统文化不可分割的重要组成部分，也是最能体现中华优秀传统文化特质的部分。正如习近平主席 2010 年 6 月 20 日在澳大利亚皇家墨尔本理工大学中医孔子学院揭牌仪式的讲话中指出："中医药学凝聚着深邃的哲学智慧和中华民族几千年的健康养生理念及其实践经验，是中国古代科学的瑰宝，也是打开中华文明宝库的钥匙。"中医文化充分体现了中华优秀传统文化的核心价值观念、原创思维方式，融合了历代自然科学和人文科学的精华，吸收了儒家、道家乃至佛家文化的智慧。它是古代唯一流传至今并且仍在发挥重要作用的科技文化形态。

　　然而，我们不能不看到近百年以来中医文化面临的深重危机，尤其是当今中医学在发展过程中遇到的严峻挑战，很多人对中医持怀疑甚至否定态度。因此大力弘扬中医文化，不仅是振兴中医、提升国家软实力的战略选择，而且是实现中华民族伟大复兴的重要途径。

一、 中医文化是中华传统文化四大支柱之一

　　中华传统文化是重"生"的文化。什么是"生"？《说文解字》说："生，进也，象草木生土上。"意思是草从大地上长出来，这叫"生"，是生命，是生存、生活，也是生生不息的过程。《黄帝内经》讲："人生于地，悬命于天，天地合气，命之曰人，人能应四时者，天地为之父母；人以天地之气生，四时之法成。""生之本，本于阴阳。"从某种意义上说，中华国学就是关于"生"的学问——生生之学、生命之学，中华传统文化就是生命文化。《周易》说，"生生之谓易"，"天地之大德曰生"。医易同源。《周易》是"生生之道"，中医是"生生之具"。"具"就是器具、工具。儒释道注重生生之道、生生之德。而在中医看来，人身小天地，天地大人身。

天地和人身就是一个同构、同序的生命体。中医不仅注重生生之道、生生之德，而且注重生生之具、生生之法。请不要忽视中医在中华传统文化中的地位。医家是与儒释道三家并立的中华传统文化四大支柱之一。儒释道医四家关系可以用一张太极图来说明。

在太极图中，儒家是白的，是阳刚。儒家的基本精神是乾卦阳刚的精神，自强不息、刚健有为、勇往直前、百折不挠、昂扬向上。道家是黑的，是阴柔。道家的基本精神是坤卦阴柔的精神，厚德载物、柔弱虚静、自然无为、居下不争，以柔克刚。佛家在太极图外面一圈，因为佛家讲究"空性""四大皆空""五蕴皆空"。医家在哪里？在中间曲线。中医是讲阴阳调中。有人攻击中医太简单了，一个人有病叫阴阳不和，治病叫调和阴阳，病治好了叫阴阳调和了。我说这就对了，因为越简单的东西越接近事物的本质。中医讲调中，儒家讲中庸，道家讲中道，佛家讲中观。儒、释、道、医四家"你中有我、我中有你"，圆融和谐，共同构成了中华传统文化"阴阳中和"的基本精神。

"阴阳中和"是中华优秀传统文化的核心价值追求，也是生生之道的基本保证。《周易》说："保合太和，乃利贞。"儒家提倡："中也者，天下之大本也。和也者，天下之达道也。致中和，天地位焉，万物育焉。"道家《道德经》讲："万物负阴而抱阳，冲气以为和。"佛家讲"中观"——大乘佛学中观派以"八不"中道来解释空性。而"中和"思想在中医中体现得最为彻底。试想如果没有"中和"，天地万物怎么可能生生不息？人体生命怎么能健康长寿？

医乃仁术，"仁"充分体现了"生生之德"，朱熹说："仁者天地生物之心，而人之所得以为心者也。"戴震更是直接提出"仁者，生生之德也"。儒家把"生生之德"落实在人伦关系上，医家则落实在治病救人上，"大医精诚"的"仁德"标准是为医者的基本道德操守和行为规范。明代医家陈实功提出"先知儒理，然后方知医理"，古代中国大批的儒医、道医、佛医把中华文化核心价值理念和精神落实到了医学上。

二、 中医"象数思维"是中华传统文化思维模式的典型

中医传承《周易》的逻辑，采用据"象"归类、取"象"比类的整

体、动态思维方法，建构了天人之间、人的各部分之间相合相应的理论体系。中医是《周易》为代表的"象数思维方式"的最佳体现者、贯彻者和运用者。"象"原指直观可察的形象，即客观事物的外在表现。中医之"象"已超出了具体的物象、事象，而成为功能、关系、动态之"象"。由静态之"象"到动态之"象"，由具体之"象"到功能之"象"，使得无序的世界有序化，使得人体与宇宙的关系有序化。

中医是离不开"象"的，如脏象、脉象、舌象、证象、药象，等等。如在分析人的生理功能结构时，将人体脏腑、器官、生理部位和情志活动与外界的声音、颜色、季节、气候、方位、味道等按"象"即功能属性分门别类地归属在一起。《素问·五脏生成篇》："五脏之象，可以类推。"比如心脏的基本功能是主神明，主血脉，宇宙万物中的赤色、徵音、火、夏、热、南方、苦味、七数、羊、黍、荧惑星等均可归属于心。五脏均以此类推。这种取象的范围可不断扩展，只要功能关系、动态属性相同，就可无限地类推、类比。如果客体与之发生矛盾，那就只能让位于功能属性。中医有一个"左肝右肺"的命题很能说明问题。肝在人体的右边，为什么说"左肝"呢？其实这是从功能、动态属性上说的，肝有上升、条达的功能，故与春天、东方等归为一类，东方即左边。所以，"左肝右肺"并不是从解剖学（形）上说的，而是从功能（象）上说的。中医在认识疾病过程中也是据象类比，中医重"证"不重"病"，将各种病症表现归结为"证"，如眩晕欲扑、手足抽搐、震颤等病症，都具有动摇的特征，与善动的风相同，故可归为"风证"。"证"就是一种典型的"象"。

"象"和"数"是连在一起的。"象"是可分的，如脏象可分五类，也就是五脏，或者说五大功能系统。八纲辨证则是把病证分为阴阳、表里、虚实、寒热八类，当然相互搭配还可分出更多的类。此外，"象数"中具体的"数"往往不是定量，而是定性。如《素问金匮真言论》中的八、七、五、九、六实际上就是五脏的肝、心、脾、肺、肾，这是依河图五行成数配五脏。

中医象数思维模型可以概括为"气—阴阳—五行"模型。"气"是中华生命文化的核心。中医遵从"元气论""气本论"的传统，将"气"看成人体生命的本源、本质，"气化"运动是生命发展变化的源泉。"气"是连续不断、流动有序的，是介于有形有状的粒子与无形无状的虚空的中间状态，可双向转换。中医认为"气"既是生命的最小物质，又是生理动态功能，是生命的能量。"气"的生命观必然导致中医学的整体性、功能性、直觉性特征。

阴阳和五行是"气"的分化和表现形式，也是中医"象数"思维的基本模型。中医认为人体和宇宙万物一样充满"阴阳"对立统一关系。"阴阳者，天地之道也，万物之纲纪，变化之父母，生杀之本始，神明之府也。"（《素问·阴阳应象大论》）用"阴阳"来阐释人体组织结构、生理功能、病理变化、疾病的诊断辨证、治疗原则以及药物的性能，等等。五行实际上是阴阳的细化，两对阴阳（水和火，木和金）加一个中土就是五行。中医以五行为纽带，以五行与五脏的配属为核心，将器官（五官）、形体（五体）、情志（五志）、声音（五声）以及方位（五方）、季节（五时）、颜色（五色）、味道（五味）、生化（五化）等纳入其中，以此说明人与自然的统一性、人本身的整体性，并用五行的生克乘侮来说明各种联系，如五脏中每一脏都具有生我、我生、克我、我克的生理联系。这种联系把五脏构成一个有机的整体。病理上相生代表母病及子、子病犯母的传变过程，相克代表相乘（相克太过为病）与相侮（反克为害）的传变过程。五行模型还广泛地用于诊断、治疗等方面。

中医思维模式与西医乃至近代实证科学的思维模式大异其趣。中医注重整体、功能、直觉的思维方法，西医注重分析、结构、实验的思维方法。方法论的不同表明本体论的差异。大家知道，原子论是古希腊哲学的重要组成部分，也是西方哲学的重要传统。原子论认为原子是世界本原。要认识"原子"，必须采用分析、还原的方法。统观西医演变的历史，其实一直都在运用这种方法，去探求构成人体生命的最基本元素。

中医从一开始就没有走向机械、分析之路，而是采用横向的、有机的、整合的方法。中医认为人不是一个可以不断分割的东西，而是一个有机的、开放的系统。人体内小时空对应体外大时空，对应大宇宙的天时、物候、方位及万事万物。从整体、宏观、动态、联系上认知生命，是中医的强项，也无疑是生命科学的大方向。但也不能不看到中医不重量化、不重分析所带来的负面效应：生理病理上细节不清、结构不明、定量不够，诊断辨证上带有较大的"艺术性"、模糊性，理论框架的万能化甚至僵化，等等，造成了中医发展的缓慢，造成了中医与现代科学的隔阂。

三、 中医"仁和精诚"是中华文化核心价值观念的体现

中医的基本理论、道德信念、行为规范、临床诊疗、养生实践无不体现了中华文化的核心价值观念，笔者把中医的核心价值观念概括为"仁和精诚"四个字。

"仁"是中医人的最基本要求，体现了中医从业者仁者爱人、生命至上的伦理思想。医生的责任在于传承阴阳之道，完善天地本性，在于治病救人。中医作为"生生之具"是帮助人类生命健康长寿的，是呵护人类生生不息的工具和技术。中医的最高道德理想是能够参赞化育、效法天道、救治生命以实现"生生"仁德。

"和"是中医追求的最高境界，体现了中医人崇尚和谐的价值追求。中医认为一个健康的人必须做到人与自然、人与社会、人自身形与神三个层面的和谐。中医认为"天地合气，命之曰人"，人之所以会生病，就是因为失"和"——违逆了天地阴阳四时的规律，进而引发自身阴阳失和，于是治疗疾病就需调和致中。进而言之，中医提倡医患信和、同道谦和，强调医疗行为中各种关系的中和、和谐之美，"和"表达了中医药观念和方法、手段和目标的统一。

"精"是中医职业精神的最高概括，体现了中医人的职业要求。生命至重，有贵千金，所以对医术的要求至高，必须做到至精。孙思邈《大医精诚》认为医道是"至精至微之事"，所以要求从医者首先要有精湛的医术，习医之人必须"博极医源，精勤不倦"。《礼记》上说"医不三世，不服其药"，意思是没有研究透彻《黄帝内经》《神农本草经》《脉诀》或《伤寒论》这三世之书，不能算称职的医生，不敢服用他开的药。后世医学教育、医疗实践中，对医生的职业素养要"精"的要求一以贯之，成为中医的核心价值追求之一。

"诚"是中医行为的最高准则，体现了中医人格修养的最高境界。孙思邈《大医精诚》要求医者必须诚心救人："凡大医治病，必当安神定志，无欲无求，先发大慈恻隐之心，誓愿普救含灵之苦。"要有"见彼苦恼，若己

有之"感同身受的心,"普同一等,皆如至亲之想",不得瞻前顾后,自虑吉凶,护惜身命,亦不得"自逞俊快,邀射名誉""恃己所长,经略财物"。"澄神内视,望之俨然。宽裕汪汪,不皎不昧"的大医之体是"诚"的形象写照。

四、 中医的发展方向关乎中华传统文化发展命运

中医在数千年发展过程中不断汲取中华文化各家精髓,汉代医学汲取先秦儒道及其他各家的精髓,隋唐以后汲取儒释道的精髓。中医还不断汲取历代天文、数学、地理、物理、化学等自然科学知识。中医不仅是"科学史上的奇迹",也是文化史上的奇迹。

然而,近百年来中医却屡遭坎坷。伴随着传统文化近现代以来所遭遇的猛烈冲击,中医不但失去了在中国的主导地位,甚而几次面临着被取缔的命运。科学主义的盛行,使"科学"与否成为"资格"标准。凡是不符合"科学"的东西,都要遭到批判、唾弃。中医药学自然躲不过这样的"资格"拷问。在科学主义的话语霸权之下,带"中"的一切事物都失去了合法性。

从根本上说,中医的危机就是中华传统文化的危机。在长期的西方文化中心论、科学主义思想观念指导下,国人对中华文化的信心受到了一而再、再而三的打击,优秀的中华文化受到了一而再、再而三的摧残,中医学也是如此,可以说中医的发展到了生死存亡的关头。

那么中医应该如何发展?由于视角不同,立场有别,中医界乃至整个学术界形成了很多流派,总的分为两大派。一派可称之为"现代派",包括剥离派、改造派、重构派、科学现代化派、西体中用派等。该派认为,应该采用现代科学的方法和手段将中医学的传统体系改造成科学体系。中医学是一个含有巫术、哲学、科学等多种成分的复杂体系,应将那些非科学成分一层层剥离和解构、丢弃,只保留科学的成分。另外一派可称为"传统派",包括补天派、重认派、中体西用派等。该派主张立足于中医自身的传统思维方式来研究和发展中医,在不破坏中医学的理论体系和思维方式的基础上对中医学不足的地方给予修补,认为可以借助现代科学的方法和手段,但不能以现代科学为标准来衡量中医、改造中医,强调重新认识医

学的目的，重新构建医学的价值系统。医学的目的并不是纯粹地治病，而是治人，要以人为本。

关于这个问题，笔者曾在20世纪末提出一个"中医现代化悖论"——"中医能够实现不改变自己非现代科学特色的现代科学化吗?"在笔者看来，中医的发展只能按照中医本身的规律发展，而不能按西方科学、西方医学的模式发展。中医要发展，首先要搞清中医的历史文化，重新找回中医自己表达的"语言"、思维方式、价值观念，进而培育适合发展的优良土壤，或提供中医发展所需的营养成分。要想发展中医，必须保持中医特色。所谓中医特色指的是相对于现代医学而言的本质特点，有人将整体观念与辨证论治看成中医的特色，有人将元气论和阴阳五行学说看成中医的特色，还有人将藏象学说视为中医特色。笔者个人认为中医特色就是中医学特有的思维方式，这种思维方式也就是前面已说过的"象数思维"，即中医是从功能模型、关系虚体出发来构建人体生命系统的。当然，中医发展绝不能离开现代科学、现代医学，要借助现代科学的方法和手段。

中医学是一个包含科学、人文等各种成分的极其复杂的混合体，中医的各种成分可以分为"形""气""神"三个层面，其中"气"和"神"是中医特色和传统文化精华之所在。如果舍去"气"和"神"而保留"形"，那样的中医连最初级的西医形态学、解剖学都不如。中医和西医都是研究人体生命的，人不是一堆分子生物结构，而是活生生的生命。医学应尽快回归人生——整体生命的本体，要关注"气"和"神"层面。

其实老子已经告诉我们怎样对待外来文化，简而言之四个字："知白守黑"。在守住我们的价值观念和思维方式的基础上，一定要了解西方文化，要有包容的胸怀，并为我所用。振兴中医完全可以走科学与人文相结合的道路，传统文化与现代科学技术应该并行不悖，如鸟之两翼，共同为当代中华文化、当代中医的发展提供动力。

笔者个人认为，中医的发展应当采用"扬长弃短"的态度，应当"有所为有所不为"，应当发扬自己的优势"方面"，对自己的劣势"方面"则直接用现代医学来弥补。中医学在代谢性、免疫性、功能性疾病以及多组织、多系统、多靶点性疾病或特定病程的治疗方面，在调整亚健康状态、养性摄生、防老抗衰等方面有着优势，应当"有所为"，而对一些明显处于劣势的疾病则可以"有所不为"，中医的优势发展应当始终以中医为"平台"，而不是以西医为"平台"和发展目标。

五、 弘扬中医文化是中华文化伟大复兴的理性选择

长期以来，对中医哲学、中医文化的研究一直没有引起足够的重视。在中国文化学界，一般只关注对儒、道、佛的研究，而忽略中医文化的研究；在中医学界，一般只关注中医的临床和实验研究，同样忽略中医文化的研究。

中医文化复兴不仅是振兴中医的重要途径，也是推动中国传统文化复兴的重要途径，其意义重大。北师大几年前完成"我国文化软实力发展战略研究"项目，对全国大学生调查显示，在前 10 位最具代表性的中国文化符号中，汉语（汉字）、孔子位居第一、第二位，中医居第六位。改革开放三十年来，中医药对外交流与合作不断深入，中医药逐步被越来越多的国家接受和认可，越来越多的各国民众选择中医药作为医疗保健手段。中医药的医疗保健方法与手段，已成为传播中华传统文化的重要方式。

优秀的中华文化与中医文化同根同源，本为一体，正如树木生长一样，一棵树即使再茂盛，当其根基下的土壤营养不足时，也会慢慢衰败凋敝。在现代社会背景下成长起来的中国人，对于本民族的传统文化逐渐陌生，对原有的书面语言文言文更缺乏必要的掌握。在大多数人看来，以文言文写就的文化典籍、中医药书籍无异于"天书"，由文言文记录的优秀中华传统文化、中医思想，成了摆在现代人面前的一道难题。传承、发展和振兴优秀的中华传统文化，还有很多工作要做，而从中医文化的普及入手不失为一种可行的方案。

（原载于《光明日报》2013 年 7 月 1 日）

国学是中国人的心灵家园

当代中国最大的危机是信仰的危机。我们中国人真的没有信仰吗？现代中国人靠什么安身立命？习近平总书记说："中华优秀传统文化是中华民族永远不能离别的精神家园。"所谓精神家园就是心灵获得安慰的地方、精神信仰寄托的地方。

一、 国学：中华传统文化的代称

什么是"国学"？简单地说就是中国传统学术文化。

19世纪末，面对西学和"欧化主义"的冲击，日本学界发出了提倡"国学"的呼声。1902年秋，流亡海外的梁启超、黄遵宪等人商议，想在日本创办《国学报》。1904年，邓实发表《国学保存论》，并于次年在上海成立了"国学保存会"，以"研究国学，保存国粹"为宗旨。当时旅居日本的章太炎主编《民报》时，曾举办"国学讲习会""国学振兴社"。

将国学看成中国固有的学术文化，主要是章太炎和邓实提出来的。显然这种意义上的"国学"就是"中国学"，是针对"外国学"而提出的，"国学"之兴亡与国家的兴亡紧紧联系在一起。这一定义，经过几代学者的努力坚守，已为大众普遍接受。

"国学"如果按照《汉书·艺文志》的分类，可分为六类：六艺（六经）、诸子、诗赋、兵书、术数、方技（中医）。如果按照《四库全书》的分类，可分为四类：经学、子学、史学、文学。如果按照现代学科分类，可分为哲学、史学、文学、语言文字学、中医学、古代科学等。按照学术流派来说，主要有儒学、道学、佛学以及中医学等。不能把国学仅仅看成儒学。

从传统分类看，经典始终是排在第一位的，"六艺"——《易》《书》

《诗》《礼》《乐》《春秋》这六部经典，是中国原创精神的主要载体，是中华传统文化的思想源头。被称为当代圣人的马一浮就说过："国学者，六艺之学也。"他说的六艺是大六艺，也就是六经。古文经学派按时间先后排序，将《易经》排在六经的第一位。另一位当代圣人熊十力则出佛入儒，最后归宗于大易。

二、 一源三流：国学的基本结构

中华传统文化的基本结构是"一源三流"，如同中华大地的地理结构一样。中华大地的源头在青藏高原，在玉树，从这里流出三条河流：黄河、长江、澜沧江。中华文化的源头是"易"，三流是儒、道、禅。

为什么《易》是中华文化的源头？因为《易》在六经中起源最早。传说早在六七千年以前伏羲就创作了八卦。目前最早的一个八卦图案是2006年5月在河南淮阳发现的，是离卦，刻在一个黑陶纺轮上，距今四千五百年。八卦是中华文化的基因，是中华文化的源头。先有八卦，后有《易经》。

《周易》经文（易经）学术界已认定为西周初年所作，传文（易传）为战国时期所作，从汉代开始历代都有解"易"之作（易学）。《易经》《易传》、"易学"是"易文化"形成的三阶段，标志着中华文化从巫术文化到人文文化、科学文化的发展过程。从某种意义上说，一部《周易》成书的历史就是一部中华精神文化发生、发展的历史。

《易经》这本书，是世界四大元典之一。世界四大元典分别代表了四大文化：《圣经》是西方文化第一经典，《吠陀经》是印度文化第一经典，《古兰经》是阿拉伯文化第一经典，而《易经》作为东方文化的第一经典，不仅仅是中华民族，同时也是日本、韩国这些东方民族所尊崇的经典。韩国国旗就是太极八卦；日本民族叫大和民族，"大和"就是取自《周易》"保合大和，乃利贞"，日本的国教叫神道教，取自《周易》"神道设教"。如果将世界文化分为东西方文化的话，那么西方文化可以用《圣经》来代表，东方文化可以用《易经》来代表。

距今3000年左右（西周前期）成书的《周易》经文过了500年之后导源出春秋战国时期的儒家、道家及其他诸子百家，也影响了中国化的佛家。

从学术源流看，孔子弘扬了《周易》乾卦精神，老子弘扬了《周易》坤卦精神。《周易》不仅是人类轴心时代唯一一本由符号系统与文字系统共同构成的经典，而且是唯一一本儒家和道家共同尊奉的经典。儒家将《周易》奉为五经之首，道家将《周易》奉为三玄之一。

西汉末年，也就是公元前后，从古印度传来了佛教，它是从三条道路传来的——南传、藏传、汉传。此后，佛教就在中国生根、开花、结果。到隋唐时代，佛教在中国形成了八个宗派，其中最具有中国特色的就是禅宗。我们绝不能说佛家源于《易经》，但禅宗则受到《易经》的影响，笔者认为禅宗就是印度大乘佛教与中国三玄（易、老、庄）结合的产物。

"一源三流"可分解为八个字：易为主干，三教互补。笔者作了一副对联："易贯儒道禅，道统天地人"。其中"儒道禅"的"道"是道家、道教；而"道统天地人"的"道"则是"大易之道"。这个"大易之道"不仅深深影响了儒家、道家和中国化佛家，而且影响到了中医理论体系的形成。如果加上中医，这副对联就是"易贯儒道禅医，道统天地人心"。所以说，中华文化表面上分出这么多家，实际上是互补的，有一条主线贯穿其中。

在中华文化历史长河中，《易经》是中华文化的源头活水。《易经》用源头的那一泓清泉，聚成奔涌不息的生命之水，汇成了悠悠五千年的中华文明。"大易之道"构成中华文明的主线和中华文化的支点。

三、 阴阳中和：中华文化的基本精神

中华文化的基本精神，可以用"大易之道"进行概括，那就是"阴阳中和"。

《易经》究竟是讲什么的？我们看一看"易"这个字就明白了。"易"字有两种写法，其中一种写法像蜥蜴，蜥蜴最大的特点就是变化；第二种写法上面是日，下面是月，日是太阳，月是太阴，合起来"易"就是阴阳变化。《周易》说"一阴一阳之谓道"，阴阳变化、阴阳中和就是"大易之道"。其可化解为三句话：宇宙周期变化的大规律，人类知变应变的大法则，人生为人谋事的大智慧。

阴阳中和的"大易之道"正是中华文化之道，是古圣先贤仰观天文、

俯察地理、中通人事之后提炼出来的。

"中华文化的主干"究竟是什么？目前有三派观点，一是"儒家主干"说，二是"道家主干"说，三是"儒道互补"说，笔者是赞成"儒道互补"的，准确地说是儒释道三家互补。但互补的交点在哪里？笔者认为就是"大易之道"，因此提出"易道主干"说。通贯儒家、道家乃至中国化佛家的"大易之道"正是中国文化的主干，是中华民族的精神支柱！

"阴阳中和"，表明中华民族有两大精神，就是乾卦和坤卦、阳刚和阴柔两大精神："自强不息"，"厚德载物"。乾坤并健、阴阳中和、刚柔并济、儒道互补。

阴阳中和的"大易之道"可以用一张图来表示。这张图叫太极图，也叫阴阳图、八卦图、阴阳鱼图。太极图是"大易之道"最完美、最典型、最形象的表达方式。笔者在拙著《易图探秘》中对这张图的来龙去脉做了详细的考证，发现这张小鱼头的太极图才是唯一正确的太极图，因为最早的太极图就是对伏羲八卦次序图的形象描述，它是可以量化的，它的八条半径就是对应从乾到坤八个卦，两个鱼眼就是坎离二卦。

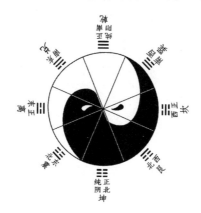

这张图无比形象而准确地反映了儒释道三家的"中和"本质。三家都可以在这张图里找到各自的位置。

儒家在哪里？白的。道家呢？黑的。因为儒家崇尚阳，道家崇尚阴，这两家不是截然分开、绝对对立的，而是互相包容、有所交叉的，是阴中有阳、阳中有阴。儒家的基本精神是乾卦阳刚的精神，自强不息、刚健有为、勇往直前、百折不挠、昂扬向上、变异创新、与时俱进、拼搏进取、勤劳勇敢。道家的基本精神是坤卦阴柔的精神，厚德载物、柔弱虚静、包容宽厚，自然无为、居下不争，谦虚谨慎，以柔克刚。佛家在太极图外面一圈，因为佛家讲究"空性"，有"四大皆空""五蕴皆空""万法皆空"等说法。

儒、释、道三家又都在两只鱼眼或者S曲线上。两只鱼眼和S曲线表达了"中"的意思。黑鱼眼是阳中含阴，白鱼眼是阴中含阳，S曲线处在中间。三家都讲"中"。儒家是站在阳刚的立场上讲中，叫"中庸"——"不偏谓之中，不易谓之庸"。《中庸》曰："中也者，天下之大本也。和也者，天下之达道也。致中和，天地位焉，万物育焉。"道家是站在阴柔的立场上讲中，叫"中道"——《道德经》讲："万物负阴而抱阳，中气以为和"，"不如守中"。佛家是站在空性的立场上讲中，叫"中观"——大乘佛学中观派以"八不（不生不灭、不断不常、不一不异、不来不出）中道"来解释空性。

简单总结一下，三家都讲"中"，儒家讲中庸，道家讲中道，佛家讲中观。三家都讲"和"，儒家讲仁和，道家讲柔和，佛家讲圆和。儒、释、道三家"你中有我、我中有你"，圆融和谐，共同构成了中华传统文化"阴阳中和"的基本精神。

这里还需要补充一家——医家（中医）。从文化背景看，隋唐以后的中医是儒释道三家智慧在生命科学上的最佳体现。当代社会，中医是最能反映中国文化价值观和思维方式，也是唯一还活着的一种科技与人文相结合的文化形态。医家在太极图的什么地方？在中间S曲线上，因为中医最讲阴阳的调中致和。

"阴阳中和"体现了儒释道医共同的价值观，是中华优秀传统文化的核心价值。

"阴阳中和"的基本精神与时代精神完全融通。当代世界的两大主题是和平与发展，我国在倡导建设和谐社会。和谐社会，以人为本。就人而言，阴阳中和表现为四个层面，第一是人与自然和谐，第二是人与社会和谐，第三是人与人和谐，第四是人的身与心和谐。

"阴阳中和"的基本精神和社会主义核心价值观完全融通。中共十八大提出了社会主义核心价值观，用24个字来表述：富强、民主、文明、和谐；自由、平等、公正、法治；爱国、敬业、诚信、友善。这24个字分别是针对国家、社会、公民三个层面说的。笔者个人认为，这 24 个字的核心在于：自由、平等、公正、和谐。这正是中华优秀传统文化的精华，也是普世的价值观，是天地之道的具体体现。"中和"就是中正、和谐，中正就是公正。至于自由、平等，正是道家、佛家所倡导的。

四、 修心：国学的终极目的

学习国学的终极目的，简单地说就是"修心"，修四个层面的"心"：天地之心、民族之心、组织之心、个人之心。

"天地之心"就是天道、天理。中华民族是有信仰的，那就是信"天"，"敬天法祖"，崇敬上天，效法祖先。"天"，有自然之天、伦理之天、哲学之天、宗教之天等多层含义。"天"这个字在甲骨文和金文里，是一个人上面一个脑袋，可见"天"的本义就是"头"，后来引申为自然界的最高处。由于"天"是至高无上的，所以就成为人们敬畏、崇拜的对象。在上古先民那里，"天"已成为皇天、昊天、天皇、天帝，被神格化、人格化为最高之神。"天"有意识地化生了万物和人，为宇宙万物的主宰者，具有无上的权威。由天子亲自主持的"祭天"成为华夏民族最隆重、最庄严的祭祀仪式。

《易经》第一卦就是乾卦，乾为天。《易传》说："大哉乾元，万物资始，乃统天。""天"除了最高之神的意义外，还有天道、天理的意思。天道就是天地之道、乾坤之道，就是中华民族两大精神，就是"阴阳中和"：平等、自由、公正、和谐。

"民族之心"就是中华民族之魂，就是中华文化。文化是一个民族的血脉和灵魂。"组织之心"就是社会实体、机构单位的核心价值、基本精神，比如企业核心价值、大学精神、城市精神等。"个人之心"就是个人的价值观，实际上就是个人的精神信仰。

这四个"心"是什么关系？表面上看是从大到小、逐层递减的关系，其实是一回事。这就是"天人合一"。"天人合一"其实是天人合道、天人同道、天人同理、天人同心。

儒家、道家、佛家无论哪一家都讲"修心"。儒家讲"正心"。《大学》讲格物、致知、诚意、正心、修身、齐家、治国、平天下。其中正心是关键，这个"心"就是"仁心"，有了"仁心"，才能推广开来，实现治国、平天下的目的。道家讲"清心"。老子主张清静无为，"致虚极，守静笃"。道家修的"心"是一种虚静之心、自然之心。这个"自然"不是大自然的意思，而是"本然"的意思。佛家讲"明心"。"明"的这个"心"就是慈悲心、虚空心，也就是人的本心，所以叫"明心见性"，明心就是觉悟，就可以成为佛菩萨。

所谓"修心"说到底就是重塑中华民族的信仰、找到个人安身立命的精神支柱的过程，大而言之，"修心"是中华文化伟大复兴的前提。

（原载于《人民论坛》2014 年第 28 期）

"失语的中医"急需文化复兴

——中医药文化研究的意义及其战略思考

近百年来，由于受到西方科学主义的冲击，中医的发展出现了危机。但从根本上来说，中医的危机是文化的危机。中医药文化研究就是要重新找回中医自己表达的"语言"，自己生存的固有环境，从而给中医发展提供适合的优良土壤。目前，加强中医药的文化研究已经成为当务之急。中医药文化研究具有多学科、综合性特征，其不仅能促进中医药学术的发展，而且对地域经济的发展和文化的进步也具有重要促进作用。

一、 中医危机是文化危机

中医药学是在中华民族传统文化的土壤中萌生、成长的。中医药学在发展过程中，不断汲取当时的哲学、文学、数学、历史、地理、天文、军事学等多种学科知识的营养，同时又融进了中华民族优秀传统文化的血脉，而成为传统文化不可分割的一个组成部分。因此，中医药学在这种传统文化氛围中能够自然地得以普及。古代上自帝王将相，下至走卒贩隶，各个阶层或多或少都能知医识药，由儒从医者、由官业医者更是不胜枚举。"秀才学医，笼中抓鸡"，一方面形象地道出了具有传统文化知识背景的人学习中医相对容易之现象，另一方面也说明了中医与传统文化的密切关系。

近百年来，中医的发展出现了危机，一个时期甚至面临被取缔、被消灭的境地。从历史环境看，中医的危机从根本上说就是中国传统文化的危机。伴随着新文化运动，中国传统文化遭到猛烈的抨击，作为传统文化一部分的中医药学也不可避免地遭到前所未有的批判。在这样的语境中，中医成了"失语的中医"，丧失了自己的本体地位。

从现实的情况看，离开了中国传统人文文化教育和传播，中医药执业人员单纯学习中医诊断、方剂、药性，终究难成为一代中医名家（即使一时出名，也后劲不足）。中药也难以保持和发展道地药材与传统炮制方法。与中医药相关的产品，包括中医药文化产品也难以形成良好持久的市场氛围。离开文、史、哲等文化的滋养，中医理论也难以得到健康持续发展。从某种意义上来说，中医文化研究既承担着复兴传统文化的重要角色，也担负着推动医药市场经济发展的重任。

本来，作为传承中医药文化的重要阵地——中医药高等院校，应该是最有资格也是最应该弘扬传统文化的地方，但是现代中医院校完全按照西方科学模式进行构建，用所谓的现代科技来研究中医药。中医院校一版又一版的教材变得越来越"现代化"，语言表达也越来越"标准化""客观化"，而与传统文化密切相关的主干课程——医古文，则越来越被边缘化，在中医师职称考试中也已被取消，而换成能与西方科学接轨的现代语言工具——英语。其他与传统文化相关的课程，更是只作为中医院校可有可无的选修课。

二、 中医药文化研究应提速

笔者并不反对用现代科学手段、西医标准来研究中医药，作为一种研究途径，应该承认其研究价值。中医药的科学研究和文化研究并不是截然对立的，而是相辅相成的。但是目前却是文化研究越来越萎缩，甚至很多人主张中医学的文化因素恰恰是落后的、迷信的、应该抛弃的东西，于是现代科技手段成为研究中医药的主要甚至唯一手段。而实际上，中医具有较其他医学更为浓厚的文化属性。医学的对象是人的生命，换句话说，生命是医学的本体，所以生命文化就是医学的元文化。中医在认识生命的本质、规律问题上，有着不同于西方的鲜明个性色彩。如中医将"气"看成生命的本原和动力，将阴阳五行看成生命的过程序列和存在方式；中医将自然人与社会人作动态比附，建构了一个由心神调控的心与身同构、同序的小生命系统和人与宇宙同构、同序的大生命系统。中医比现代医学更能反映本民族的文化特征。从某种意义上说，与其将中医看成一门生命科学，倒不如将中医看成一种生命文化。因此，从生命文化的角度来说，对中医药文化的研究也是迫切和必要的。

笔者认为，中医要发展，首先要搞清中医的历史文化，也就是从其形成、发展的文化背景诸因素去做全面的考察。中医药文化研究的根本目的就是要重新找回中医自己表达的"语言"，自己的思维方式，自己的价值观念，从而给中医发展提供适合自己的优良土壤，或提供中医发展所需要的营养成分。

三、 中医药文化研究内容广泛

中医药文化研究具有多学科、综合性的特征。笔者认为，中医药文化的研究范围，包括中医药学形成的文化社会背景，中医药的语言文献，中医药学发生发展的历史，中医药学的思维方式、哲学思想、价值理念、文化功能、人文精神、医德规范，中医药学区别于其他医学的文化特征，中医药学发生发展的总体规律，中医药学未来的发展方向，历代名医的生平风范、医家学术思想形成的条件及传承，等等。此外，中医药文化研究还应该包括地域中医药文化、中医药企业（包括中药厂、中医院）文化、中医药校园文化的研究。笔者认为，中医药文化研究（中医药文化学）由以下子学科构成：中医哲学、中医史学、中医文献学、中医语言文字学（医古文），还包括一些新兴的交叉学科，如中医伦理学、中医人类学、中医心理学、中医生态学、中医环境学，等等。

在这些子学科中，中医哲学无疑是中医文化学的核心。哲学是关于世界观、方法论、价值论的学问，中医哲学就是中医学的世界观、生命观、方法论、价值论。具体地说，中医哲学包括中医本体论、中医方法论、中医伦理学、中医价值论等。作为中国传统哲学的一部分，中医哲学不仅与易、儒、道、佛哲学有相同的共性，而且还有与易、儒、道、佛哲学不同的个性。当代中医学大家邓铁涛教授在为《中医哲学基础》作书评时说："哲学是科学之母，与各门自然科学的关系都很密切。世界观、思维方法是自然科学研究的指针与工具。但对中医而言，还不仅于此。中医的理论、概念从传统文化中引申而来，不了解其本源，难于准确把握其实质；有关理论、概念进入医学领域后，又适应人体科学的特点，被赋予了特定的医学内涵，不辨析其流变，又不免误解中医为'玄虚'。所以，中医哲学的整理与研究，实在很有必要。对学生而言，了解这些源流与异同，也对学习中医有很大帮助。"

四、 促进地域中医药文化发展

中医药文化的研究不仅能促进中医药学术的发展，而且也必将促进地域中医药文化的建设和发展，促进中医药企业文化的建设与发展，从而提高本地区的知名度，带来本地区经济的发展和文化的繁荣进步。

地域中医药文化是该地区宝贵的资源财富。在中国古代，由于交通不便，再加上气候、地理等诸因素的影响，各个相对独立的区域形成了各具特色的医药文化。如绵延千余年至今而不衰的新安医学、上古名医岐伯故里的庆阳医学、在中医近代史上具有重要地位的孟河医学、具有南国特色的岭南医学，等等。地域中医药文化是与当地的名医文化密不可分的。如庆阳的岐伯、南阳的张仲景、亳州的华佗、耀县的孙思邈、新安的汪机、蕲春的李时珍、玉田的王清任等，这些名医无疑成为当地的名片，给当地带来了不可估量的无形资产。中医药企业文化的建设是企业发展的战略需要。企业的文化已经成为企业的核心竞争力，成为企业的无形资产和品牌。如通过对久负盛名的同仁堂、胡庆余堂等企业文化研究，为医药企业文化提供借鉴，能够形成良好医药行业规范，并对企业持久健康运行提供文化支持，等等。从经济、文化、思想、历史渊源等不同角度，考察研究地域医药文化，探求地域中医药文化形成的原因，必将极大地促进当地经济、文化的发展。

目前，中医药文化的研究已经引起有识之士的关注，相信在世界经济一体化和文化多元化的时代潮流中，中医药文化一定会展现其充满魅力和生命力的光彩。

（原载于《中国医药报》2006 年 5 月 27 日）

中医文化是中华文明伟大复兴的先行者

——纪念习近平中医孔子学院讲话十周年

　　"中医药学是打开中华文明宝库的钥匙"，这是习近平十年前在出席皇家墨尔本理工大学中医孔子学院授牌仪式讲话中首次提出的，是对中医药学在中华文明史上重要地位的精辟论断，是一个崭新的学术命题。为什么只说中医药而不是其他学科学派是"钥匙"？这把"钥匙"究竟是什么？怎么真正发挥"钥匙"的作用？这不仅是中医学界而且是国学界乃至整个知识界都必须回答的问题。

　　笔者多年来从事中医文化和中华传统文化研究，这一命题对我触动很大，经过反复学习思考，我有了几点体会。第一，这一命题可以理解为：中医药是中华文明伟大复兴的先行者，中医药文化可以助推中华优秀传统文化的复兴。第二，中医药学这把"钥匙"是由中医文化三个层面共同打造的。第三，只有中医药学而不是其他学科学派能够担任"钥匙"的职责。为此，我在2016年的全国两会上提交了《以中医药文化助推中华优秀传统文化复兴》的提案，建议将这一问题作为国家社科基金重大项目进行研究，后被采纳，经过竞标有幸成为该项目的首席专家。下面结合这个重大项目，谈谈我对"中医药学是打开中华文明宝库的钥匙"这一学术命题的理解。①

一、 "钥匙"由中医文化三个层面共同打造

　　"中医药学是打开中华文明宝库的钥匙"，所谓"钥匙"也就是"先行者"，要打开中华文明的宝库，中医药要走在前面，要带头引领。只有拿着中医药这把"钥匙"才能打开中华文明宝库的大门；只有打开宝库，发现宝藏，才能带来中华文化和中华文明的伟大复兴。也就是说，在中医药的

① 中医药是中华文化伟大复兴的先行者 [N] . 中国中医药报，2013 - 08 - 22（1）.

引领下，中医文化可以助推中华优秀传统文化的伟大复兴。

这就必须解决两个问题：第一，中医药文化究竟是什么？第二，中医药文化怎么"助推"中华文化和中华文明的复兴？经过反复思考，我将本项目总体研究框架确定为：从中医药文化的三个层面、两个维度出发探讨助推中华优秀传统文化复兴的途径。三个层面偏于回答第一个问题，两个维度偏于回答第二个问题。

中医药学这把"钥匙"是由中医药文化三个层面共同打造的。三个层面就是中医药的精神文化、行为文化、物质文化。三个层面好比"心—手—脸"，形成一个从"内隐"到"外显"的过程。其中精神文化是"钥匙"最核心部分，好比钥匙采用的金属材料，行为文化好比"钥匙"的制作过程和使用方法，物质文化就是"钥匙"的模样、形状。三个层面比较而言，精神文化是最重要、最关键的，从某种意义上也可以说这把"钥匙"就是中医药的精神文化，也就是中医核心价值和中医原创思维。精神文化决定了行为方式和物质形态，行为方式和物质形态体现了精神文化。

中华文明的复兴其实也包括这三个层面，其中精神层面主要指中华民族天人合一、和谐共生、尊崇生命、关怀天下的价值理念和天道信仰，行为层面主要指中国人衣食住行的生活方式，物质层面主要指中华民族发明创造的物质产品。中华文明复兴最重要的就是中华民族的价值理念和生活方式的复兴，当然复兴不是复古，而是一种创造性的再生。中医文化恰好全方位满足了中华文明复兴的这一要求，所以本项目设立了三个层面子课题。

但在申报项目时遇到一个问题：中医文化三个层面的范围太广了，涉及内容太多了。从一般意义上说，中医药的精神文化包括中医药的思维方式、价值观念、医德伦理、心理状态、理想人格、审美情趣等；行为文化既包括诊断治疗的行为方式、采集炮制的行为规范、学医行医的礼仪规范，也包括中医药健康养生的行为活动等；物质文化包括中医药的建筑、器具、药材、品牌符号，等等。这么多问题如果面面俱到，是没办法完成的，必须设定有限目标，在每个层面选取一个关键性问题。

三个层面选取哪三个关键性问题呢？这是颇费脑力的事。最后决定，在精神文化层面选取中医药核心价值问题，行为文化层面选取中医药养生实践问题，物质文化层面选取中医药品牌符号问题。首先，中医药文化核心价值是中医药文化的灵魂。核心价值和思维方式究竟是什么关系？我认为是一体两面的关系，中医药核心价值也可以说就是"中医思维"，它不仅是中华优秀传统文化核心价值的重要体现，而且也是社会主义核心价值观的重要源泉，所以中医药核心价值可以助推社会主义核心价值观的践行。其次，中医药养生实践与儒释道养生文化有密切关系，将其与现代医学健康科学、当代社会发展需求结合起来，经过创造性转化与创新性发展形成健康生活方式，因此中医药文化养生实践可以助推健康生活方式的养成。再次，中医药品牌符号是中医药文化的外在表现，是中医药的形象标识。中医药品牌符号主要有老字号中医药机构品牌、中医药器物品牌等，其与儒释道的文化符号融贯互补，共同构成中华文化的形象标识，所以说中医药品牌符号可以助推中华民族文化符号的塑造。三个层面的三个关键问题之间具有严密的逻辑关系，其中核心价值是灵魂、是思想指导，健康养生实践是核心价值的动态表现和具体应用，文化品牌符号是核心价值的有形化、可视化体现。

两个维度是纵向和横向，纵向侧重于国内将中医药文化"传下去"，通过国内中医药文化进中小学，助推中华优秀传统文化向下一代传承；横向侧重于国际将中医药文化"传出去"，通过国际中医药文化传播，助推中华优秀传统文化跨国度、跨文化传播。这两个维度实际上是对前三个层面研究成果的传承与传播，但因为传承传播的对象不同，所以需要根据国内中小学生思维认知特点和国外民众不同文化背景的实际情况，对所传播的内容和形式进行创造性转化和创新性发展。

二、 只有中医药学能够担任"钥匙"的职责

中医药学根植于中华传统文化的沃土，在长期发展过程中，汲取了儒释道的精华，蕴含着中华传统文化中优秀的文化要素、文化基因。中医药文化不仅是中华优秀传统文化的重要组成部分，而且是中华优秀传统文化的杰出代表。

中医药已经成为中华民族的文化符号和形象标识。中国外文局对外传播研究中心从 2012 年开始连续开展了中国国家形象全球调查，从已经发布

的 6 次调查结果看，中医与中餐、武术一直是海外受访者认为最能代表中国文化的三大元素，中医基本排第二名（2015 年排第一名）。海外受访者接触或体验中医药文化的比例以及好感度都呈上升趋势。2018 年调查结果显示，31% 的受访者接触或体验过中医药文化，其中 81% 的人对中医药文化持有好印象，比上次调查好感度大幅提升。

近年来中医在海外越来越受欢迎，这一现象也说明只有中医学能够担任"钥匙"的职责。为什么说只是中医而不是儒道佛也不是其他科技文化是打开中华文明宝库的钥匙呢？

要回答这个问题，可以从中华传统文化的基本结构和中华传统文化的基本精神两个维度来考察。首先是中华传统文化的基本结构，笔者曾提出"一源三流，两支五经"的观点。和西方文化、印度文化、阿拉伯文化的"一源一流"结构不同，我们中华文化的基本结构是"一源三流"，"一源"是指中华文化的总源头"易"，从"易"这一源头流出了三条河流，那就是儒、道、佛（中国化佛教）。因为《周易》的经文形成于三千年以前，是中华第一经典，也是世界四大元典之一。它导源出两千五百年左右的儒家、道家及其他诸子百家，也影响了从印度传入两千年左右的佛家，使其逐渐演变为以禅宗为代表的中国化佛教。从学术源流看，孔子弘扬了《周易》乾卦精神，老子弘扬了《周易》坤卦精神。后世儒家将《周易》奉为五经之首，道家将《周易》奉为三玄之一。《周易》成为唯一一本为儒家和道家共同尊奉的经典。

"两支五经"中的"两支"是指中国传统文化在当代社会的两个支撑点、两个落脚点，也就是说在当代社会还有两大学科最完整、最系统地保存了中华传统文化，那就是国医与国艺，国医和国艺还在现实生活中为大众服务，为大众所熟知。"五经"是指最能代表中华文化的五部经典，那就是《易经》《论语》《道德经》《六祖坛经》《黄帝内经》，其中《易经》是中华第一经典，其他四部分别为儒家、道家、中国化佛家、医家的第一经典。遗憾的是国艺没有留下一部可以与这五经并列的经典。

从中华文化的结构看，儒释道偏于"形而上者"，是上层思想意识、精神信仰；中医药则偏于"形而下者"，关乎每一个人的生命，贴近每一个人的日常生活，是落地的。但中医又不是纯粹的"术"，中医还是"道"，是道术合一，中医的"术"是"道"的应用、"道"的体现。在当代社会，很多人已经不知道儒释道，但都知道中医，有病也会去看中医、吃中药（除了"中医黑"之外）。此外，中医还是将科技与人文融为一体的文化形态，中医除了吸收儒释道的思想精华以外，还吸收历代的科学技术成果，可以说中医学最全面、最完整地保留了中华优秀传统文化。而且中医学持续时间长达几千年，随着时代的发展而不断创新、不断发展，至今长盛不衰，所以用中医这把钥匙可以打开中华文明宝库的大门。

我们再考察一下中华传统文化的基本精神。中华传统文化的基本精神或者说中华文化的精神主干究竟是什么？目前有三派观点，一是"儒家主干"说，二是"道家主干"说，三是"儒道互补"说，笔者是赞成"儒道互补"——准确地说应该是儒释道三家互补说的。但互补的交点在哪里？笔者认为就是"大易之道"，所以提出"易道主干"说。"大易之道"贯通儒家、道家乃至中国化佛家，所以是中华民族的精神支柱。

"大易之道"的内涵可以概括为"阴阳中和"四个字。"阴阳"代表中华民族有两大精神，就是乾卦的"自强不息"和坤卦的"厚德载物"。儒家偏重于阳，道家偏重于阴。儒家的基本精神是乾卦阳刚的精神，自强不息、刚健有为、勇往直前、百折不挠、昂扬向上、变异创新、与时俱进、拼搏进取、勤劳勇敢；道家的基本精神是坤卦阴柔的精神，厚德载物、柔弱虚静、包容宽厚，自然无为、居下不争、谦虚谨慎、以柔克刚。这两家不是截然分开、绝对对立的，而是互相包容、有所交叉的，是阴中有阳、阳中有阴，乾坤并健、儒道互补。虽然如此，但两家毕竟有所偏重。

与儒家、道家相比，中医则是不偏阴阳的。如果阴阳有偏了则是病态，所以中医治疗的目的就是调和阴阳，达到阴阳不偏、阴阳平衡、阴阳调和，这样才会健康、快乐、长寿。就这一点而言，中医比儒家、道家更接近于"大易之道"，更能体现中华传统文化的核心价值。

再看"中和"，儒、释、道三家都讲"中"：儒家讲中庸，道家讲中气，佛家讲中观。三家都讲"和"，儒家讲仁和，道家讲柔和，佛家讲圆和。儒、释、道三家"你中有我、我中有你"，圆融和谐。而中医则从人体健康这一最切近生命的领域，最完整地体现了"中和"的核心价值和思维方式。

对于中医的核心价值，笔者曾概括为"仁和精诚"四个字。具体说就是：医者仁心，医道中和，医术精湛，医德至诚。其中医道之"和"正是中医思维方式的最大特征，"和"用两个字说就是"中和"或者"平和"。中医将人的健康状态称为"平"，将健康人称为"平人"，也称为"阴阳和平之人"。"和平"就是调和致平，"和"是"平"的手段，"平"是"和"的目的。《黄帝内经》提出"法于阴阳，和于术数""谨察阴阳所在而调之，以平为期""内外调和，邪不能害"，强调人只有通过调和阴阳，依靠自身脏腑、经脉、气血的功能活动及调节能力，才能达到人体内外的协调统一、形神气血的协调平衡。与西医的对抗性治疗不同，在"以平为期"理念指导下，中医采用调和性治疗方法。中医以激发人体潜在的自组织、自修复能力为目的，通过人体内各种机制综合作用的调控，维持生命的动态平衡。这一方法符合现代肌体内稳态或自稳态理论。

中医认为，"阴阳失和"是病机的总纲，具体表现为三个层面的"失和"。一是人与自然失和。人与天地万物阴阳之气相通相和，如果风、寒、暑、湿、燥、火等气候变化异常，太过或者不及，六气就变为六淫，由对人体无害转化为对人体有害，成为致病的因素。二是人与社会失和。《黄帝内经》重视人的社会致病因素，在《征四失论》《疏五过论》中有详细的论述，认为社会习俗、政治经济、道德行为等失和都可以致病。三是人本身阴阳失和，表现为气血不和、形神不和、脏腑不和、经络不和等。尽管疾病的病理变化复杂多端，但都可以用"阴阳失和"即阴阳的偏盛偏衰来概括。当阴阳失和发展至严重程度时，就会出现"阴阳离决，精气乃绝"的现象。既然疾病是"阴阳失和"造成的，那么，"调和阴阳"就是中医的治疗总则。药物、针灸、推拿等各种治疗方法，都是为了调和阴阳，把"不和"转变为"和平"，达到阴阳的动态平衡，恢复肌体的内稳态。

相比较而言，儒家更强调人与社会的和谐，道家更强调人与自然的和谐，佛家更强调人与心灵的和谐，而中医则不仅重视人与自然的和谐、人与社会的和谐，而且重视人自身的和谐。中医"调和致平"的理念和方法不仅可以用于治病，而且可以用于治国，所谓"上医治国，中医治人，下医治病"。对个人来说，人与人之间关系和谐了，那一定是快乐的，生活一定是多姿多彩的。对国家来说，国家内部体制机制顺畅、和谐，国与国之间互联互通、关系和谐，人类就会和平发展、社会就会安宁大同。①

中医既反映了中华文明的价值理念和思维方式，也是贴近百姓生活、将科技与人文融为一体的文化形态。中医"调和致平"的理念及其各种医疗技术、养生方法，几千年来护佑着中华民族繁衍生息。因此，用中医药这把"钥匙"可以打开中华文明宝库，也可以助推中华优秀传统文化的伟大复兴。

三、 中医药抗击新冠疫情彰显中华文化的魅力

面对肆虐的新型冠状病毒肺炎疫情，中医人挺身而出，第一时间逆行武汉，奋战在抗疫第一线。相比 2003 年的 SARS（非典），这次中医从一开始就及时参与进来，而且是全程参与，这是一大进步。中医药总有效率达90% 以上。以武汉江夏方舱医院为例，564 名患者以中医药治疗为主，没有一例转为重症，同时缩短了治愈时间②。中医药为战胜疫情发挥了重大作用，做出了杰出贡献，极大提升了中医文化自信。

为什么中医药能取得这么大的胜利？究其根本，还是"中医思维"发挥了作用。前面已经说过，中医思维和中医价值观是一体两面的关系。中医思维是中医立身之本，也是中华优秀传统文化价值理念和思维方式的集中体现。此次抗击疫情，中医药在发病、治疗、预防三个方面彰显了"中医思维"的威力。

首先在发病方面，中医主张"内外相合，正气盛衰"。中医有三因致病学说，如果从内外两个角度看，此次新冠肺炎是由内外两个原因造成的，外在的原因是疫毒加上气候。新冠病毒属于中医"疫毒"的范畴。《素问·刺法论》说："五疫之至，皆相染易，无问大小，病状相似。"这种"疫毒"是一种有别于六淫、具有强烈致病性和传染性的外感病邪。"疫毒"加上异常的天气就会导致传染病的发生。按照《黄帝内经》五运六气的说法，2019 年己亥年第六步气，也就是小雪—大寒（2019 年 11 月 22 日—2020 年 1 月 20 日）："其病温厉"，容易导致温热、疫疠类疾病，也就是传染病多

---

① 张其成. 调和致平利国利民［N］. 人民日报，2017 - 08 - 13（5）.
② 治疗新冠肺炎中医药总有效率达 90% 以上［EB/OL］.［2020 - 03 - 24］. http：//www. xinhuanet. com/poli - tics/2020 - 03/24/c_ 1125757251. htm.

发。当时武汉近一个月的气候的确是这样，是暖冬，本来应该下雪，结果没有下雪，而是下雨，阴雨蒙蒙，湿气很重。因此，仝小林院士提出此次新型冠状病毒肺炎为"寒湿疫"，是由寒湿之疫邪引起的，病性上属于阴病，以伤阳为主线。

从内因看，各人的体质有差异，正气盛衰不同。这次疫情传染性极强，但也有同一个家庭多数被传染但个别没有被传染的例子。什么原因？就是这个人正气足，抗病力强。《诸病源候论》说："恶毒之气，人体虚者受之。"《温疫论》说："本气充满，邪不易入，本气适逢亏欠……外邪因而乘之。"因此，最终是否发病，还取决于人体自身的正气是否旺盛。

其次在治疗方面，中医主张"扶正祛邪，整体调节"。中医对待疫病的治法和药方众多，东汉张仲景《伤寒论》就有多个有效经方，总的来说都强调治病必求本，辨证论治。根据不同证候，有的用发汗法，有的用下法或吐法。明代的吴又可认为，治疫以逐邪为第一要义。这次在新冠病毒肺炎中得到普遍使用的"清肺排毒汤"，就来源于张仲景《伤寒杂病论》记载的四个经方：麻杏石甘汤、射干麻黄汤、小柴胡汤、五苓散。"清肺排毒汤"的治疗有效率为97.78%，轻症患者没有一例在服用清肺排毒汤之后转为重症或危重症的情况。

"清肺排毒"这一方名其实反映了中医对待病毒的思维方法，是"排毒"而不是"杀毒"，这一点和西医是不同的，西医是杀毒。这正是中西医学不同的思维方式，西医是分析性、对抗性思维，中医是整体性、调和性思维。西医致力于精准有效的单靶向治疗，遗憾的是目前还很难实现。中医则是扶正祛邪，整体调节，多靶点治疗，一方面是扶持正气，也就是提高自身的免疫力、抵抗力；一方面是祛除邪气，将体内的疫毒排除出去。

在预防方面，中医主张"形神兼养，提升正气"。中医十分重视"治未病"，重视预防。对新冠病毒，最有效的预防当然是隔离，彻底阻断传染渠道。同时中医强调要增强体质、提高正气、提高免疫力，这就是《黄帝内经》说的："正气存内，邪不可干"。

怎样提高正气？中医主张要形神兼养。所谓"形"不仅指一些补气血的药物，更指形体导引运动。所谓"神"，就是要调节情志、调节精神。《黄帝内经》重视七情五志、心理因素对人体健康的影响："心者，五脏六腑之主也""心为君主之官",如果"悲哀愁忧则心动,心动则五脏六腑皆摇"。面对新型冠状病毒,要保持平和宁静的心态,不要恐慌,不要焦虑,不要悲观。一旦形神兼养,"形与神俱",正气就得以提升了。

中医药抗击疫情不仅彰显了中医药的威力,也彰显了中华文化的强大生命力和中华文明的永恒魅力,为弘扬中华优秀传统文化、增强民族自信和文化自信做出了重要贡献。

〔原载于《南京中医药大学学报(社会科学版)》2020 年第 2 期〕

抢修 "太医院"
尽快建立国家中医药博物馆

　　笔者和北京中医药大学团队一起，历时3年调研了名医故居、中医药文物古迹、中医药民俗、中医药老字号药店和医馆、中药材种植基地等5类34个资源地，基本摸清了北京中医药文化旅游资源的家底。调研发现，一些值得一游的中医药文化旅游点亟须抢救保护。北京的文化名人故居是一项重要的旅游资源，在三四百处名人故居中，与中医药有关的只有5个（2处孔伯华故居，1处施今墨故居，1处萧龙友故居，1处乐家大院）。这些中医药文化名人故居普遍保护不到位——乐家宅院目前用于单位办公，物质形态的建筑物保护状态较好；孔伯华故居位于土儿胡同61号、宏庙胡同33号，两处均为非保护项目，现在都已经拆除；施今墨故居位于东绒线胡同74号，虽被列入保护院落，但目前是私搭乱建，使用方式为杂院；萧龙友故居位于兵马司胡同59号，属非保护项目，目前状态也是私搭乱建的杂院。

　　北京的中医药 "老字号" 是有历史渊源的独特中医药文化旅游资源，比如从清代咸丰、光绪年间的同仁堂 "打假公示" 就能看出，盗用同仁堂品牌而做的假药主要是 "到客店、会馆等处兜售"——卖给了旅游者、旅居者。又如1932年《光华医药杂志》通讯载 "往日都门药必购以分贻亲友"，其中就有同仁堂、马应龙等的 "拳头产品"。调研发现目前在京开店的中医药 "老字号" 并不少，如白塔寺药店、同仁堂、广誉远等老字号均在游客众多的区域有 "药店" "医馆"，但想要游客必游且 "必购以分贻亲友"，还要做很多工作。此外，北京文化古迹中的白云观、东岳庙、火神庙、真武庙、娘娘庙、药王庙等，虽然也可以成为北京中医药文化旅游资源，但其本质上承载的是宗教文化，中医药文化只是其中的组成部分，作为中医药文化旅游资源只能是 "锦上添花"。

　　由此可见，用 "濒危" 来形容北京中医药文旅资源的三大类重要资源，并不为过。其中，"太医院"的抢救与保护是尤其值得重视的。

"太医院"是从金代到清代的最高医疗机构与医政医药管理机构，主要负责皇室医疗服务，宫廷医生的征召、选任、差派及培养教育，还要贯彻皇帝的医药诏令，对其他医药机构进行管理。太医院设立在北京，具体地址历代都有变迁。明清时期太医院地址主要在东交民巷西口路北附近，现已荡然无存。到清代晚期，先后迁入东安门内大街御医白文寿宅第、北池子大悲观音院，清光绪三十年（1904）在地安门外吉祥寺附近建成太医院，位于地安门东大街105－117号，现还保存有部分建筑。我们的团队多次实地考察，拍有现场照片。这里现在是四个基本连成一片的院落，成为一个住满居民的大杂院。太医院大堂已不见踪影，太医院的药房和办公用房住满了居民；太医院的先医庙现还保存，但被分隔成多间平房和院落；太医院衙署，后被改为餐馆，现在一片荒芜。此外，太医院院落内可移动文物已荡然无存，除了故宫博物院保留以外，其他已散落民间，实在令人痛心！近年来，有市民反映："关于清末太医院旧址要文物腾退的事已说了多年，但是一直没有任何进展。清末太医院是否属于文物保护单位？是否可以腾退疏解？"北京市东城区住建委的回复是："清末太医院属于文物保护单位，文物腾退是一项持续性的工作，我区正全力推进文物腾退工作，清末太医院目前尚未纳入腾退计划。"

就全国中医药文物保存情况而言，虽然新中国成立以来的整个中医药事业取得了举世瞩目的成绩，但是大批中医药的可移动文物（如医疗器具、图书等）与不可移动文物（如太医院建筑、名医故居、墓葬等）由于"文革"的破坏，有的散落，有的损毁，正面临逐步消失的危险。我国曾两次集中收集医药卫生事业成就资料与实物，但遗憾的是，很多已收集到的有关中医药的大量历史资料与实物，因为缺少国家级中医药博物馆而不知所终。

据不完全统计，我国现有中医药文物100万余件。全国中医药院校、科研单位、医药企业及民间有数十家博物馆，收藏文物不到1/10。这些博物馆大多规模小，缺乏专业人才，管理理念和手段滞后。很多文物由于保管条件简陋，缺乏恒温恒湿设备，处于被腐蚀、虫蛀、毁坏的窘境。此外，这些博物馆大多是展示一个企业、一个院校的历史成就，或者一个医家、一个地区的医学流派情况，不能全面反映全国中医药文化数千年发展的历史成就，由于场地等条件的限制，也无法起到收藏、展示、研究以及传承教育等功能。

"太医院"是国家中医药文化的重要载体，也是首都四个中心战略定位中"文化中心"建设的重要资源。可以说"太医院"是古代中医药文化的一张名片，承载的中医药文化信息是最集中、最丰富的，是一种不可再生的中华文化资源。"太医院"的复建不仅能立体展现宫廷医药的历史文化，让百姓了解学习宫廷医学养生的方法，而且能为北京市的文化旅游提供一处新的景点，开拓故宫文旅路线，开发相关的中医药及健康养生文创产品，从而产生良好的社会效益和经济效益。

为此，笔者曾提出以"太医院"为主体建立"国家中医药博物馆"的建议。中医药是中华民族代表性的文化符号，国家中医药博物馆是展示中华优秀传统文化的"国家形象"。建立"国家中医药博物馆"是传承发展中华优秀传统文化、展现中医药光辉历史和伟大成就的重大工程，不仅仅是中医人所盼望的盛事，中医药行业发展的大事，而且是提升国家文化软实力、实施"健康中国"国家战略的重大举措，也是落实中共中央、国务院《关于促进中医药传承创新发展的意见》的重要措施。建立国家中医药博物馆对于弘扬中华优秀传统文化、增强民族自信和文化自信，推动中华优秀传统文化的传承传播，树立中国国家形象，促进中医药对外交流与合作，促进文明互鉴和民心相通都具有重要意义。近二十年来，几届全国政协委员多次提案，国家有关部委也曾反复研究，但由于种种原因，至今国家中医药博物馆建设项目尚未启动。

当前，我国中医药事业和经济社会发展迈入新阶段，已经具备了建设国家中医药博物馆的各项条件。可喜的是，2019 年中央编办已经批准了国家中医药博物馆的人员编制。为此，笔者建议如下——

将"重修太医院"与"建立国家中医药博物馆"列入国家重点建设工程，尽快启动国家中医药博物馆建设项目规划与投资论证工作。国家发改委立项，财政部给予经费保障。

处理好"太医院"与"国家中医药博物馆"的关系。由于"太医院"原址面积有限，无法满足大型博物馆的要求，建议"一馆两址"：在北京奥体公园建造主馆，修复太医院作为副馆。北京奥体公园已经建有多个国家级博物馆，在此建造国家中医药博物馆，可以形成博物馆群。主馆展示整个中医药（包括各民族医药）历史文化全貌，侧重参与互动、现代展示；"太医院"副馆侧重展示宫廷医学、燕京医学。

尽快将"太医院"旧址文物腾退纳入计划。首先将现有居民住户迁出，将后期搭建的民居杂院拆除；然后重修现存的先医庙，在原址上恢复重建其他建筑。

在博物馆主馆设计中要充分考虑中医药的医学功能和文化功能，体现医学与文化相结合、传统与现代相结合、国内与国际相结合、静态与活态相结合的设计理念，既要展现中医药的物质文化与非物质文化遗产，又要发挥中医药促进人类健康的作用，注重中医药的活态性、互动性，把国家中医药博物馆建成中华优秀传统文化传承传习教育基地。同时还要考虑到国家中医药博物馆是国家对外交流的重要场所，在设计上要有利于中华优秀传统文化在世界上的传播和认同。

（原载于《中国政协》2020 年第 6 期）

中医院医德建设的思路方法

　　文化是一个民族和国家的灵魂和血脉，是一个民族的精神记忆和精神家园，体现了民族的认同感、归属感，反映了民族的生命力、凝聚力。一个国家有国家文化，一个民族有民族文化，一个企业有企业文化，一个医院有医院文化。医院文化也是医院的灵魂，作为一个中医院，能否塑造出成功的中医院文化，直接关系到中医院的生存和发展。一个中医院要想在激烈的竞争中立于不败之地，要想摆脱"第二人民医院"之嫌，就需要建设成功的中医院文化，而医德建设正是中医院文化的重要组成部分。

一、　什么是中医院文化?

　　医院文化不仅是医院的软实力，而且是医院的核心竞争力。有专家曾说过，一个企业的核心竞争力，必须具备以下几个特点：偷不去、买不来、拆不开、带不走、流不掉、变不了，这样的竞争力才能够保障企业在相当长时期内获得竞争优势，否则就只能称为相对竞争力。企业文化、医院文化恰恰就具备了这些特点。

　　按照学术界一般观点，文化分为精神文化、制度文化、物质文化三个层面，笔者将其概括为心、手、脸三层面。中医院文化也可以分为这三个层面，心层面的文化就是中医院的价值体系，手层面的文化就是中医院的制度、行为、管理，脸层面的文化就是中医院的形象、品牌。其中心层面的文化是中医院文化的核心，决定手和脸层面的文化。

　　中医文化是中华文化的重要组成部分，中医院是传承中华文化的重要阵地。因而，中医院的文化应当是中华优秀文化的体现，中医院的核心价值体系应当是中华民族核心价值体系的反映。

二、 中医医德是中医院精神文化的重要组成部分

中医医德是中医院核心价值体系的重要内涵之一，是我国传统医学的宝贵财富之一，也是中医学能够健康发展并得以流传至今的重要保障。

一个中医院要打造自己的核心竞争力，要塑造出成功的中医院文化谈何容易。它是中医院发展过程中一项漫长而艰巨的系统工程，不是靠某个领导一拍脑袋想出来的，也不是很短的时间内就能够完成的，需要全院上下共同认同、共同努力、共同参与，最终内化为全体员工的自觉意识和自觉行为。

中医历来讲究德业双修、德术并重，医德和医术是中医药文化两个相辅相成、不可分割的方面。注重医德，是中医一大特色。综观历代大医，无不具有利民悯世的情怀与美德，同时也留下了内涵极为深远的中医医德论述。

三、 如何加强中医院的医德建设？

（一）根据中医医德的共性规律并结合本院的实际情况，制定中医医德规范总纲以及本院的具体实施细则。2006 年国家中医药管理局将"中医医德规范研究"列入专项研究课题，由中华中医药学会中医药文化分会负责完成，经过文献梳理和理论研究，以及专家研讨、修改，目前已经基本完成《中医医德规范大纲》，待论证、验收后，将报请有关部门审定、批准，形成文件，在全国中医院实施。各中医院可根据自己的实际情况，提出医生、护士以及管理人员的具体细则。

（二）对《中医医德规范》进行宣传教育、推广落实。可采用培训、竞赛、声像、漫画等生动活泼的形式，促进《中医医德规范》在本医院的具体实施，整体带动中医从业人员落实《中医医德规范》。

（三）建立健全中医医德管理制度支撑体系，制定中医医德教育、考核、评价体系，建立中医医务人员医德档案。只有建立管理制度支撑体系，才能将中医医德医风建设落到实处，才不会出现"一会儿热，一会儿冷"的现象，才能长久地坚持下去。中医医德教育、考核、评价及建立医德档

案，是医德医风建设的重要组成部分。

（四）定期进行医德医风调查，评选"中医医德医风先进人物"。按照患者、家属、同事等不同层面，采取问卷调查、抽样调查与人类学田野调查方法以及统计分析学方法，对中医从业人员的医德状况、患者评价进行调查研究。采用统计学的方法，以周期性普查为基础，以经常性抽样调查为主体，以必要的统计报表、重点调查、综合分析等为补充，搜集整理基本统计资料，统计出各类数据。在普查的基础上选取有价值的对象进行深度访谈，总结其事迹，分析其原因。发现、挖掘具有高尚医德的中医师，开展"中医医德医风先进人物"评选活动，评选出中医医德优秀典型。

四、 中医医德规范："医德八纲"

中华医道　源远流长　医以术显　术以德彰

仁和谦廉　精诚慎严　医德八纲　振兴岐黄

医心仁　医乃仁术，慈爱为怀；敬畏生命，治病救人。

医患和　待患若亲，普同一等；互尊互谅，和谐共生。

医际谦　尊重同道，谦逊虚心；相互支持，通力协作。

医风廉　廉洁自律，知耻有礼；淡泊名利，勤俭奉公。

医术精　勤求古训，博采众长；精益求精，持之以恒。

医品诚　至诚至信，笃实忠良；爱岗敬业，奉献为荣。

医事慎　安神定志，无欲无求；审慎周详，智圆行方。

医纪严　严以待己，恪尽职守；谨遵规程，纤毫勿失。

（原载于《中国中医药报》2008 年 1 月 11 日）

北京中医药"老字号"文化旅游资源调查与分析

中医药老字号尤其是北京的中医药老字号曾一度是馈赠亲友的佳品，如宋海坡等①在研究民国时期中医药品牌时发现，1932 年《光华医药杂志》通讯载："往日都门药必购以分贻亲友，其他特别之丸散，驰名甚久者……如同仁堂之七厘散，治跌打损伤；王回回之狗皮膏治虚寒；马应龙之定州膏药治昏翳；一小堂之独角莲膏治肿毒；雅观斋之保赤散治小儿惊风，皆有神效"。北京市每年游客众多，据北京市文化和旅游局数据，2019 年外省市来京旅游人数 19267.2 万人次，累计接待入境游客 376.9 万人次②。可见调研北京中医药文化旅游资源，对传播中医药文化，树立中医药品牌形象，助力中医药走向世界有重要意义。

一、 中医药老字号对北京文化旅游的意义

北京是具有深厚文化底蕴的历史文化名城，中医药文化是北京文化的重要组成部分，中医药老字号是中医药文化的直接载体。唐禄俊等③在调研北京地区药王庙时发现，目前中医药文化旅游过于专注医药本身，所用的基地多数不具备历史文化积淀，中医药文化旅游线路过于专一，与其他文化景点的结合并不完善。2014 年北京市旅游发展委员会和北京市中医药管理局联合推出 7 条中医养生旅游路线，其中包括同仁堂、北京药用植物园、御生堂中医药博物馆、地坛中医药养生文化园、北京中医药大学东直门医

---

① 宋海坡，任宏丽，段逸山. 基于民国中医药期刊的近代中医药品牌形成探讨 [J]. 浙江中医杂志，2014，49（7）：499 – 502.

② 北京市文化和旅游局. 2019 年北京旅游市场总体向好保持增长 [EB/OL]. (2020 – 02 – 09) [2020 – 02 – 09]. http://whlyj.beijing.gov.cn/zwgk/zxgs/tjxx/202002/t20200209_1885489.html.

③ 唐禄俊，熊益亮，梁秋语，等. 北京中医药文化旅游资源药王庙现状调查与分析 [J]. 中医杂志，2019，60（6）：485 – 491.

院国际部等，其中同仁堂是唯一且仅一次出现在旅游路线设计里的中医药老字号①。2008年修缮重新开街、日均人流量15万人次以上的前门大街地区业态分布，中医药仅占5%，该区域有商家160家左右，126家国内品牌中，中医药类商家是广誉远、长春堂、古仁堂、吉林壹号4家，其中广誉远、长春堂是老字号②。可见中医药老字号在北京文化旅游中所占的比例很小，有必要深入调查、分析北京中医药老字号文化旅游资源，帮助中医药老字号更好地服务北京文化旅游，更好地走向世界。

二、 北京的中医药老字号文化旅游资源

北京市"中华老字号"共2批117家，中医药有5家：北京金象复兴医药股份有限公司白塔寺药店（注册商标：白塔寺药店）、中国北京同仁堂（集团）有限责任公司（注册商标：同仁堂牌）、北京永安堂医药连锁有限责任公司（注册商标：永安堂）、北京鹤年堂医药有限责任公司（注册商标：鹤年堂）、北京德寿堂医药有限公司（注册商标：德寿堂）。

（一）白塔寺药店文化旅游资源

白塔寺药店始于清同治十一年（1872），因毗邻妙应寺白塔而得名。据夏新萍③考证，白塔寺药店前身为旧北京的"琪卉堂"和"大和堂"，"琪卉堂"1917年在白塔寺附近开张，"大和堂"是千芝堂前掌柜王子丰1918年后在阜成门白塔寺开办的。1942年"琪卉堂""大和堂"先后被谢康夫买下，据现存于北京档案馆的一份签于1950年的《大和堂药店、琪卉堂药店劳资集体合同副合同》，当时琪卉堂、大和堂药店的确切位置是北京市内二区阜内大街1918号。1953年谢康夫因贩毒被逮捕判刑，其7处私产（包括琪卉堂、大和堂药店）被国家没收。

琪卉堂、大和堂药店被收归国有后，成为中国医药公司北京市公司第二门市部，1955年转由北京市药材公司管理而成为北京市药材公司第二门

---

① 胡彬. 北京推出7条中医养生旅游路线 [N]. 中国中医药报，2014 - 08 - 07 (1/2).
② 李馥佳，韩凝春. 北京前门商业街区发展调研与产业提升研究 [J]. 时代经贸，2018 (10)：14 - 29. doi：10.19463/j. cnki. sdjm. 2018.10.002.
③ 夏新萍. 冤家结缘白塔生情：记白塔寺药店 [J]. 首都医药，2000, 7 (6)：59.

市部。20 世纪 70 年代末在原址翻盖 5 层大楼并于 1980 年重张开业，2012年为落实对北京市历史街区及重点文物周边风貌环境保护，北京市西城区政府开启白塔寺药店降层，于 2013 年 4 月开始降层改造施工①。现在所见白塔寺药店仍在原址，建筑经过两次大改建，不见原貌。

调查发现，白塔寺药店诊所从 2010 年起更名为白塔寺妙应堂中医诊所，扩大了规模，聘请多位名中医出诊，现在位于妙应寺前降层后的白塔寺药店，更多的是展现出一家独具特色的中医门诊部的特征，将"药店"元素附着于"诊所""名医"之上。

（二）同仁堂文化旅游资源

同仁堂始于 1669 年，自 1723 年为清廷供奉御药 188 年，1954 年实行公私合营，1992 年成立中国北京同仁堂集团公司，后改制为中国北京同仁堂（集团）有限责任公司，坐落在北京市东城区东兴隆街 52 号。开办同仁堂的乐氏先祖是明永乐帝朱棣迁都之际由宁波迁居北京的乐氏 26 世乐良才，乐良才是一位铃医，传四世到乐显扬，在清初当上清太医院吏目并开办同仁堂药铺（定宜庄②认为，乐显扬开办的是比同仁堂更早的万全堂，同仁堂是乐显扬的第三子乐凤鸣开办的）。

同仁堂开业后逐渐树立良好信誉，市场上出现假冒同仁堂药物。同仁堂咸丰二年（1852）三月十一日的打假公示中说："有一些无耻之徒私自偷刻本堂门票，制作假药并到客店、会馆等处兜售，谎称这些药是从本堂偷盗出来的（自认是贼），药品以廉价出售骗人。历年来全国各地受欺骗蒙蔽的人不知多少，很多病人因此耽误了病情，死亡的人不知有多少。这样损人利己的事已大伤本堂名声，本堂一贯是以修合济世为宗旨，在万不得已的情况下，本堂于咸丰二年三月初六日呈上状纸，状告这些无耻之徒，院宪大人将这些卖假药之徒戴上枷锁示众，立案并贴出告示严禁假药出售。可是这些无耻党伙们暗地活动，各地的商人、宦官或不知情的人受其愚弄。

---

① 倪锋，张悦．白塔寺药店降层［J］．世界建筑，2019（7）：28-29，133．doi：10.16414/j. wa. 2019.07.007.

② 定宜庄．清代老药铺与八旗制度关系初探：关于新发现的几份同仁堂档案［J］．清史论丛，2015（2）：3-17.

因此，本堂再出此告示，购买者务必请亲自到本堂当面交易或者委托亲友代买，不要上这伙骗子的当，贻误病人"①。

目前同仁堂拥有境内外两家上市公司，连锁门店、各地分店已经遍布各大商场，有600余家，海外合资公司、门店20多家，遍布21个国家和地区，产品行销40多个国家和地区。位于前门的同仁堂已纳入2014年北京市旅游发展委员会、北京市中医药管理局联合推出的7条中医药养生旅游路线之中。

（三）永安堂文化旅游资源

永安堂始于明朝永乐年间（1403—1424），清道光十七年（1837）撰刻的《永安堂虔修诸门应病丸散膏丹总目》载其地址为"寓于崇文门内，东四牌楼东，坐南朝北，有冲天招牌便是"。老北京素有"内永安、外同仁"之说，"内永安"指当时位于城里东四牌楼的永安堂②。永安堂历史上曾几易店主，清初曾一度为东四牌楼董家金店的属号，但店名始终未变；20世纪30年代末，周子鉴与祝跃宗两人合资买下永安堂，在前门外大街26号开设永安堂分店（前身为育宁堂）；1956年公私合营，由北京市药材公司统一安排，划归前门区地管理，改名为长春堂；公私合营后药品由国营批发部门计划供应，永安堂的生产制作部分被撤销，合并到东城药厂，告别前店后厂自产自销模式；20世纪60年代，永安堂门楣上的"永安堂"和"采云""炼月"的颜体楷书牌匾被摘掉（后丢失），永安堂被改为"曙光药店"；党的十一届三中全会以后，永安堂恢复老字号③。

现在北京永安堂医药连锁有限责任公司旗下的连锁店大都分布在东城区和朝阳区，沿着雍和宫—北新桥—东四北大街分布尤为集中。在北京旅游网"永安堂"下列有四处永安堂的店面，分别是永安堂百草药店、永安堂东四药店、永安堂安外药店、永安堂北新药店。

① 刘受益.《同仁堂药目》讲述老字号一段传奇［J］. 北京档案，2006（7）：45. doi：10.3969/j. issn. 1002 – 1051. 2006. 07. 029.

② 张磊. 永安堂小史［J］. 亚太传统医药，2007，3（5）：48.

③ 郑杰川. 历久弥坚永安堂［J］. 首都医药，2000，7（1）：56.

（四）鹤年堂文化旅游资源

鹤年堂始于明朝永乐三年（1405），鹤年堂之名取自其创始人丁鹤年，正厅匾额为严嵩题写的黑字金底"鹤年堂"，大门上悬挂的是严嵩之子严世藩题写的"西鹤年堂"，外门两侧是戚继光书写的竖匾"调元气""养太和"。600 年来，鹤年堂股东也变更多次：丁氏家族执掌 120 年，曹氏家族执掌 230 年，王氏家族执掌 172 年，刘氏家族执掌 29 年。公私合营以前，刘一峰曾执掌鹤年堂 24 年。1955 年鹤年堂带头申请公私合营，并将自家大院出售，资金投入鹤年堂的改造工程①。公私合营后，鹤年堂先后归属北京市药材公司、宣武区一商局（即后来的宣武区百货管理处、宣武百货公司）、宣武区医药药材公司，1967 年改名为"人民中药店"，1978 年更名为"宣武菜市口中药店"，后又恢复鹤年堂堂号②。据载，民国时期鹤年堂在北京有 3 家分店，分别设在东安市场正门内头道街路南、西单牌楼北大街路东等处③。

鹤年堂现在北京有 6 家营业铺面，经营内容既有医也有药，既有养也有治与防。位于菜市口的老店立足于大力弘扬中医药养生文化，挖祖方、重文化。

（五）德寿堂文化旅游资源

德寿堂始于 1920 年，坐落于西城区珠市口西大街 175 号，老铺设在崇文门外花市大街东头南小市口内中间路南，1928 年德寿堂又在崇文门外东花市开办了东号，1934 年德寿堂正式在宣武区珠市口西大街落户，就是现在保留的德寿堂中药铺④。德寿堂是目前北京市唯一完整保留店堂历史原貌

---

① 宋汉晓. 六百年历史源远流长 中华老字号再展辉煌：北京鹤年堂药业大力弘扬五千年中医养生文化 [J]. 中国医药指南，2005，3（12）：90－93.

② 佚名. 鹤年堂始于明（1405 年）[J]. 时代经贸，2015（23）：108－120. doi：CNKI：SUN：SD-MJ. 0. 2015－23－014.

③ 刘鹏. 北京鹤年堂老药铺 [J]. 北京档案，2008（12）：39. doi：10. 3969/j. issn. 1002－1051. 2008. 12. 019.

④ 刘受益. 老字号德寿堂与"康氏秘制牛黄解毒丸" [J]. 北京档案，2007（3）：49. doi：10. 3969/j. issn. 1002－1051. 2007. 03. 025.

的老字号中药铺①。德寿堂创办人康伯卿 1887 年生于北京广渠门外半壁店一个贫苦的农民家庭，幼即随父亲进城谋生，经吴鸿溪大夫介绍到西单舍饭寺乾元堂药店学徒，学习切制饮片和制造水丸技术。康伯卿年少聪明，对丸药配方时时琢磨，默记于心。不久康伯卿大妹出嫁，大妹夫姓董，在花市羊市口经营仁和堂中药小铺，康伯卿辞去乾元堂之职，在仁和堂用暗中偷学来的配制丸药技术，自己制作黑虎丹、七珍丹、棍眼药、小膏药等，白天闭门制作，晚间串店销售。积累资金后，1921 年康伯卿购花市南小市口 59 号房产，正式挂出"德寿堂药店"招牌，1934 年于当时的虎坊桥 12 号开设德寿堂药店南号，并前后置下了包括厂房、仓库、宿舍等遍布全城达二十余处房产②。

珠市口西大街的德寿堂在二层楼顶南侧外立面设计安装了一辆按照 1882 年英国产的蒸汽机车 1/10 比例复制的仿真小火车，可穿过外立面开凿的涵洞，当时药铺门口的马路有十几米宽，小火车的声音和位置正好能吸引街对面的过往行人观看。据德寿堂老药工介绍，70 多年前德寿堂中药铺开业时，小火车吸引了众多行人观看，这段马路堵得水泄不通，大大提高了德寿堂的知名度③。

三、 非北京但在北京有店的代表性中医药老字号文化旅游资源

北京作为全国的文化中心，吸引、吸纳全国各地文化，在中医药文化方面也是如此。比如前门街区 21 家老字号中有广誉远、长春堂 2 家老字号。其中广誉远创建于 1541 年，新中国成立后，广誉远归属山西中药厂，属于山西省的中华老字号；而长春堂是永安堂 1956 年公私合营时改用的堂号。

(一) 广誉远的文化旅游资源

广誉远国药创始于 1541 年，已有近 500 年的发展史，先后经历了广盛

① 闻德. "原汁原味"老药铺：德寿堂药店 90 余年风雨历程 [J]. 首都医药，2012, 10 (19): 36 - 38.
② 王璟. 潜心偷技研制灵丹：记德寿堂药店 [J]. 首都医药，2000, 7 (9): 59.
③ 刘受益. 老字号德寿堂与"康氏秘制牛黄解毒丸" [J]. 北京档案，2007 (3): 49. doi: 10.3969/j. issn. 1002 - 1051. 2007. 03. 025.

号、广升蔚、广升远、山西中药厂、广誉远国药等十多个品牌名称的更迭，2003 年东盛科技通过收购方式掌控了广誉远，2006 年广誉远成为首批中华人民共和国商务部认定的"中华老字号"品牌。2013 年广誉远启动在全国范围内成立 100 家广誉远国医馆和 1000 家国药堂的计划，目前在北京的西单金象、白塔寺金象、世纪金源等地都可见试点药店①。

（二）片仔癀的文化旅游资源

片仔癀最早是明末清初宫廷御医携秘方流落至漳州，用上等麝香、牛黄、田七、蛇胆等名贵中药材炼制而成的专治热毒肿的药锭，因当时药锭切片分服，故民间俗称"片仔癀"（"仔"为闽南方言中语气词，"癀"为热毒肿痛）。直到今天，片仔癀依然出口 30 多个国家和地区，连续 20 多年位居中国中成药外贸单项品种出口前列②。1972 年中日建交，片仔癀曾作为国礼赠给日本首相。片仔癀的处方和工艺被列为国家绝密级秘密，至今未外泄，可以说"有华人的地方，就有片仔癀"③。目前在北京市的东城、西城、海淀、丰台等区均有片仔癀体验店。

四、 发掘中医药老字号文化旅游资源的建议

鉴于以上调研所见，为北京中医药文化旅游提出三点建议。

（一）发掘北京中医药老字号文化旅游资源

北京的国家级中医药老字号多有很好的品牌影响力和深厚的文化积淀，如同仁堂是中国第一个驰名商标，是中医药文化的一面旗帜④。调研发现，5 家北京中医药中华老字号主要致力于企业经营，对其文化旅游资源重视不够，这与文化旅游未带来企业利润增长有关。这 5 家中华老字号基本都是前店后厂药店起家，原有文化在当下的食药监管背景下较难生存，原有的制

① 张恒军. 广誉远国药：让中医药文化走出去 [J]. 商业文化，2017 (30)：30 - 35. doi：CNKI：SUN：SYWH. 0. 2017 - 30 - 006.

② 刘建顺. 匠心筑就"片仔癀"品质 [J]. 中国品牌，2017 (s1)：13.

③ 片仔癀药业公司. 片仔癀：以济世仁心打造国宝名药 [J]. 中国品牌，2017 (s1)：66 - 68.

④ 孔璇. 无形资产对同仁堂的影响分析 [J]. 财经界（学术版），2013 (16)：60 - 62. doi：10. 3969/j. issn. 1009 - 2781. 2013. 24. 041.

药技艺、经营文化、历史故事更宜作为"景观"呈现，让参观者能参与，有体验，愿留影，甚至带走纪念品、消费品。发掘旅游文化资源有益于老字号讲好品牌故事，传播中医药企业的文化精神，传播中医药文化。

（二）吸纳非北京中医药老字号文化旅游资源

不属于北京但在北京有较多体验店、分店的中医药类中华老字号代表有广誉远、片仔癀等，调研发现，这些中华老字号的店面选址布局不受历史遗址的限制，往往能综合考虑客流量、文化影响力等多种因素，客观上已经成为展示传播中医药文化、中医药老字号的重要阵地。因为北京的中医药文化有汇集中央、辐射四方的文化特征，北京中医药文化历史上就是由各地优秀中医药文化荟萃而成的，所以当代北京中医药文化旅游资源的开发应该融入吸纳全国各地的中医药中华老字号，尤其是那些有深厚历史沉淀、享有世界声誉的中华老字号（如东阿阿胶、胡庆余堂、陈李济、叶开泰等）。

（三）积极回应来京旅游的文化消费特征

从北京市统计局的数据可看出，2018 年入境游客的在京旅游花费构成中购物占 26%，排第三位（第一为长途交通费，占 27.2%，第二为民航，占 26.2%）；外地来京游客的购物占 32.4%，排第一位。因此，为适应这一特征，北京的中医药中华老字号仍需立足做强产品，做强品牌影响力，让游客愿意将老字号产品纳入旅游购物清单中，像清咸丰、光绪年间同仁堂产品，如 1932 年《光华医药杂志》所言，成为"必购以分贻亲友"的"北京礼物"。

（原载于《中医杂志》2020 年第 12 期；合作者：罗浩）

中医文化海外传播应纳入国家战略

中医文化是中华民族的国家文化符号之一，是国家文化软实力的重要组成部分。习近平总书记指出，"中华优秀传统文化是中华民族的突出优势，是我们最深厚的文化软实力"，"中医药是打开中华文明宝库的钥匙"。作为中华优秀传统文化的重要组成部分，中医文化集中体现了中华民族的核心价值、思维方式，是体现综合国力、提高国家竞争力的重要因素。

目前，中医对外传播普及面逐步扩大。据不完全统计，中医药已走进海外 168 个国家和地区，有 8 万多家中医诊所，从业人员达 30 万人。中医药在海外已经从过去的民间地位逐渐步入主流。澳大利亚以立法方式承认中医合法地位，加拿大很多省已实现中医立法，美国 40 多个州认可中医针灸。2009 年，世界卫生组织第 62 次卫生大会通过了《传统医学决议》。2011 年，世界卫生组织西太平洋地区通过《西太平洋区域传统医学战略 (2011—2020)》。目前，我国已与 60 多个国家签订了针对中医药交流合作内容的政府间协议。

但是，由于东西方文化的差异，加上西方人的文化优越感、文化中心论乃至西方文化霸权主义的影响，西方公众对中医文化的认知度、认同感都不高。即使相信中医，大多也只是接受中医的医疗，而不理解或不接受中医的文化。而且，由于中医文化的有关翻译不准确、不规范，中医对外传播面临"语言不通"的问题。从传播的视角看，海外的中医文化传播主要通过私人学校和个体行业者来完成，而不是真正的大众传播。在中医的大众传播中，只有一些中医经典译本（包括电子书），普及读物鲜有出现，电视传播和网络传播节目更是罕见。大众传播的薄弱，造成中医文化海外影响力较小。

因此，建议把中医文化纳入国家文化软实力建设中，把中医文化的对外传播作为增强国家文化软实力的重要途径。

中医文化走向世界，绝不仅仅是中医行业自己的事，它应该是国家行为，是一个整体工程。中医文化的海外传播应纳入国家战略。

要提高对中医文化软实力的认识，处理好中医药硬实力和软实力的关系。相比较而言，国内各方面对中医药医疗技术的"硬实力"都比较重视，但对中医药文化的"软实力"却认识不足、重视不够。实际上这两者是相辅相成、不可分割的。目前，中医正逐步被更多国家纳入医疗服务体系和医疗保险体系，这正是大力传播中医文化等中华优秀传统文化，提升中国文化软实力的大好时机。

要创新中医文化对外传播方式。在海外传播中要充分利用报刊、书籍、电视、网络等大众传播手段，尤其要重视网络、手机等新媒体的作用，切实提高传播效果。同时，要尽量避免强加之嫌。要针对国外受众心理和接受习惯，讲好"中医药故事"。可以借用孔子学院和中外合作交流中心的平台，探索中医文化传播的新途径、新方法。

要培养中医文化传播人才。支持有条件的高校开设中医文化海外传播专业，培养既了解中医学和国学，又精通外语，并熟悉传播学的中医药文化对外传播复合型人才。整合国内外的优势资源，与国外高等院校或国际机构合作联合开设海外中医文化传播学院，合作培养中医药文化国际化传播人才。在中医院校中医专业学生中开设中英文双语或多语种中医课程，加大国学课程比重，学习传播学知识，从中遴选中医文化对外传播人才。

要设立中医文化对外传播国家级研究项目。如中医文化的国家符号形象、中医药文化品牌的研究，中医文化内涵与中华优秀传统文化核心价值的研究，中医对外传播语言翻译与文化翻译研究，中医文化软实力与中医医疗硬实力关系研究，中医药文化海外传播数据库建设，等等。

要大力发展中医文化产业。在这方面，要实施重大文化产业项目带动战略，加快文化产业基地和区域性特色文化产业群建设。中医文化产业兼具文化产业和健康产业双重优势。要整合跨行业资源，创作出具有国际影响力的影视、网络等中医文化产品。

（原载于《光明日报》2015 年 3 月 21 日）

近代中西文化与医学道路反思录

一个世纪以来，随着经济全球化的不断深入，中西文化碰撞日益激烈，沸沸扬扬的"文化热战"之后是各国文化的自我反思。在此期间，中医学与中国传统文化的命运同样坎坷。究其深处，中医的命运与中国传统文化的命运息息相关，前者是后者的缩影，中西医学的差异是中西文化差异在医学领域的映射。新的环境下，面对多元文化的强力冲击，中医与中国传统文化该何去何从？对此，我们有必要反思近现代中国传统文化所走的弯路，重新认识中西文化，在多元文化中清醒地保持一份文化自觉，为中医乃至传统文化的发展寻求一条更好的道路。

一、 从"西学东渐"说起

一个国家民族文化的命运与国家的命运息息相关。明末清初，自利玛窦翻译《乾坤体义》《几何原本》，李之藻翻译《谈天》之后，西洋之学逐渐传入中国，对中国的学术、思想、政治、经济等产生了深远影响，自此开始了东西文明的又一次大规模碰撞，也开始了西学步步紧逼，传统文化步步退让的格局，而这种影响至今仍在。

起初，西学主要是由传教士在一些士大夫与皇帝之间小范围传播，内容包括基督教教义与一些科学技术知识，如数学、天文学、地图学和火炮制作技术等。早期的传教士们实行"学术传教"，在宣扬教义与科学技术的同时，也承认孔子与中国传统文化的地位，遵循中国的法度与仪俗，西学的传入未动中学之根本。加上彼时闭关锁国许久的国人习惯以天朝上国自居，多认为此等西学皆源于中国，乃蛮夷窃取或传至蛮夷后发展而来，所以西学并未对中学造成太大的冲击与影响。后期，随着传教士的大量进入，大量翻译著作与信息在东西方国家之间不断传递，及至清朝限制、雍正禁教，以及罗马教廷对华传教政策改变，如禁止教徒行祭祖祭孔礼仪等，这一过程逐渐中断。

鸦片战争后，伴随着西方资本主义列强坚船利炮的入侵，中国军队节节败退，近代中国社会发生了前所未有的变局，中国传统文化也随之遭到了猛烈的批判和抨击。鸦片战争的失败将依旧沉浸于天朝美梦的国人惊醒，洋务派们发现我们的技术不如西洋，以"师夷长技以制夷"为口号，发起了以自强为要旨的洋务运动，秉持"以中国之伦常名教为原本，辅以诸国富强之术"，"中学为体，西学为用"，在技术上大力向西方学习，在形而上的层面坚持中国的道德伦理。

甲午战败后，国人开始承认制度不如西洋，戊戌维新，救国保种，开始了轰轰烈烈的政治制度改良运动。庚子事变后，国人从对自己传统文化的盲目自信到极端自卑，从一个极端走到另一个极端，当时的主流已经变为从文化科学到政治制度全方位向西方学习。再后来是立宪运动，辛亥革命，从政体改良到政体改革的失败，加大了国人对西洋文明学习的迫切欲望。

"五四"新文化运动后，传统文化遭到了前所未有的批判，来自西方的"德先生"和"赛先生"进入自然、社会、人生等各个领域，从方法上挑战传统文化的正当性，来自西方的各种"主义"则挑战传统文化的价值观和社会理想的正当性。同一时期，俄国十月革命的胜利、世界大战的爆发使部分有识之士意识到西方文明有其缺陷，传统文化有其价值之处，也由此引发了中国思想文化领域一场意义深远的"科玄论战"，又称"人生观论战"，其实质便是中西文化差异与优劣之争，其中涉及的许多问题至今仍无法彻底澄清，具有重大意义。然而在多舛的国运面前，"传统文化无用论""科学万能论"依然占据主流地位，征服了中国很大部分精英。此后，传统文化更是厄运不断。传统文化的精华几乎被扔得一干二净，而糟粕却被保留下来。改革开放后，国门打开，与发达国家相比，中国的落后使国人自惭形秽，20世纪80年代，一部分知识分子认为传统文化应该为中国的落后负责，于是批判传统、否定传统成为时尚，"全盘西化论"甚嚣尘上，至《河殇》《神州》则达到登峰造极的程度。西方科学分类及其"形式和方法"成为是否"科学"的评估标准，中国所有的既有学术都一度面临一个科学"资格"的问题，丧失了自己的语言。

中医的命运是中华传统文化命运的一个缩影，与此同时，作为传统文化的重要组成部分，中医学也难逃被批判和抨击的命运。明末清初，西医随着基督教的传入开始传入中国，但早期影响不大。19世纪初，随着西医牛痘接种法以及外科、眼科治疗技术的传入，这种影响才日益扩大，对中医造成的冲击也日益增强。道光二年（1822），清政府在太医院废除了针灸科。1835年，美国传教士伯驾（Peter Parker，1804—1888）在广州创办第一所教会医院。鸦片战争以后，教会医院由沿海进入内地，几十年间在各地迅速兴建。随着西医的传入，国人开始对中医的合理性产生了质疑甚至否定。清末，面对家人的屡屡病逝，俞樾愤然提出"废医论"。北洋时期，政府一味推行西洋医学，忽视传统中医药，以中西医"致难兼采"为由，在新颁布的学制及各类学校条例中，只提倡医学专门学校（西医）而没有涉及中医，完全把中医药排斥在医学教育系统之外。新文化运动中，陈独秀、胡适、鲁迅、钱玄同、严复等在批判传统文化的同时，亦对中医颇有微词，对其进行了尖锐抨击，并引发了几次中西医论争。1929年，南京国民政府第一次卫生委员会议通过了《废止旧医以扫除医事卫生之障碍案》，在遭到全国中医界的强烈反抗后不得不撤销法令。新中国成立初期，余云岫在全国卫生工作会议上，继续提出"改造旧医实施步骤"的草案。50年代初，以王斌、贺诚为代表的卫生部主要负责人认为中医是封建医，应随着封建社会的被打倒一起打倒。乃至前几年，网上竟仍有让中医退出医疗系统的签名活动，可见歧视、废止中医的活动在近现代中国一直绵延不断，一脉相承，这与传统文化在近现代中国的命运何其相似。从实质上来说，百年来中医学的危机实际上便是中国传统文化的危机。

二、"国学热"与"中医热"

在西学对中学"步步斩伐"的进程中，同样一直存在着一部分国人在冷静分析后依然坚定地站在传统文化一边，他们赞成对传统文化糟粕的批判，认为中西文化之"着眼问题不同、根本精神不同、理论方法不同"，不可含糊融合，"科学不是万能的"，甚至有学者坚定地指出人类文化的前途为中国文化。这个队伍随着改革开放的深入，东方国家的崛起，西方金融危机的爆发，东欧剧变，苏联解体的发生而逐步扩大。在新的时期，随着东亚儒家文化圈中韩国、日本、新加坡、中国香港、中国台湾等国家和地区经济的崛起，以及中国经济的发展、国力的增强，国人的自信心也逐渐有所恢复，使得人们逐渐能够以理性、平和的心态重新认识中国传统文化。国际社会交往的日益频繁，也使国人越来越迫切需要了解自己民族的历史，表明自己民族所具有的独特价值。在政府、学界的共同促成和民间的大力响应下，20世纪90年代以来，全民兴起了传统文化热潮，在废除科举制度整整100年后，我们又迎来了"国学"复兴的曙光。

随着中国的和平崛起，复兴传统文化的呼声一天天高涨。政府方面，各届领导人相继提出"中国特色社会主义""中国梦"等与传统文化息息相关的重要指导思想。《国家"十一五"文化发展规划纲要》更是提出在中学语文课程中适当增加传统经典范文、诗词的比重，中小学各学科课程都要结合学科特点融入中华优秀传统文化内容。高等学校要创造条件，面向全体大学生开设中国语文课。

学界方面，一些高校纷纷成立有关国学、传统文化、儒释道思想的研究机构与班级。1985年3月，清华大学思想文化研究所成立；2004年9月，《甲申文化宣言》发表；2005年5月，中国人民大学国学院成立；2005年6月，中国社会科学院世界宗教研究所儒教研究中心成立；2005年10月，北京大学哲学系在"乾元国学教室"开办国学班；2006年1月，安徽大学中国传统文化研究院成立；8月，复旦大学哲学系宣布在沪开办首个"精英国学班"；数日后，清华大学宣布将在10月开办"中华文化精髓与现代企业谋略高级研修（上海）班"，与复旦大学形成两强抢滩之势，等等。而且，每年还有大量相关学术著作及研究文章出版，各种形式和规模的国内国际学术研讨会召开，在欧美、东亚、东南亚等国家和地区，也有相当规模的研究机构和学术队伍。

媒体方面，中央电视台开设《百家讲坛》讲座，名家讲评易经、红楼、史记、三国，雅俗共赏；纸质媒体纷纷增设国学版，如《光明日报》专门开设了国学版；网络媒体积极参与和推动，中文搜索引擎百度开设了"国学频道"，新浪网高调推出乾元国学博客圈，等等。

在民间，社会上的读经运动正在悄然兴起。在人大国学院挂牌的同时，在苏州，第一个"现代私塾"——菊斋私塾挂起孔子像开馆；2006 年，武汉出现首家蒙童学馆；2006 年，湖南平江、江西南昌、江苏徐州、重庆等地的"现代私塾"如雨后春笋般悄然面世；2006 年 7 月，上海出现全日制私塾——孟母堂。一个多月后，该私塾被有关部门叫停，旋即掀起轩然大波。国学问题成为全民关注的话题。而每年举行的祭祀伏羲、黄帝、孔子等的活动则吸引了成千上万的海外华人归国参加。

种种现象说明中国人需要了解自己民族的历史文化，也说明传统文化在中国具有深厚的社会土壤和民间基础，没有这个基础，国学热的出现是不可能的。

另外，随着科学的发展，西方科学家也逐渐意识到实证科学的方法不是唯一完满的方法，他们正越来越多地从东方传统文化的思维方式中寻求科学探索的灵感和解决科学问题的答案。1977 年诺贝尔化学奖获得者普里高津，在为他的著作《从混沌到有序》中译本所写的序言中说："中国文明具有了不起的技术实践，中国文明对人类、社会与自然之间的关系有着深刻的理解。""中国的思想对于那些想扩大西方科学的范围和意义的哲学家和科学家来说，始终是个启迪的源泉。"这也就是说，中国传统思维中蕴含着丰富的科学创造的"源泉"，只要人们善于发现并予以合理诠释，无疑会对科学的发展产生积极的推动作用。

此外，随着世界经济和科技的高速发展，人类在创造丰富物质财富的同时，也面临严重的世界性的社会问题和环境问题。在这种情况下，越来越多的西方学者开始检讨作为当今世界文化主流的西方文化。1988 年，几十位诺贝尔奖得主在法国巴黎聚会，诺贝尔物理学奖获得者汉内斯·阿尔文博士在闭幕会上说："人类要生存下去，就必须回到 25 个世纪以前，去吸取孔子的智慧。"这表明，西方学者在对自身文化进行反思，并将目光转向东方，开始重视中国传统文化特别是中国传统的哲学思想，希冀从中找到解决问题的良药。

与之相应，国内外"中医热""养生热"也正悄然兴起。政府方面，1982 年，新修改的《宪法》中提出"国家发展医疗卫生事业，发展现代医药和我国传统医药"；1985 年中央书记处在《关于卫生工作的决定》中指出"把中医和西医摆在同等重要的地位"；此后政府更是在各大会议与工作报

下篇 国学复兴的中医引领

227

告中明确提出"扶持中医药和民族医药事业发展""坚持中西医并重""促进中西医结合及中医药在海外发展"的方针和要求，各级政府亦纷纷出台相应政策扶持包括民族医药、民间医药、中西医结合在内的中医药事业，推进中医药医疗、保健、科研、教育、产业和文化的全面发展。学界方面，中医药科研项目、临床项目的经费与人员投入比重不断加大，研究领域、研究深度逐步扩大，呈现多学科交叉、现代与传统并重的趋势，国内外相关学术交流日渐增多，队伍日渐壮大，相关学术著作及研究文章的出版力度不断扩大。媒体方面，各大电视台相继开办各种养生类节目，如《养生堂》《健康之路》《天天健康》《养生宝典》，等等，养生类的书籍持续跃居各大畅销书榜。民间，民众对中医、养生的热情持续高涨，学习中医、用中医看病呈现热潮，一些名人也拜师学医。当然，这股养生热潮中存在一个问题，就是养生文化大众传播监管力度不够，市面上通行的许多养生书籍、光碟内容不够规范，不一定准确与安全，对此国家中医药管理局已成立"中医药文化建设与科普专家委员会"对其进行监督管理。实际上，养生就是养成一种适合自己的良好的生活方式。国际上，自 1973 年 4 月中医针灸在国际上首次取得合法地位，美国第一个中医法在内华达州诞生以来，越来越多的国家政府正式承认中医药的合法地位，将中医药作为合法的医疗保健手段纳入国家医疗保健体系，开设专门的中医药院校或课程，设置中医医疗机构，准许中药药品进口。据不完全统计，至今全球已有 160 多个国家和地区相继使用中医药和针灸，有 200 多所正规的中医药高等院校，8 万余个中医医疗机构，海外中医药从业人员超过 30 万，"三分之二的海外华人、三分之一的当地人在医疗行为中用到中医药，可以说中医药在国外的普及和应用面已经较广"。国家中医药管理局国际合作司司长王笑频说，据估算，目前中医药服务贸易总额超过 500 亿元。中医药走向世界也扩展到医、教、研、产等各种形式，极大提升了中医药在海外的影响力。

三、 中西文明的起源

文明不是一蹴而就的，现今的文明是先前文明的延续与发展，要想认识中西文化就必须回过头来看看其文化发生的土壤与状况。

有关中华文明的起源，众说纷纭，学界尚无定论。现较普遍的观点是中华文明主要起源于黄河、长江流域，是多区域文化交融的结果。丰富的物资、复杂多变的地形地貌和天气，以及半封闭的边缘地形，使人们从事农业生产，自给自足，形成相对封闭的大规模国家和大河流域文明形式。从传说中伏羲画八卦开始，至五帝部落联盟时代，再到夏朝建立第一个国家，夏商周为中华文明积累了丰厚的物质与精神文明。春秋战国，百家争鸣，形态各异的哲学体系相继成型，成为中华文明的轴心时代，奠定了国人的精神坐标。秦朝始皇横扫六国，一统天下，建立了专制主义中央集权制国家，奠定了中国两千余年政治制度的基本格局。汉代初年休养生息，崇尚黄老，后罢黜百家，独尊儒术，使儒家思想成为中国的主流意识。汉末国家三分，晋朝一统，玄学大兴。后乱世再起，隋文帝杨坚建立隋朝，创开皇之治，立三省六部制和科举制，两世而亡。唐承隋制，盛世华章，国力强盛，文化繁荣，威名远播。后宋朝重文抑武，大兴理学。明朝初期理学转心学，思想解放思潮兴起。明末清初，西方国家强势崛起，逐渐占据世界的中心，西学东渐。

西方文明则起源于古希腊文明。其实早在古希腊文明兴起以前，人类文明已经在埃及和美索不达米亚发展了几千年，尼罗河、西亚底格里斯河和幼发拉底河孕育了它们，催生了农业和贸易，并向四面八方传播，其中一支向西传播到爱琴海一带，便形成古希腊文明。克里特文明与迈锡尼文明是爱琴海文明的代表，也是古希腊文明的前身，他们曾长期受古埃及与古巴比伦文明的影响。依海而建的岛屿环境和土壤贫瘠的多山谷地貌，造成了经济的不能自给与军事的易守难攻，使人们从事小规模手工业、贸易与掠夺，也造就了袖珍型的城邦制国家与开放的海洋文明形式。后马其顿帝国崛起，亚历山大东征西讨，希腊文明进入对外传播的希腊化时代。罗马帝国时代，创立了军队、道路、法律和官吏的罗马，侵略并吞并古希腊，使其文明被破坏性地吸收到古罗马文明中。再后来东罗马帝国灭亡，古希腊罗马典籍流散到欧洲各地，成为欧洲文艺复兴的精神源泉。欧洲人通过学习、吸收、创造古希腊罗马文明，发展出了近现代的西方文明。

这便是中西文明的起源，文化发生的最初情况。而文化是医学孕育的土壤，中西文化的不同最终决定了中西医学的差异。在这之中，地理环境、历史、时代、经济、政治、哲学思想以及科学技术均发挥着重要作用。

四、 中西文化差异与医学差异

从根本上来说，中西文化与中西医学差异的内在根源是中西思维方式的差异。思维方式直接决定了人们如何认识世界以及以何种方式认识世界，思维方式不同则研究方向与立场不同，提出的问题不同，认识的内容不同，采用的方法不同，从而得出不同的结论，发展出不同的理论体系。

学会生存，以及如何更好地生存是所有生物的本能，直接导致了原始的地理环境对人们生活方式的巨大影响，进而影响思想、历史、经济、政治、科技等各个方面，并交错相互作用。在中国，沿河流域的地理形态、复杂多变的地貌、丰富的物资、较温和的自然环境以及半封闭的大陆地形发展了自给自足的农耕经济，形成了村落和沿河流域的大规模国家。农耕的经济形态、较温和的自然环境使人们重视"天人合一"，重视直觉体悟，强调人是大自然的一部分，与大自然遵循同样的规律，人要顺应自然规律以保证粮食丰收；自给自足的生活、半封闭的地形与国家的大规模性使人们求稳求和，重视人伦，相对内向与保守。而在古希腊，岛屿环境与土壤贫瘠的多山谷地貌促使人们只能从事地域性的农业与小规模手工业生产，经济不能自给，必须发展航海贸易，进而使人们重视逻辑与理智，并催生空间的扩张与掠夺意识；岛屿众多，海岸线遍布形成了多数量、小规模的城邦制国家形式，再加上对商业贸易的依赖则使人们重视独立、自由与平等；恶劣而开放的海洋环境使人们必须与自然抗争，强调征服自然，重视对自然客体的研究，相对外向而开放。

总的来说，中国文化核心思维方式在于"天人合一"，在于"和"，即阴阳和中；西方文化核心思维方式在于主客二元对立，在于对立。如果用两个图来表示，中国传统文化的思维方式是阴阳鱼太极图，而西方文化的思维方式便是二分对立的矛盾图。这种思维方式贯通了文化的各个层面和各个学科，如政治、伦理、艺术、建筑、天文、历法、数学、医学，等等。

反映在医学上，中医用整体思辨的方法看待人体生命与疾病，其思维方式属于朴素系统论，是古代天人合一论与元气论的产物；西医用分析还原的方法看待问题，其思维方式属于还原论，是古希腊原子论、元素论在近代复兴以及现代科技革命影响的产物。系统论思维，即把研究对象如实地理解为一个系统，认识和掌握其系统特性和系统规律，并遵循其系统特性和系统规律进行调节。中医系统论的基本原理包括元整体性、非加和性（人的整体不等于部分之和）、有机性（重视相互作用）、功能性、有序性和自主性等。还原论思维，即认为复杂事物是一些更为简单、更为基本的成分的组合物，主张把复杂事物分解为较简单的成分来研究，从低层次规律来解释高层次现象。其主要原理为"组合—分解""原子—还原"和"粒子—实体"等。具体来说，中医的特色思维方式主要表现为整体思维、象数思维、变易思维、中和思维、直觉思维、虚静思维、顺势思维、功用思维等，具有重合轻分、重用轻体、重象轻形、重时轻空、重悟轻测、重道轻技的特征，中医思维模型具有符号性、功能性、超形体性、时序性、过程性、模糊性的特性，而西医思维方式的特征则正好相反。

在这种思维方式的影响下，中医更注重活生生的"人"，把人和自然当作整体，着重从整体上把握事物，强调事物的功能关系，以不和为病，是"天人合一"，是"生命观"，重视调和；西医学更重视静态的"体"，把人看成各种组织结构的复合体，着重分析事物，强调事物的实体结构，是主客二元对立，是"身体观"，多采用对抗性疗法。这种整体思想贯穿于医学的生理、病理、诊法、治疗和养生等所有领域。

五、 传统文化与中医的复兴之路

传统文化的复兴关键在于教育。当代中国最大的危机是信仰危机，信仰危机就是找不到根，找不到魂。中国传统文化是国人思想孕育的土壤，是中国的根与魂。国学是中国传统文化的精髓，其作用是修心开智。要想解决信仰危机，复兴中国文化，就得加强国学教育。对此，我们首先要解决以下两个问题。

其一，如何让教育最大限度地回归本体功能。《说文解字》说"教，上所施下所效也""育，养子使作善也"。教育的本体功能是教化人心、培养人格、完善人生，但现在的"应试"教育却被赋予太多的功能，有所偏移，带有明显的功利性。在成人还是成才的问题上，现代教育更关注成才，忽视成人，价值观和价值体系的崩溃造成了种种社会乱象。我们不能只重知识灌输、技能传授，更要重视人格、人性、人生的养成，也就是说要"先成人后成才"。国学教育是一个系统工程，我们要建立全民国学教育体制，借鉴"书院制"教育模式，师为学范，重道德轻功利，提倡独立之精神、自由之思想，传承与创新并重，重视读经典，重视耳濡目染、潜移默化的作用。

其二，国学教育的重点是什么。国学是中国优秀传统文化的代表，固然博大精深，但其核心可用四个字概括：一源三流，其教育重点在于研读经典。一源即《易经》，三流即儒、道、禅。国学按照现代学科分类主要是文、史、哲，按照学派分类主要有儒、释、道、墨、法、兵、医、农，等等。历代有许多文史哲经典，有许多诸子百家经典，在诸子之前还有六艺五经，透过这些经典，我们能看到历史上那些活生生的人物，历代的古圣先贤、仁人志士。但论其基本结构不外乎"易为主干，儒道禅三家互补"。笔者提倡人的一生当中，至少要读五本国学经典著作，即《易经》《论语》《道德经》《六祖坛经》《黄帝内经》。少年和青年必读《论语》，中年必读《道德经》，老年必读《六祖坛经》，至于《易经》和《黄帝内经》则要一辈子读。国学教育要从幼儿开始，贯穿人的一生。

在中医方面，作为中国传统文化活化石的中医文化，笔者认为其复兴的重点应在以下三方面进行突破。第一，中医学的本体论，即气本论、气一元论。气思想贯穿中医理论与实践的各个方面，人体身上运行的气，中药的四气五味，五脏六腑之气，经络之气，等等，把气搞清楚了，中医一切问题都解决了，不能因为目前还不能用科学解释清楚中医的气，就说它不科学，就把它否定了。文化是多元的，科学也应该是多元的。第二，中医思维方式。以象数思维为例，调和性治疗、自组织能力等实际上都是象数思维在临床上的运用。中医无论是基础理论还是临床实践，都离不开象数思维。气就是一种象，阴阳也是象，五行也是象。象数思维是整体思维的具体体现。这种思维方式，笔者认为可以弥补西方科学的不足。第三，中医文化的核心价值。中医药文化建设分为核心价值、行为规范、环境形象三个层面，其中核心价值压缩成四个字"仁、和、精、诚"，每一个字都有丰富的内涵，需要加以弘扬。对中医的发展，我们要做的就是"坚持主体、发扬优势"，也就是"知白守黑"，一定要了解西方文化（白），但更要坚守住自己的文化主体（黑）。

中华民族复兴的关键在于中国传统文化的复兴，中医学的复兴是中国传统文化复兴的先行者。坚守优秀的传统文化，正确地对待中西文化的差异，加强国学教育，与时俱进，是我们未来在多样化世界中发展的方向。

〔原载于《深圳大学学报》（人文社会科学版）2014 年第 5 期〕

西医东渐的历史经验及其
对中医药"走出去"的启示

在全球化时代，国际之间文化软实力的竞争变得越来越重要。近年来，我国把建设和提升文化软实力放在了越来越重要的位置。习近平总书记强调，要"把跨越时空、超越国度、富有永恒魅力、具有当代价值的文化精神弘扬起来，把继承优秀传统文化又弘扬时代精神、立足本国又面向世界的当代中国文化创新成果传播出去"①。

中医药文化是中国优秀传统文化的重要代表，融合了中国历代知识和智慧的精华，体现了中华优秀传统文化的核心价值；让中医药文化"走出去"是弘扬中医药文化的重要方面，也是提升国家软实力和中华民族伟大复兴的战略选择和重要途径②。近代以来，西方医学传入中国可谓获得了巨大的成功，也给中国社会带来了翻天覆地的变化。因此，本文将分析近代西医东渐的历史经验，以期为中医药文化"走出去"提供一些有益的启示。

一、 西医东渐史概述

（一）探索：16 世纪～19 世纪末

1569 年，传教士在澳门设立医院为人治病，是为西医传入中国之始③。以后的三百多年里，西医传教士为了传教和保障同事的健康陆续来到中国沿海口岸城市，作为上帝慈爱的显现，他们偶尔也医治"愚昧"的中国人。不过这个过程并不顺利，一方面是由于国人对宗教和西医文化的反感④，另

---

① 中共中央宣传部. 习近平总书记系列重要讲话读本（2016 年版）［M］. 北京：人民出版社，2016：208—209.
② 张宗明. 传承中医文化基因中医文化专家访谈录［M］. 北京：中国医药科技出版社，2015：14
③ 熊月之. 西学东渐与晚清社会［M］. 上海：上海人民出版社，1994：737.
④ 方豪. 中西交通史［M］. 上海：上海人民出版社，2008：568–569.

234
中医文化与国学复兴

一方面也和西医的疗效有关。尽管从 17 世纪开始，传教士们用西药治愈中国皇帝的故事时有发生，但西医的总体疗效还远比不上中医，患者人数也十分有限。一位在 18 世纪早期游历中国的欧洲人曾指出："他们的医术高明，远非我们欧洲医生所能相比，虽然我们的医生较懂科学理论……可不论什么病，中国人都治得更快、更彻底"①。明清时期，中国的文人也不时在他们的作品中流露出对西医和西教的嘲讽。在此期间，欧洲经历了宗教改革、文艺复兴和工业革命，近代科学也随之产生和发展。18 世纪，康熙下令禁止天主教在华活动，传教士们的医疗活动也被迫暂停。而此时的欧洲，病理解剖学建立，医院改革，西方医学进入了"医院医学"阶段，医生已逐渐形成专业化的队伍，对疾病以器官和组织的病变来认识，但此时西方世界仍然存在专业精英与"江湖医生"（quack）并存的状况②，而且后者制造的某些药品十分畅销，部分江湖医生的工作已经向医药商品服务转变，这一群人成了"资本主义医药的先行者"③。这种资本主义的经营方式在 19 世纪又得到了系统的论证，并在 20 世纪发扬光大。

19 世纪，资本主义逐渐进入帝国主义阶段，西医也经发展进入"实验医学"阶段④。此时西医通过流行病的防治工作，迅速得到了政府的重视，成为国家人力资源的管理工具。这时，新教开始"秘密"进入中国，其中的代表有英国传教士马礼逊，他于 1920 年在澳门开设了眼科诊所；此外还有 1935 年到广州开办眼科医局的伯驾医师，他开设的医局意外地深受百姓欢迎。1835 年，东印度公司医生郭雷枢（Thomas R. Colledge）提出"医务传教"的理念，他认为中国人非常关注世俗和身体的利益，因此西医能够作为慈善的阶梯引导他们信仰上帝。鸦片战争以后，随着一系列不平等条约的签订，传教士得以大批进入中国，在开放通商的口岸建立传教机构，包括医院。此时，西方列强的侵略促使晚清的有识之士开始学习西方，以实现自强御侮的目的，因此西医虽然没有成为此时学习和发展的重点，但对西医来说，社会环境正变得越来越有利。19 世纪 70 年代，西式医院已经

①〔罗〕尼·斯·米列斯库 [M]．中国漫记．北京：中华书局，1989：41.

② Harold J Cook，W. F. Bynum，Roy Porter（ed.）．Medical Fringe and Medical Orthodoxy，1750 – 1850. Bulletion of the History of Medical，1988，62（3）：492 – 493.

③ Roy porter. Before the Fringe：Quack Medicine in Georgian England. History Today，1986，36（11）：16.

④ 徐菁菁．医与患关系断代史：权力、壁垒与困境 [J]．三联生活周刊，2016（13）：38 – 42.

随传教士的足迹遍布中国各地。19 世纪末，上海租界已经建立了相当完善的近代公共卫生系统①。

但总体而言，20 世纪以前，西医在中国的势力仍然很弱，医院总共只有 30 所，还远没有形成一支独立的力量来动摇中医学的主体和主导地位②。

(二) 扩张：19 世纪末～20 世纪初

19 世纪，资本主义逐渐进入帝国主义阶段，西医也很快进入"实验医学"阶段③，使得患者的状况可以化约为各种数据。这时，西医通过流行病的防治工作，迅速得到了政府的重视，成为人力资源的管理工具。到了 20 世纪，中国对西方的学习也从技术、理论和制度向思想方面层层深入。

19 世纪末 20 世纪初，疼痛、感染、失血三大难题相继突破，西医外科迅速成为西医的"优势学科"，也带领西医进入了长达半个多世纪的"黄金时代"。西医传教士们利用外科立竿见影的优势进行宣传，并结合本土的文化做出了一系列的调整，包括公开手术、开放病房、让家人有条件地对住院患者进行陪护等，很快获取了大量的中国患者，并且开始培养和训练本地的医务助手。此外，医院的隔离及监管制度使得精神病院有意无意地承担起了维护地方秩序和安全的功能，它代表了医院制度开始向公共领域扩张。

进入 20 世纪后，医务传教呈现出世俗化、社会化、组织化的面貌，各个方面的人才都加入这个队伍之中，每一个医院背后都有一个实力雄厚的财团支持，使得医务传教进入了迅速扩张的时代。医院社会服务部门的建立扩大了医疗系统的控制时间和地域范围，"公共医学"理念的普及和强制实施，更使西医介入百姓的日常生活，起到了移风易俗的作用，而与此同时，在西医所设计的公共卫生制度之下，中国有关生老病死的传统职业正迅速失去生存空间。

① 郝先中. 西医东渐与中国近代医疗卫生事业的肇始 [J]. 华东师范大学学报 (哲学社会科学版)，2005 (1)：27－33，122.
② 李经纬，鄢良. 西学东渐与中国近代医学思潮 [M]. 武汉：湖北科学技术出版社，1990：5757.
③ 徐菁菁. 医与患关系断代史：权力、壁垒与困境 [J]. 三联生活周刊，2016 (13)：38－42.

（三）主导：1929 年以后

由于公共医学制度能够对民众起到广泛监控和动员的作用，它便成了政府克服近代危机的有力工具，因此，公共医学制度日益成为主导和支配的运作模式①。1929 年，西医余云岫提出"废止中医案"，虽然中医最后保留了合法的地位，但中医在整个传统医疗体系中的地位还是下降了，并且被迫近代化、科学化，接受西医的管理。

二、 西医"走进来"的历史经验

（一）利用自身优势填补医疗及公共领域空白

虽然外科的三大难关在 20 世纪前后相继取得突破，但直到 20 世纪 30 年代，西医的治疗水平相对中医来说并没有取得全面领先的地位②。但西医在人体解剖学和外科学上相对于明清时期的中医而言具有明显且持续扩大的优势，由于眼科手术创面小，感染和失血的情况容易把控，西医便以此为切入点进一步发扬和渗透。据 1938 年出版的《基督教差会世界统计》资料所载，到 1937 年，中国仅属英美系统的基督教会所办的医院就有 300 所，病床 21000 张，另有小型诊所约 600 处，那么实际的西医院和诊所以及收治的病患就更多了③。于是，通过发扬自身的优势，填补本地医疗的空白，西医的患者量已经具有相当的规模。这是"人无我有"的市场原则在发挥作用。

内科方面，西医相对于中医长期处于劣势地位。但 1940 年后，抗生素的大规模生产使得西医的治疗水平飞跃到了一个新的境界，感染性疾病因此能够得到有效的遏制。这在短期之内标志着西医对中医的全面胜利。

此外，晚清以前国家制度从未涉及百姓医疗，公共卫生通常由地方精英开办的具有慈善性质的诊所承担，但这并非专业化的医疗机构，其功能

---

① 杨念群. 再造"病人"中西医冲突下的空间政治 1832 – 1985 [M]. 北京：中国人民大学出版社，2006：96 – 118.

② 赵洪钧. 近代中西医论争史 [M]. 合肥：安徽科学技术出版社，1989：19.

③ 李经纬，鄢良. 西学东渐与中国近代医学思潮 [M]. 武汉：湖北科学技术出版社，1990：57，49.

主要是在瘟疫、灾荒时提供医药救护、发放棺材等。于是，西医在卫生观念、医院制度和公共医学制度的输出有效地解决了当时中国社会所面临的问题，如对有威胁秩序倾向的精神患者的管理、群体健康的监控、社会动员等，因此获得了政府的认同。

（二）充足的物质和精神资源

20 世纪以前，西医传教士们的工作很难达到规模化的水平，而此后，基督教的"社会福音派"成了主流，医务传教工作也变得世俗化——不再强调宗教的"个人拯救"意义，取而代之的是"重构社会"的使命，这要求规模化的运作、持续的资本投入和多方面的人才协作。例如，协和医院、协和医科大学由差会联合会和洛克菲勒基金会合办，洛克菲勒基金会为"协和"提供雄厚的资金支持。根据美国《时代》周刊记载，从 1913 年 5 月开始的 10 年内，洛克菲勒基金仅在公共卫生和医学教育上投入的经费就高达四千多万美元。就这样，医务传教与资本主义经济运营方式建立了联系，逐利的因素反而促进了西医事业在中国的发展。

除了物质资源充足之外，该时期西医学的成就也十分瞩目。原本具优势的外科攻克了三大难题，抗生素的发现和大规模生产使得西医迈入了"黄金时期"，令人信服的不光是其立竿见影的疗效，西医所代表的"科学"更是逐渐成为一种"信仰"——尽管在专业人士看来，医学仍然具有很大的局限性、复杂性，充满了不确定性，但普通人感到的却是医学和科学无比强大。

另一方面，中国社会文化环境的改变对西医的传入也非常有利。从洋务运动的"师夷长技"到新文化运动的"破中兴西"思潮，再到 1930 年代的科学化运动，中国的政府和知识分子越来越重视向西方学习，学习的层面也从西方文化的物质、制度，逐渐深入到理论和思想。西医自然在这个潮流中成为时尚和文明的象征，许多知识分子也在各种公开场合为西医代言。

（三）从形式上适应本土文化

20 世纪以前，西医东渐的步伐总体上说举步维艰，这多是由文化差异造成的。中西医诊疗的不同主要体现在以下几个方面：首先是传统文化强调"身体发肤，受之父母，不敢毁伤"，而西医又以外科手术见长，在中国人眼里，手术好像"采生折割"的罪行一样，仿佛西医大夫们要直接采集活人的器官做药①，令人唯恐避之不及。第二是治疗的场所，中医治疗的场所通常是公开的，而西医的治疗场所则是相对外界隔离的医院，这种神秘不免给百姓带来不安的想象，他们不知道医疗为什么要隔离，很容易联想到许多"见不得人"的事，因此对西医十分恐惧。第三，传统医疗和护理都以家庭为单位进行，家属在治疗的过程中占有一定的主导地位，西医院的"托管"制度让家属难以接受。对此，西医分别采取了公开手术、开放病房、让家人有条件地对住院患者进行陪护等措施，使人们对医院、手术和住院的恐惧感逐渐转变为对其疗效的惊叹，因此西医院的患者也越来越多。以上举例显示，西医在进入中国的过程中充分地考虑了当地的文化，并采取相应的措施进行自我调适，在东西文化之间搭建了桥梁，为西医知识的普及和医院的发展奠定了基础。

（四）与政府、地方领袖合作

西医东渐的成功与西医传教士们善于同政府及本地精英合作也有密切的关系。协和公共医学系创始人兰安生（John B. Grant）是重视同政府合作的代表人物，他十分清楚西医精英教育投入大、耗时长、人数少的特点，希望协和培养的医生能够成为医院之外的社区领袖，了解社区内居民的卫生和健康状况，用有组织的办法初步维护社区群体成员的健康，以达到事半功倍的效果。1925 年，兰安生在与北京市政府充分协商后，在北京的老城区圈出一块"卫生示范区"，并正式挂上"京师警察厅试办公共卫生事务所"的牌子，名义上是官办机构，实际上则是协和公共医学系的教学现场，也是卫生局作为独立医疗行政体系在基层社区的试验田②。启动和运营的资金虽然全部来自洛克菲勒基金会，但公共卫生制度设计就此定下蓝图，为西医的地位提供了政治上的保障。

---

① 杨念群. 女人、病人和中国转型之痛 [N]. 中国经营报，2016 - 03 - 21（E02）.
② 杨念群. 再造"病人"中西医冲突下的空间政治 1832 - 1985 [M]. 北京：中国人民大学出版社，2006：96 - 118.

此外，一些研究指出，19世纪以来，中国的城市已经出现了自治管理的基层社会组织，如"坊"，它们远离国家的控制①，内部的组织性却较强。公共卫生知识的普及和实施中往往要利用到这样的基层组织，通过动员地方领袖——"坊长"来组织群众，这使得卫生行政的政策和命令巧妙地转化成普通的社区功能，人们在一次次讲座、检查和疫苗接种中了解西医，政府也因此加强了对这些基层组织的控制，而更加注重医疗卫生的工作②。

三、 对中医药"走出去"的启示

（一）结合区域现实，找出并发扬中医药的优势

习近平总书记指出："不忘本来才能开辟未来，善于继承才能更好创新。"这就要求我们要加强对中医药宝库的挖掘和继承，并深刻把握当今社会面临的问题，努力创新创造，用祖先留给我们的智慧解决好现实的问题。正如当年在中华大地探索发展之路的西医，也是抓住了中医的弱项和中国社会公共领域的空白点，利用自己的优势解决了这些问题，从而获得了立足之地和发展相遇。因此，中医药"走出去"应该在坚守主体的前提下，结合当地的社会现状和问题找出自己的优势，全力保持并发扬这个优势，以进一步开拓海外地区的医疗市场。

（二）坚持文化自信，实现文化自强

目前，西医所占据的优势地位是不言而喻的，从根本上说这是西学优势地位的结果。"科学"一词在中国已经成了"真理"的代名词，而"西方的"似乎等于"科学的"③，这使得中国人自卑于自己的文化，中医也面临失去话语权的危险境地。应该清醒地认识这一点，对中医学术的发展进行主体性的反思，在保持中医主体的前提下建设中医药文化，这不但不会阻碍中医的发展，还将促进中医药事业的发展、推动中国式健康文化的构建。

① 吴廷燮. 北京市志稿2·民政志卷14［M］. 北京：燕山出版社，1998：566－577.
② 北京市档案馆. 北京市卫生局第三卫生区事务所举办秋季卫生运动周召集本区各坊长卫生恳谈会记录. 北京档案史料 J5 全宗1 目录 613 卷：13－25.
③ 徐雪莉. 中医文化构建中国式健康文化［N］. 中国中医药报，2011－12－28（002）.

总之，只有坚持文化自信，中医药才能更好地走出国门，服务于全人类的健康事业。

从西医东渐的历史经验来看，西医在华的成功扩张离不开西医在本土所获得的市场和发展，以及西方文化自身的强盛。从各发达国家的经验来看，其文化产业走出国门之前，在国内的消费都已经渐成规模①。因此，中医药"走出去"的一个前提是中医药文化的复兴，这就要求我们深入挖掘与建设其核心价值、理论与技术、品牌与符号等，坚持义利并重，以实现中医药的文化自强。

（三）坚持核心精神，适应本土文化

目前学术界已经基本达成共识，中西文化有能够相通的地方，但两者的根本哲学思想是不同的。因此，坚持中医在中医学术研究中的主体性地位不仅对中医的发展是必要的，而且是中医之所以有别于西医的根本要求。进入 21 世纪，随着改革开放的推进和中国经济社会的发展，国内学术界的主流已经开始进行关于学术主体性的建构或重构，然而中医界的主流还没有开始这一反思，何裕民指出，中医要有自信、自知、理性，应与时俱进，思考中医学术主体性的重构问题②。

不同文化之间的交流必然会产生一些摩擦和碰撞，在保持文化深层的思想、价值观不变的情况下，走出国门的中医药可以结合当地的具体情况，在文化中层的制度、理论和表层的物质方面对自己的传统做出调适，以消弭彼此的误会，中医药文化所代表的中国文化才能走进人心、走得更远。

（四）加强高层次交流与合作，营造良好的社会风尚

目前中医已经传播到 183 个国家和地区，越来越多的人开始接触中医、了解中医、使用中医，这是中医药作为独特的卫生资源所得到的肯定。但中医药文化"走出去"整体上还呈现层次较低、力量较分散等特点。在许多国家和地区，中医药技术虽然获得了患者的认可，但同时从业者却承担

---

① 迟莹，齐晓安. 发达国家文化产业"走出去"模式及启示 [J]. 税务与经济，2014 (6)：45－49.
② 中国科学技术协会学会学术部. 中医药发展的若干关键问题与思考 [M]. 北京：中国科学技术出版社，2010：106.

着潜在的法律风险，有时也面临文化冲突，这通常是由于人们不了解中医药文化所致。近代西医东渐的历史告诉我们，高层次的交流与合作能给异质文化的传播带来便利，同时也提供政治和法律上的保障。因此，加强中医药方面的高层次交流与合作，是促进中医药文化"走出去"的重要方面。

此外，中医药也是优秀的文化资源，是仍然鲜活、仍被百姓广泛使用、融人文和科技于一体的传统文化形态①，是中国传统文化的优秀代表，也是中华民族优秀传统文化复兴的先行者②。当今世界，过去坚持的一些价值观已经逐渐衰微，多元变化的世界呼唤以人为本的价值观念，而中国传统文化的价值正是以人的"心""性"作为起点构建的。西医东渐给中国带来了公共卫生制度，中医药文化在海外的传播，也必然要推动当地社会的进步，营造良好的社会风尚，才能历久弥新、生生不息。

〔原载于《中华中医药杂志》（原《中国医药学报》）2019 年第 5 期；
合作者：梁秋语、张宗明〕

① 张其成．大医国风——张其成访谈录［M］．北京：中国中医药出版社，2017：20．
② 张其成．让中医药走向世界［N］．人民日报，2018－11－15（007）．

浅谈人类学对中医药国际化的意义

马克思指出，人的本质是社会关系的总和①。因此，医学不仅只是智力意义上的科学，而且也是人类学意义上的文化②，医学人类学和社会医学是生物医学、临床医学、预防医学和康复医学的必然补充③。《素问·气交变大论篇》曰："夫道者，上知天文，下知地理，中知人事，可以长久。"早在 20 世纪 90 年代，国内已有学者指出了人类学方法在中医药研究中的巨大应用价值④，但目前在国内，将人类学方法运用于中医研究的还不多见，西方关于中医的人类学研究逐渐兴起，不过总体还十分有限。本文将对人类学的学科背景进行简介，分析人类学能够助力中医药国际化发展的原因，并讨论人类学在中医药国际化中的作用。

一、 人类学概述

"文化"是人类学研究的主题，人类学的起源具有浓厚的博物学以及殖民主义色彩。17 世纪至 20 世纪的欧洲处于一个不断扩张的时代，为了更好地开发和利用殖民地资源，制定针对原住民的管理政策，自然要对当地的物产、风土人情等进行全方位的了解。通过田野调查和撰写民族志，人类学这一学科逐渐形成。

进入 20 世纪，各国人类学多元化发展。诞生于西方殖民强权的人类学强调跨文化研究，并接受某些类型的文化相对论⑤；在南欧与中欧国家，人

---

① 陈刚. 马克思主义理论的当代意义 [M]. 北京：光明日报出版社，2008：17.
② 邱鸿钟. 医学与人类文化 [M]. 广州：广东高等教育出版社，2004：3.
③ 邱鸿钟. 为什么要研究医学文化 [J]. 医学与社会，1996，9（3）：48–49，55.
④ 马伯英. 人类学方法在中医文化研究中的应用 [J]. 医学与哲学，1995，16（2）：57–61.
⑤ MELFORD E SPIRO. Culture and Human Nature [M]. Chicago：University of Chicago Press，1987：32
–58.

类学家往往与民俗学家以及语言学家合作研究地方民族语言和民俗文化，通过博物馆等大众教育方式，再现民族国家的形成，建立民族主义观点①；苏联及前苏维埃阵营国家的人类学则遵循马克思的社会演化理论②。今天人类学中的不同分支分别属于自然科学、社会科学和人文科学其中的一个或多个领域③。

"全球化""医疗"与"生物科技"是当前人类学家最关注的议题，由此，医学人类学成为人类学应用研究领域中成果最丰富的一支。医学人类学同时属于（社会）文化人类学的分支，是指关于健康、疾病和医疗系统的跨文化研究④，包括生态、政治经济、公共卫生和临床应用等方面。

二、 人类学助力中医药国际化发展

（一）人类学与中医药学方法相通

人类学与传统中医药学在知识生产的方法上具有相通性，都具有整体观和跨学科的特质，并将人的生物性和文化性视为一个整体，因此，将人类学方法运用于中医研究，特别是中医药文化现象和中医药理论本质的研究，将产生巨大的价值。

人类学的主要研究方法是民族志（ethnography），即运用实地考察来提供对人类社会的描述和解释性研究。这一方法将社会或文化当作一个整体来研究，强调参与性，同时强调在特定的某个社会文化环境中，对生活方式、价值观念和行为模式进行描述和解释。因此，人类学民族志同时又是一种知识工具，它所体现的是研究者在某一特定文化群体中的经验。

在纳入现代化管理制度以前，中医药传承的主要方式之一是家庭或师徒的经验传递，如跟师生活、采药制备、临证抄方、侍诊于前，强调耳濡目染、口传心授。业师的日常经验是医者主要的知识来源，而医药知识在

---

① ERNEST G. Language and solitude: Wittgenstein, Malinowski, and the Habsburg dilemma［M］. New York: Cambridge University Press, 1998: 26 - 28.

② ERNEST G. Soviet and western anthropology［M］. NewYork: Columbia University Press, 1980: 7.

③ WOLF ER. Perilous ideas: race, culture, people［J］. Curr Anthropol, 1994, 35（1）: 1 - 3.

④ ARTHURK. Medicine Anthropology. Encyclopedia［EB/OL］.（2019 - 10 - 20）［2019 - 11 - 30］. https://www.encyclopedia.com/science/encyclopedias - transcripts - and - maps - medicine - anthropology.

这些日常实践中也被生产出来。医者兼具儒家精神，有条件者也会将一己、一家之经验心得付梓成书，可谓文章千古，兼济天下，使后来的知识分子亦能按图索骥，自学成才，这些书籍的内容是医家日常经验的再现，因此具有整体性。而限于古代的交通条件，医家的经验在整体性的基础上也具有地方性。这些医家病案汇集和经验总结构成了中国古代医书中的一大部分，它们从人类学角度亦可以视为一种民族志。从这个角度来看，在古代中国，参与性观察和民族志是获得和生产中医药知识的主要方式。

因此，人类学与传统中医药学在知识生产的方法上具有相通性，这为学科之间的对话交流打开了方便之门。鉴于"话语生产能力不足"是目前中医药国际化所面临的首要障碍，若能在中西医科学对话之外，从文化角度开展更多的对话和交流，就能够帮助中医药以更加通用的语言阐释其理论本质，增强中医药跨文化能力。

（二）人类学是不同医学体系间的桥梁

我们在对海外中医教育进行调研时发现，目前海外认同度最高且最系统的中医教育正是从医学人类学课程发展而来的，它的设计和建设被视为一项多层次、综合性的文化工程[1]。事实证明，中医药作为医学人类学内容切入主流医学教育是对中医药长久发展的最佳方案。

1990 年，受法国巴黎第十三大学著名医学人类学家马达赫索教授邀请，时为访问学者的中医专家朱勉生教授在达·芬奇医学院开设中医课；三年后，增开导引学分课；七年后，法国第一个医学高校的中医文凭教育办成。通过十几年的努力，当初的教研室已经发展为中医系，而中医专业也成为目前达·芬奇医学院十几个专业中人数最多、口碑最好的专业[2]。这一项目针对已经获得医学或药学博士学位的医生、药剂师、研究管理人员和五年级以上具有处方权的医学本科生开设，并且始终围绕"文化内核"进行课程设计，课程内容包括中医学、经络学、导引功、中医汉语、中国哲学、

---

① 朱勉生，阿达理．法国达·芬奇医学院 21 年中医教育的经验和再思考［J］．天津中医药，2015，32（11）：698－699.

② 朱勉生．法国巴黎达·芬奇医学院十八年中医教育的经验［EB/OL］．（2013－04－19）［2020－01－10］．http：//ejc.tjuctum.edu.cn/info/1005/1143.htm.

天文学、中国文字文化、中西医比较等，还设置了到中国进行文化旅游和中医实习的环节。通过三年的学习，他们理解和运用中医药的水平已经达到了相当高的程度。学员们认为，他们对中医的学习使其临床思维发生了重要变化，中医的多种技术也为临床实践提供了新的借鉴①。今天达·芬奇医学院中医系的影响已经超出了教学和临床，辐射到更加广泛的层面。这一项目的毕业生分散在法国各大医院、卫生行政监督管理部门、专业的医学学会、医生联合会等，他们从高层次操作，正在从不同角度积极推进中医药学同西医药学的交流合作②。

这一实例表明，作为一种外来医学，中医学要在海外生存、发展，获得当地社会的认同，必然涉及与不同医学文化的交流、渗透、吸纳、融合，因此，这是一项跨文化的综合性工程。而对于中医药的海外教育来说，目前不少西医学院的针灸或中医教学单纯从技术层面着手，而丢弃了中医药的文化根基，这从根本上说是否定中医药而依附于主流医学的操作，从长远来说是不利于中医药发展的。而作为关于健康、疾病和医疗系统的跨文化研究，且具有重视人的生物性及文化性的特点，医学人类学无疑是不同医学之间沟通的桥梁。

（三）人类学助益跨文化健康服务

在跨文化健康服务或国际卫生项目中，人类学能够发挥三个方面的作用：（1）为行政部门提供制度研究，即如何调整卫生制度的结构和运作方式，以提供更有效的服务；（2）卫生研究单纯依赖于调研数据是不现实的，参与观察、结构化和非结构化访谈的同时结合比较案例研究最适合提供卫生研究所需的各种信息；（3）为所服务人群提供普遍健康观念和做法，这在初级卫生保健中极为重要③。20 世纪 40 年代，在罗斯福总统的支持下，纳尔逊·洛克菲勒（Nelson Rockefeller）建立跨美事务研究中心（Institution

---

① 朱勉生. 法国巴黎达·芬奇医学院十八年中医教育的经验 [EB/OL]. (2013 – 04 – 19) [2020 – 01 – 10]. http：//ejc. tjuctum. edu. cn/info/1005/1143. htm.

② 蒯强. 关于吸纳法国成为中医药国际组织创始国的优势探讨 [J]. 全球科技经济瞭望, 2007, (10)：35 – 39. doi：10. 3772/j. issn. 1009 – 8623. 2007. 10. 007.

③ FOSTERGM. Applied anthropology and international health：retrospect and prospect [J]. Hum Organ, 1982, 41 (3)：189 – 197.

of Inter – American Affairs，IIAA），这是美国第一个现代意义上的技术援助计划，旨在帮助拉丁美洲国家开展卫生、农业和教育方面的双边发展项目，以促进美洲国家商业和经济领域的合作。该机构雇请人类学家对跨国卫生项目从社会和文化方面进行分析，以解决在传统社区中引入预防医学所遇到的障碍。在 IIAA 的影响下，到了 50 年代，美国卫生政策的制定和规划会战略性纳入文化因素，人类学研究因此受到广泛的关注和支持，当时医学人类学的主要工作就是为跨文化的健康服务国际卫生项目进行支持性研究①。

近年来中医药的卫生外交价值和公共外交价值正在不断显现，中医药的国际化已经从过去的自然传播向主动"走出去"转变。有学者认为，中医药能够参与全球卫生治理、维护人类健康，是中国为世界提供的一种公共产品，其本质是跨文化的健康服务②。中医药要走进异文化，需借助人类学，方能知己知彼，立于不败之地。

三、 人类学在中医药国际化中的应用

(一) 增进海外社会对中医药文化价值的了解

我们认为，当前中国国际影响力的快速提升为中医药广泛、深入的国际传播提供了良好的条件，但中医药国际化还面临着许多问题，首当其冲的是海外民众不能充分认识中医药文化价值③。而海外逐渐兴起的关于中医药的人类学研究（以下简称人类学中医研究）则有许多可资借鉴之处。

从 20 世纪中国对外开放以后，冯珠娣（Judith Farquhar）、陈南茜（Nancy Chen）、许小丽（Elisabeth Hsu）、蒋熙德（Volker Scheid）、詹梅（Zhan Mei）、彭晓月（Sonya Prizker）等陆续来到中国进行中医药的田野调查。与此同时，中国的中医也逐步走出国门，在外落地生根，孕育了海外

---

① GISELA C. Rockefeller's office of inter – American affairs（1940—1946）and record group 229［J］. Hispanic AmHist R，2006，86（4）：785–806.

② 卞跃峰，思璎桀，宋欣阳，等. 中医药在国际外交中的价值存在与发展展望［J］. 中医药导报，2017，23（15）：1–4.

③ 赵维婷. 张其成委员：促进中医药文化国际传播认同［N］. 中国中医药报，2017–03–10（2）.

独特的中医药文化，特德·卡普丘克（Ted Kaptchuk）、艾米莉·吴（Emily Wu）、琳达·巴恩斯（Linda Barnes）等对此也有观察和探索。这些人类学家有的到正规中医药大学学习中医，有的走入民间跟随"老中医"，有的就职于国外开设中医门诊的综合医院，有的研究脉诊①，有的研究气功②，有的探索中医药的翻译③，有的记录中医药的创新④，有的研究中医门诊中的文化现象⑤，有的研究中医药在海外社会中的涵化⑥，这些成果鲜为国内学界所知。而卡普丘克撰写的《一张没有织工的网》（The Web That Has No Weaver）出版30余年来仍是最受西方社会欢迎的中医读物。由此可见，海外人类学家是中医药文化传播的使者，而国际人类学中医研究是中医药文化传播的重要载体。

鉴于此，应鼓励国际人类学中医研究，助力中医药文化海外传播。具体而言，可由相关机构设立研究基金，鼓励海外人类学家开展中医药研究，通过跨文化研究和交流增进海外社会对中医药及其文化价值的了解。

（二）提升中医药国际话语生产能力

中医药国际话语生产能力不足已经是学界的共识，其原因在于中医药话语与主流医学（主要是生物医学）话语的可通约性不强，为此应鼓励中西人类学家合作开展对中医药的田野调查和东西方医学的比较研究。

正如赫拉西奥·费伯乐加（Horacio Fabrega）所说，生物医学被视为一种正式且科学的知识，存在于国家法律关于疾患的陈述之中，作为一种衡

---

① HSU E. A hybrid body technique: does the pulse diagnostic cun guan chi method have Chinese – Tibetan origin [J]. Gesnerus, 2008, 65 (1/2): 5 – 29.

② CHEN N. Breathing spaces: Qigong, psychiatry, and healing in China [M]. New York: Columbia University Press, 2003: 235 – 238.

③ ZHANG WJ, PRITZKERS, HUI KK. Factors affectingthe definitions and approaches of integrative medicine: amixed qualitative and quantitative study from China [J]. J Altern Complement Med, 2014, 20 (5): A123.

④ JUDITH F. Knowing Practice: The Clinical Encounter of Chinese Medicine [M]. Boulder: Westview Press, 1994: 269 – 275.

⑤ ZHAN M. Does It Take a Miracle? Negotiating Knowledges, Identities, and Communities of Traditional Chinese Medicine [J]. Cultural Anthropology, 2001, 16 (4): 453 – 480.

⑥ BARNES LL. The Psychologizing of Chinese Healing Practices in the United States [J]. Cult Med Psychiatry, 1998, 22 (4): 413 – 443.

量病态的尺度①。生物医学之所以能成为这样一种尺度，是由于人们认为它是科学的，因此是理性的、非文化的。但20世纪70年代末和80年代初的医学人类学研究，彻底改变了人们对生物医学的认识，生物医学的理论和实践同样具有文化性和地方性②。这也就意味着，生物医学不能被视为衡量其他医学体系的尺度。

然而目前中医药国际话语的生产主要以生物医学为尺度进行，即目前中医药研究的绝大部分都由生物医学所主导，这种趋势有可能会创造出一种"新医学"，但"皮之不存，毛将焉附"，如不坚持自己的文化基因，中医药也将面临消亡。

从人类学的角度来说，鉴于生物医学的话语具有很强的通用性，应成为中医药发展的工具之一。这就需要人类学家在东西方两种医疗文化之间搭建桥梁，更多地开展对中医药的田野调查和东西方医学的比较研究，目前已经有若干中外学者正在联合开展这样的工作③。这些人类学作品将中医药的文化性完整保留，同时也呈现了具体的中医药技术，中医药的国际话语在人类学中医研究中会自然生成和丰富，因而国际话语生产能力也将得到提高。

（三）提高中医药参与公共卫生治理的能力

中医药在主动"走出去"时，将面临来自法律、文化、信仰等多方面的挑战，特别是在中医药传播基础薄弱的国家和地区，相当一部分中医药跨文化服务效率不高，投入产出比较低，参与公共卫生治理的能力较弱，为此应聘请人类学家参与中医药跨文化服务设计。

中医药跨文化服务涉及理念设计、市场需求、组织架构、运营模式、质量控制、医学伦理、疗效评价等多个方面，而有关中医药跨文化服务的卫生研究还远不能满足中医药国际化的需求。而上文已经提到，人类学研究在跨文化健康服务或国际卫生项目中起着重要作用，包括提供制度研究、

---

① FABREGA H. The scope of ethnomedical science [J] . Cult Med Psychiatry，1977，1（2）：201 - 228.

② ANON. Overview of Ethnomedicine. [EB/OL] . （2019 - 10 - 20）[2019 - 11 - 10] . http：//anthropology. iresearchnet. com/ethnomedicine.

③ JUDITH F，ZHANG Q. Ten thousand things：nurturing life in contemporary Beijing [M] . Boston：Zone Books，2012：7 - 10.

卫生研究以及当地的文化研究。而关于中医药跨文化服务的人类学研究，也能够同时增强中医药参与公共卫生治理的能力，帮助中医药走向惠及全球的公共医学。

四、 结语

正如乔治·福斯特（George Foster）所说："有效的医疗照护必须能反映对社区成员的信仰和行为的了解。"① 中医药"走出去"为的就是向海外民众提供中医药跨文化健康服务，同时也在这个过程中发展和壮大中医药事业，因此，中医药必须在保存其文化基因的前提下提高自身的跨文化能力，于此人类学的加入是必要且迫切的。

（原载于《中医杂志》2020 年第 11 期；合作者：梁秋语）

---

① FOSTER GM. Applied anthropology and international health：retrospect and prospect ［J］. Hum Organ，1982，41（3）：189 – 197.

中医药提升国家文化软实力

2009年4月22日，国务院印发了《国务院关于扶持和促进中医药事业发展的若干意见》，明确提出："将中医药文化建设纳入国家文化发展规划。"党的十七大报告把"提高国家文化软实力"上升到国家战略的高度，使之成为社会主义文化建设的重要任务。本文结合提高国家文化软实力建设等有关问题，对加强中医药文化建设的重要性加以探讨。

一、 中医药凝聚中国传统文化精华

从传统文化方面来说，中医药学可谓凝聚中国传统文化之精华。以"气一元论"为主体的哲学思想及其体系，是中国传统文化的核心和灵魂，也是中医药学的核心和灵魂。传统文化哲学与生命哲学的契合，正是中医药学这一传统的生命科学历久而弥新、亘古而长青的重要基石之一。

中医药学融道、儒、佛等中国传统文化于一体。中医药学医药实践认识与传统文化之间存在着息息相关、丝丝入扣的亲缘关系，正是这种亲缘关系，使得中医药学能够从中国传统文化这一丰腴的土壤中，源源不断地吸收养料，积淀起深厚的内涵，从而保持经久不衰的魅力，并结合生物、社会、心理、自然环境等方面进行综合诊疗而获得良好临床疗效。

比如，从阴阳的角度来说，传统文化中儒家突出乾阳刚健、自强不息的精神，偏重于"阳"；道家强调阴柔的归藏、包容功能，以贵柔尊阴、自然无为、致虚守静为"道"，偏于"阴"，那么中医学则是强调"阴平阳秘，精神乃治"，注重"阴阳和合"，阴阳并重，兼蓄儒道两家之精髓。如果用一个字来概括中医文化，那就是——和！《黄帝内经》开篇说道："上古之人，其知道者，法于阴阳，和于术数"，这不仅是中医药整个文化在诊疗治病方面的总原则，而且是中医药学在养生方面的总原则。

中医药学在历史发展的过程中，不断汲取当时的哲学、文学、数学、历史、地理、天文、军事学等多种自然和人文学科的知识，同时又融进中华民族优秀传统文化的血脉之中，成为传统文化不可分割的一个重要组成部分和载体，集中体现了中国传统科学文化和人文文化、科学精神和人文精神。古代天文历法、算术、水利技术等，现在已基本不用，大都消失在人们日常生活的视野之外，而中医则不然，它是中国传统文化中在应用科技层面上唯一保存至今并仍在发挥重要作用的活化石，在今天对人们的卫生保健依然发挥着某种不可替代的作用，其理论原理和方法在当今社会文化生活中依然具有非常重要的作用和价值。

二、 有利于提升国家文化软实力

党的十六届四中全会把文化建设提高到党的执政能力建设的高度，首次提出了"文化生产力"的概念；十七大报告则明确提出"提高国家文化软实力"，并对推动社会主义文化大发展大繁荣做出全面部署，提出了我国文化建设四项任务，而弘扬中华文化，建设中华民族共有精神家园即是其中之一。

作为中华文明瑰宝的中医药学是中华优秀传统文化的重要组成部分，是当今仍在发挥重要作用的传统科学技术，具有巨大的医疗保健实用价值，集国家文化软实力与科学技术硬实力于一身，是体现综合国力、提高国家竞争力的重要因素。

改革开放三十年来，中医药对外交流与合作不断深入，中医药逐步被越来越多的国家接受和认可，越来越多的各国民众选择中医药作为医疗保健手段。中医药的医疗保健方法与手段，已成为传播中华传统文化的重要方式。

目前，中医药已经传播到世界上 160 多个国家和地区，我国与 70 多个国家和地区签订了含有中医药合作内容的政府协议 90 余个，专门的中医药合作协议 40 多个；与世界卫生组织及 42 个国家和地区开展的中医药合作项目约有 280 项；国际组织间的中医药交流与合作更加紧密，民间中医药交流与合作更加活跃；对外中医医疗服务稳步推进，医疗合作规模不断扩大，来华接受中医药医疗保健服务的人数逐年增加；中医药对外教育方兴未艾，据 2006 年统计，全国高等中医药院校在校留学生 3913 人，毕业生 1093 个，在我国学习中医的外国留学生数量一直位居自然科学的首位。据不完全统计，2006 年全世界各类中医医疗机构达 8 万多家，针灸师超过 20 万人，全世界每年约有 30% 的当地人、超过 70% 的华人接受中医医疗保健服务。

在亚太地区特别是东南亚地区，由于历史和文化的渊源，对中医药的认知度相对更高，中医药已成为亚洲各国家民众生活的重要部分；中医药是继中餐后又一传遍西方的中国文化精粹，中医药以其特有的医疗保健作用成为中国真正对西方社会生活和科学技术有较大影响的一个重要领域。

我们要充分利用当前中医药在世界各国的广泛传播和影响，把中医药作为传播和弘扬中华文化的重要载体，制定切实可行的措施，积极建设中医药文化，充分发挥中医药文化在繁荣中华文化、建设中华民族共有精神家园、增强中华文化国际影响力方面的重要作用。

三、 有利于培养中医传统思维方式

一般而言，强调"中医药文化"的文化属性是从中医生存的文化背景而言的，其内容主要包括中医的思维特质、中医理论表述的方式、中医实践的方法论以及中医与其他传统文化的相互关系，等等。

长期以来，中医药文化建设并没有引起高度的重视，即使在中医行业自身内，也存在这样的问题，甚至一些人对"中医药是一种文化"的说法颇不以为然。他们认为中医药学只是一门技术，认为发展中医的关键在于提高中医的临床疗效。

毋庸置疑，临床疗效是任何一门医学存在的核心价值，中医自不例外，中医的自然科学属性不能抹杀。但是，如何提高与保持中医的临床疗效呢？

目前中医临床疗效下降似乎已是不争的事实，这也是中医医疗市场日渐萎缩的重要原因之一。那么中医临床疗效下降的原因何在？无非是很多中医临床医生不能真正用中医看病。为什么不能用中医看病？究其原因，主要是丧失了中医治病的思维方式。而中医的思维方式则是在研读中医经典著作，及在中医理论指导下临床实践的基础上培养起来的。

一个没有数理化基础的人想学好西医学，成为一名合格的西医医生，在今天几乎是不可能的事。同样的道理，一个没有古代文化知识，没有受到中国文化思维训练的人，如果只学习几本现代人编写的中医教材，而不注重阅读中医经典及加强传统文化熏陶，即便毕业享有某种文凭，在临床上用起中医也往往力不从心。

不同文化背景下的人们思维方式会有很大不同。在中华文化背景下，人们理解中医的理论概念相对容易，对"上火""寒包火""阳虚"之类的词语耳熟能详，这是因为人们往往对与自己思维方式相一致的东西感觉有某种天然的亲切，进而对之接纳吸收、融会贯通能力相对就强。

但是，中国固有文化土壤在今天发生了很大的置换，中国传统文化的传承在某种程度上难以为继。在这种"西风压倒东风"的情况下，不但中医与其他传统文化被割裂，而且中医传统自身的继承也出现了很大的偏差。

在今天的环境中，人们学习中医要比前人难上许多。如今中小学课程配置都是西式的，几乎没有传统文化的一席之地，甚至连语文课本都按照还原的机械方式进行设计，细胞、分子、原子等微观概念早已在年轻的学子们头脑中生根发芽。而进入中医院校，突兀地接受阴阳、五行、气等传统整体性概念，人的思维一时难以转换过来，不经过一番传统思维方式的训练与传统文化的重新熏陶，想进入中医的思维状态，无疑是痴人说梦；然而事实不仅如此，中医学习者还要继续接受大量西医思维训练，有时候这方面的课程比重反而要大于中医，甚至不少学生用外语、计算机等来挤占中医的学习时间。与中医密切相关的有关传统文化的课程学习及培训，几乎处于空白状态，即使有，也是区区一二门课程，且是选修，这样的情况下，培养学习中医的兴趣与思维方式的难度可想而知。虽然中医教育规模不断扩大，人数不断增多，然而在临床实践中真正能够按照中医思路治病的大夫，据有关部门分析，在中国只有二三万人。

在这种情况下，加强中医药文化建设，提高对中医药文化的认识，加大中医药文化教育力度，对中医学习者培养钻研中医学的兴趣及强化中医诊疗思维方式来说，显得尤为重要，且不可或缺。

四、 有利于营造中医药发展的社会氛围

中医学是中国的特色医学，无论从服务群体、药用资源，还是从文化心理接受方面，都是我们发展自己卫生事业的特有优势，是建设和谐社会，

使人人享有健康的重要保障与途径之一，也是一个人口众多的后发展国家保障国民健康所具备的先天优势，在现代卫生资源严重不足的情况下，又能保证人人享有健康的可能条件之一，对于解决看病难、看病贵问题具有切实可行的现实意义。

但是，自近代以来，随着中国社会和文化的转型，中医逐渐缩小了赖以生存的文化土壤。本来广为流传、深入人心、浅显易懂、明白通畅的中医理论逐渐变得玄妙神秘、晦涩难懂起来。时至今日，人们普遍对中医理论产生的时代背景不知晓，对中医理论的思想表述方式不了解。绝大多数人的思维与理念已与百年前大大不同，中医对他们来说几乎成了另类异质医学，增加了几分神秘，反而来自异域的西医学让他们感觉亲切。在现代科学技术突飞猛进的发展进程中，我们本土的文化和医疗技术则某程度上被淡忘了、被疏忽了。有了骨病，很多人去挂西医，除非是风湿类，才会想到中医。为什么？不是中医过时了，而是由于不了解或误解，从而导致消费观念没有确立，甚至某种程度上出现抱着金碗讨饭吃的尴尬局面。比如，法国的无国界医生来中国帮助中国培养乡村医生，培训的内容竟然是针灸。

另一方面，中医的诠释是以中国的传统文化及思想为背景的，在传统文化被淡忘的时代背景下，对中医解释的失语和误读也在所难免。有些学者在现代科学领域可能有较高的学术造诣和成就，但在对传统文化的理解方面则可能显得有点幼稚。还有一些所谓的炒作名人，对中医一知半解，却要大放厥词，叫嚣"取消中医药"。中医真的不科学吗？非也。中医中有不科学的地方，但是更多的则是在当代条件下或限于个人认识水平不能解释的科学。

目前中医在发展过程中遇到的种种问题，究其根本是对文化认知的问题。有关中医存废的争论也正是在这种情况下出现的。尽管发出一些不负责与缺乏学理的言论是极少数人，但是其对社会的影响却是不可低估的。由于缺乏传统文化背景知识及与中医理论的隔阂，很多人很难做出正确判断，很容易被误导，从而对中医产生错误的认识，并使得他们在求医问药等医疗选择方面做出不当的判断。

为此，加强中医药建设，扩大中医药文化的影响力，对社会大众进行有关中医药文化宣传及科普教育，是很有必要的。《国务院关于扶持和促进中医药事业发展的若干意见》指出："开展中医药科学文化普及教育，加强宣传教育基地建设。加强中医药文化资源开发利用，打造中医药文化品牌。加强舆论引导，营造全社会尊重、保护中医药传统知识和关心、支持中医药事业发展的良好氛围。"

近几年来，国家中医药管理局加大中医药文化建设的力度，如有关领导表示要有计划推动各地建设中医药博物馆，还要建国家级中医药博物馆；国家中医药管理局还专门成立了中医院环境文化建设标准课题协作组；2007年，国家中医药管理局联合有关部委共同主办了"中医中药中国行"大型科普宣传活动；一些电视媒体也加大了对中医药文化的传播力度。

今天，党和政府非常重视中医药文化方面的建设工作，《国务院关于扶持和促进中医药事业发展的若干意见》专门列出"繁荣发展中医药文化"部分。中医药文化建设面临着前所未有的发展机遇，也面临着众多问题需要解决的挑战，这既是时代发展对我们提出的要求，也是建设社会主义先进文化、提高国家文化软实力的重大任务。

（原载于《中国中医药报》2009 年 5 月 27 日；合作者：刘理想）

以中医之道阐述治国理政方略

——习近平总书记中医用典举隅

"不为良相，便为良医""上医治国，中医治人，下医治病"，中医药学不仅可以治病救人，中医文化的精妙内涵亦可以治国理政。

习近平总书记在许多重要场合发表的重要讲话中，多次对中医药学做出评价，对中医药工作做出指示。习近平总书记不仅对中医药的文化属性和中医药的科学性给予高度肯定，对中医药造福人类的未来贡献给予很高的期望，还经常运用中医药理论和中医学术语阐述治国理政方略。

一、 "辨证诊治、养血润燥、化瘀行血、固本培元、壮筋续骨"

2012 年 12 月 7 日至 11 日，习近平总书记在广东考察工作时指出，"改革也要辨证诊治，既要养血润燥，化瘀行血，又要固本培元，壮筋续骨，使各项改革都能够发挥最大功能。"习近平总书记运用中医理论术语对深化改革顶层设计、提高改革决策科学性做出了精辟论述。

"辨证诊治"又称辨证论治，是中医认识疾病和治疗疾病的基本原则和特殊方法。辨证就是通过"望闻问切"四诊收集临证信息，辨明病因、病性、病位、病势，然后综合判断为某种性质的"证"。论治就是根据诊断辨证的结果，确定相应的治疗方法。当今中国，改革已经进入深水区，可以说"好吃的肉都吃掉了，剩下的都是难啃的硬骨头"。怎样全面深化改革？借助中医的说法，就是要先辨证后论治。采用实地观察、访谈、会议、问卷、抽样、统计、文献等多种调查方法，通过考察、调研、咨询、讨论"四诊合参"，将收集到的资料进行汇总分析，发现问题，辨明这些问题产生的原因、根源、性质，做出明确的诊断，找出症结所在，区分出哪些是表面的"标证"、哪些是引发源头的"本证"。

诊断之后，就要确定治疗方案，进行"对各项改革关联性的研判""急则治其标，缓则治其本""努力做到全面和局部相配套，治本和治标相结合，渐进和突破相促进"。

"养血润燥，化瘀行血，固本培元，壮筋续骨"这四个词是习近平总书记在辨证诊治的基础上开出的全面深化改革的药方。这四个词分为两组，相比较而言，"养血润燥，化瘀行血"重在治标，"固本培元，壮筋续骨"重在治本。习近平总书记用了"既要……又要……"这一表示并列关系的关联词，表明要标本兼治。"养血润燥"是运用滋养、滋润药物治疗血虚燥热证的方法，"化瘀行血"是用活血祛风的药物治疗血瘀证、促进血脉流通的方法。用于改革决策，"养血润燥"既指采用引进外资、人才、先进技术、先进管理以解决内在动力不足、运行不畅的问题，又指从内在着手增强自身活力、培养人才、开源增效、节支降耗以解决自身机制体制问题。"化瘀行血"重在破除各种机制体制中影响改革发展的因素，通过整纲肃纪、建章立制、简政放权来激发活力、提高效率。

"固本培元"是中医用调补先天之肾和后天之脾的药物来增强和恢复元气的方法。"壮筋续骨"是用补益肝肾、活血通络的药物治疗筋骨损伤、骨折脱臼的方法。用于治国理政，固本培元是治本，这个"本"就是立国之本，不仅指国家的体制机制和执政党的党风政风，而且指中华优秀传统文化和社会主义核心价值观、国家意识形态。国之"筋骨"不仅指各种规章制度、法律法规，而且指支撑国家的软硬实力、综合实力。以"四个自信"为例，"文化自信"就是"本"，"文化自信，是更基础、更广泛、更深厚的自信"。只有立国之"本"巩固了、元气充足了，国家的筋骨才能强壮。

二、 "通则不痛，痛则不通"

2016年11月20日，习近平主席在亚太经合组织第二十四次领导人非正式会议第一阶段会议上的发言中指出："坚定不移破解区域互联互通瓶颈。中医讲，'通则不痛，痛则不通'。互联互通让亚太经济血脉更加通畅。"

"通则不痛，痛则不通"是一句中医俗语，意思是说如果气血畅通就不会疼痛，如果疼痛就说明气血不通，源自中医经典《黄帝内经·素问·举痛论》："经脉流行不止、环周不休，寒气入经而稽迟……客于脉中则气不通，故卒然而痛。"人身经脉中的气血，是周流全身，循环不息的，一旦寒气侵入经脉，经血就会凝滞不通……脉气不畅通，就会突然作痛。最早明确提出"通则不痛，痛则不通"的是明代李中梓。

由《黄帝内经》奠定的中医学构建了治病、治人、治国的有机体系，治病、治人、治国的核心观念之一就是"通"。

从治病角度看，"通"原本指气血的通畅，而气血运行的通道叫经络，所以"通"也就是经络通畅。这个生命通道"不可不通"。一旦不通畅，就会发生病变。一旦病变，就要想法疏通。气血"不通"是疼痛乃至百病的根本原因。中医对疼痛等各种疾病进行治疗与康复的基本原则就是疏通经络，使气血运行通畅。经络气血只有通畅，其所流经的五脏六腑才能受到濡养，脏腑功能才能正常发挥，从而抵御外邪，达到阴阳平衡，身体健康。

从个人角度看，人是一切社会关系的总和，一个人不可能不和他人沟通，一个不善于沟通交流的人，他的生活一定是枯燥而又黯淡无光的，与别人之间一定会产生各种矛盾、不和谐、不愉快。相反，一个善于并经常跟他人沟通交流的人，善于与他人分享成功喜悦，善于与他人倾诉失败痛苦，那他一定是快乐的，人与人之间是和谐的，生活是多姿多彩的。

从国家角度看，一个国家的体制机制也要理顺、畅通，不能有令不行、有禁不止。就国与国的关系而言，也要互联互通，摒弃逐利争霸的旧模式，走以制度、规则来协调关系和利益的新道路。习近平总书记用这一中医术语说明只有互联互通才能让亚太经济血脉更加通畅。这一互联互通是全方位的，包括基础设施、规章制度、人员交流互联互通。

三、"禁微则易，救末者难"

2013年6月18日，习近平总书记在党的群众路线教育实践活动工作会议上的讲话中指出："人的身体有了毛病，就要看医生，就要打针吃药，重了还要动手术。人的思想和作风有了毛病，也必须抓紧治。如果讳疾忌医，就可能小病拖成大病，由病在表皮发展到病入膏肓，最终无药可治，正所谓'禁微则易，救末者难'。"

"禁微则易，救末者难"出自范晔《后汉书·桓荣丁鸿列传》，是丁鸿写给汉和帝奏疏中的话，意思是说：在萌芽阶段抑制不良之事很容易，等到酿成大祸时再来挽救就困难了。中医治病十分注重疾病的预防，《黄帝内经》就提出"治未病"的概念。其中《素问·四气调神大论》说："是故圣人不治已病治未病，不治已乱治未乱，此之谓也。夫病已成而后药之，乱已成而后治之，譬犹渴而穿井，斗而铸锥，不亦晚乎？"该说提出了"治未病"的重要意义。《灵枢·逆顺》："上工治未病，不治已病。"提出了"治未病"的针刺方法。

唐代大医家孙思邈则将医生分为上中下三等，将疾病分为"未病""欲病""已病"三个阶段。最高明的医生是治疗尚未发病之时的"未病"，次等医生是治疗即将发病之时的"欲病"，最末等的医生是治疗已经发病之时的"已病"。《鹖冠子》记载了扁鹊三兄弟的故事，魏文王问名医扁鹊说："你们兄弟三人，都精于医术，到底哪一位最好呢？"扁鹊回答："长兄最善，中兄次之，扁鹊最为下。"魏文侯问其原因，扁鹊说："长兄治病，是在病情发作之前；中兄治病，是在病情初起之时；而我治病，是在病情严重之时。"

中医说的"未病"不是没有病，而是指身体已受邪但还没有明显症状或症状较轻的阶段，高明的医生能发现这些细微的症状，然后采用防治手段阻断其发展。在疾病的三个阶段中，"治未病"成本最低，也最容易；"治欲病"次之；"治已病"成本最高，也最困难。

党员干部思想作风的毛病也可以分成这三个阶段，首先要在刚刚露出错误苗头的"未病"之时防微杜渐，阻断其发展；其次要在快要犯错误的"欲病"之时悬崖勒马，立即止步；最后在已经违规犯罪的"已病"之时，采取有力措施，找准"病症"，对症下药。

（原载于《中国政协》2018 年第 1 期）